城 乡
卫生健康手册

江西省卫生健康委员会 编

江西科学技术出版社

图书在版编目（CIP）数据

城乡卫生健康手册 / 江西省卫生健康委员会编. -- 南昌 :江西科学技术出版社, 2020.11（2021.7重印）

ISBN 978-7-5390-7384-2

Ⅰ.①城… Ⅱ.①江… Ⅲ.①卫生工作 – 中国 – 手册 Ⅳ.①R199.2-62

中国版本图书馆CIP数据核字（2020）第101726号

国际互联网（Internet）地址：

http://www.jxkjcbs.com

选题序号：ZK2020090

图书代码：D20004-102

城乡卫生健康手册　　　　　　江西省卫生健康委员会　编

出版 发行	江西科学技术出版社
社址	南昌市蓼洲街2号附1号
	邮编：330009　电话：(0791)86623491　86639342(传真)
印刷	江西千叶彩印有限公司
经销	各地新华书店
开本	710 mm × 1000 mm　1/16
字数	330千字
印张	27.5
版次	2020年11月第1版　2021年7月第2次印刷
书号	ISBN 978-7-5390-7384-2
定价	50.00元

赣版权登字-03-2020-188

《城乡卫生健康手册》编委会

主　任：王水平

副主任：曾传美　朱烈滨　谢光华　江晓斌　龚建平

罗礼生　李志刚　何晓军　洪　鹰　聂冬平

李弋平　屈　艳

委　员（以姓氏笔画为序）

万洪云　万德芝　王　冬　王汉江　王　卓

叶　颖　兰　昊　朱世鸣　朱若凯　朱　琏

刘希伟　刘思海　刘晓辉　江　蓉　孙常翔

李中方　李先春　肖守渊　张水红　罗峻松

周秋生　郑亚鸾　赵小兵　胡　辉　胡　曦

段晨辉　姜晓明　洪　珺　黄仁辉　曾向华

谢建文　蓝希梅　操秋阳　魏佐军

与伟大时代同行，做新时代奋斗者

总有这样的年份，会在历史的车轮上烙下深深的印记。

庚子伊始，新冠疫情突如其来，生死安危直逼眼前，个人的命运、家庭的幸福、国家的前途，命运交织、融为一体。习近平总书记带领全党全军全国各族人民，把初心落在行动上、把使命担在肩膀上，不畏艰险，打响了一场抗击疫情的人民战争，取得了重大战略成果。国内疫情防控形势持续向好，生产生活秩序加快恢复，党心民心空前凝聚。我们从中不仅看到了举国抗疫的坚定信心，更感受到了中国共产党执政为民的理念、心系人民的情怀和胸怀天下的担当。

初心使命，一脉相承。

党中央一贯重视发展城乡卫生健康事业和提高人民群众健康水平。参加工作之初，在南昌陆军学院图书馆借阅过一本《农村医疗卫生手册》，科学性、普及性、实用性极强，扉页上毛主席语录"把医疗卫生工作的重点放到农村去"更是历久弥新。党的十八大以来，以习近平同志为核心的党中央把人民健康放到优先发展战略的位置上，实施健康中国战略，推动卫生健康事业改革发展跨进新的历史征程。

苍生俱安康，辛苦出山林。

在脱贫攻坚决战完胜、全面收官的关键阶段，健康扶贫兑承诺、交总账的冲锋时刻，有幸转岗卫生健康部门。通过访社区、走基层、察民情、问冷暖，我们看到，不卫生不健康的生活习惯与生活方式在城乡居民特别是农村人群中还很普遍，各种信息渠道传递给老百姓的卫生健康知识杂乱无章、难辨真伪，面对突发急症难以派上用场，导致手足无措。

群众利益无小事，位卑未敢忘忧民。窃以为，选取城乡居民日常生活中息息相关的卫生健康知识和相关政策汇编成册，引为参考，促进健康，是有益当下、泽荫后人的善事、义事，更是新时代卫健人践行"不忘初心、牢记使命"的生动诠释。

我辈之幸，与伟大时代同行；我辈之志，做新时代奋斗者。

是为序。

王水平

2020年10月

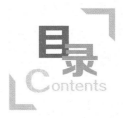

目录
Contents

第一章

公民健康素养
基本知识与技能

第一节 健康与健康素养基本概念

一、什么是健康？健康的主要影响因素有哪些

世界卫生组织（WHO）提出："健康不仅仅是无疾病、不虚弱，而是涉及身体、心理和社会适应三个方面的良好状态。"身体健康表现为体格健壮，人体各器官功能良好。心理健康是指一种良好的心理状态，能够恰当地认识和评价自己和周围的人和事，有和谐的人际关系（包括家庭成员、朋友、同事等），情绪稳定，行为有目的性，不放纵，能够应对生活中的压力，能够正常学习、工作和生活，对家庭和社会有所贡献。社会适应是指通过自我调节保持个人与环境、社会及在人际交往中的均衡与协调。

影响人体健康的因素有很多，主要影响因素有生活方式和行为因素、生物遗传因素、社会环境因素、自然环境因素、医疗卫生服务因素五个方面。20世纪90年代，WHO的全球调查表明，"对于人的健康和寿命，其生活方式和行为起主导作用，占60%；其次，生物遗传因素占15%，社会环境因素占10%，医疗卫生服务因素占8%，自然环境因素占7%。"世界卫生组织2005年估计，每年发生的、几乎半数的死亡可归咎为20种主要危险因素。其中十大可预防的危险因素是：儿童期和孕妇低体重、不安全的性行为、高血压、烟草、酒精、不卫生的水、环境卫生和个人卫生、高胆固醇、来自固体燃料的室内烟雾、铁缺乏和超重/肥胖症。总体来说，这十大危险因素占每年发生的死亡危险因素的40%以上。

二、怎样维护自身的健康

每个人都有获取自身健康的权利，每个人都有不损害和（或）维护自身及他人健康的责任。健康的生活方式能够维护和促进自身健康，通过采取并坚持健康的生活方式获取健康，提高生活质量。预防为主，越早越好，选择健康的生活方式是最好的人生投资。提高公民的健康水平，需要国家和社会全体成员的共同努力，营造一个有利于健康的支持性环境。

三、什么是健康素养？健康素养与健康有什么关系

健康素养是指个人获取、理解、处理基本的健康信息和服务，并运用这些信息和服务，作出有利于提高和维护自身健康决策的能力。

健康素养是健康的主要决定因素，与个人收入、就业状况、教育水平、种族和民族相比，健康素养对个人健康水平的影响更为突出。提升公众健康素养可以减少健康的不公平情况，显著降低社会健康支出成本。

四、中国公民健康素养主要包括哪些内容

2008年，原国家卫生部发布了《中国公民健康素养——基本知识与技能（试行）》，从基本知识和理念、健康生活方式与行为、基本健康技能三个方面界定了中国公民健康素养的基本内容，涉及66个具体条目。2015年，针对近年来我国居民主要健康问题和健康需求的变化，原国家卫生和计划生育委员会组织专家进行修订，编制了《中国公民健康素养——基本知识与技能（2015年版）》（以下简称《健康素养66条2015版》），重点增加了近几年凸显出来的精神卫生问题、

慢性病防治问题、安全与急救问题、科学就医和合理用药问题等内容。此外，还增加了关爱妇女生殖健康，健康信息的获取、甄别与利用等知识。提出了现阶段我国城乡居民应该具备的基本健康知识和理念25条、健康生活方式与行为29条、健康基本技能12条。

五、我国公民健康素养现状如何

健康素养是衡量国家基本公共卫生水平和人民群众健康水平的重要指标。全面了解我国城乡居民健康素养水平，为各级政府和卫生健康行政部门制定健康促进政策提供科学依据。

居民健康素养水平反映一个国家或地区健康水平，是建设健康中国和健康城市、文明城市的重要衡量指标。2019年《国务院关于实施健康中国行动的意见》，以国家层面出台《健康中国行动（2019—2030年）》，明确提出全国居民健康素养水平到2022年不低于22%，到2030年不低于30%。

截至2019年年底，我国已连续开展了七年的15～69岁中国居民健康素养监测工作，结果显示，我国居民健康素养水平逐年稳步提升。2019年中国居民健康素养水平为19.17%，比2012年提升10.37个百分点。其中，基本知识和理念素养水平为34.31%；健康生活方式与行为素养水平为19.48%；基本技能素养水平为21.43%。上述知识、行为、技能三方面素养均有提升，基本知识和理念素养水平提升幅度最大。

2019年全国居民安全与急救素养水平为54.11%，科学健康观素养水平为48.07%，健康信息素养水平为31.66%，慢性病防治素养水平为22.73%，基本医疗素养水平为19.43%，传染病防治素养水平为19.21%，上述6类健康问题素养水平均逐年有不同程度提升，健康信息素养、安全与急救素养水平提升幅度较大。

（万德芝）

第二节　科学健康观

一、公共场所要注意哪些健康礼仪

公众注意不要在公共场所吸烟、吐痰，咳嗽、打喷嚏时要遮掩口鼻。

世界卫生组织《烟草控制框架公约》指出，接触二手烟雾会造成疾病、功能丧失或死亡。室内工作场所、公共场所和公共交通工具内完全禁烟是保护人们免受二手烟危害最有效的措施。二手烟不存在所谓的"安全暴露"水平，在同一建筑物或室内，划分吸烟区和非吸烟区将吸烟者和不吸烟者分开、安装净化空气设备或通风设备等，都不能够消除二手烟雾对不吸烟者的危害。吸烟者应当尊重他人的健康权益，不当着他人的面吸烟，不在禁止吸烟的场所吸烟。

肺结核病、流行性感冒、流行性脑脊髓膜炎、麻疹等常见呼吸道传染病的病原体可随患者咳嗽、打喷嚏、大声说话、随地吐痰时产生的飞沫进入空气，传播给他人。所以不要随地吐痰，咳嗽、打喷嚏时用纸巾、手绢、臂肘等遮掩口鼻，这也是社会进步、文明的表现。

 遵守咳嗽礼仪

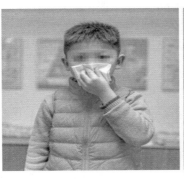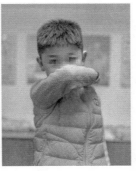

5

二、怎样做好个人卫生

养成勤洗手的习惯，特别是接触食物前要洗手，饭前便后要洗手，外出回家后先洗手。用清洁的流动水和肥皂（或洗手液）洗手。

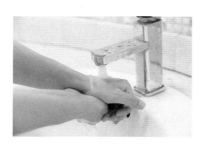

勤洗头、理发，勤洗澡、换衣，能及时清除毛发中、皮肤表面、毛孔中的皮脂、皮屑等新陈代谢产物以及灰尘、细菌，防止皮肤发炎、长癣。

每天早晚刷牙，饭后漱口。用正确方法刷牙，成人使用水平颤动拂刷法刷牙。吃东西、喝饮料后要漱口，及时清除口腔内食物残渣，保持口腔卫生。提倡使用牙线。不与他人共用牙刷和刷牙杯，牙刷要保持清洁，出现刷毛卷曲应立即更换，一般每3个月更换一次。

洗头、洗澡和擦手的毛巾应保持干净，并且做到一人一盆一巾，不与他人共用毛巾和洗漱用具，防止沙眼、急性流行性结膜炎（俗称红眼病）等接触性传染病传播；也不要与他人共用浴巾洗澡，防止感染皮肤病和性传播疾病。

居住场所经常通风换气，打扫卫生；出现发热、咳嗽、流鼻涕等症状，外出时注意佩戴口罩，保护他人也是保护自己。新冠肺炎防控期间，尤其要注意手部卫生，并做到科学佩戴口罩，公共场所保持至少1米的社交距离。

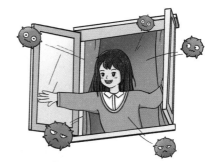

三、为什么要实行公筷公勺

长期以来，中国人一直习惯于自己用"私"筷、"私"勺从盘中取食用餐，这种习惯和生活方式虽然有其历史形成的原因，但从现代文明的角度去看，它实际上是一种不文明不卫生的生活习惯。实行公筷公勺分餐制，看似是饮食、生活方式的小事，实则关系到公共卫生，体现着社会的文明程度。使用公筷公勺主要有两个好处：

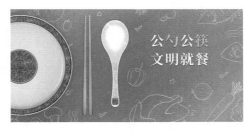

一是干净卫生、预防疾病。使用公筷公勺可以避免共同用餐时个人使用的餐具接触公共食物，减少人与人之间的体液接触，降低病从口入的风险，特别是降低幽门螺杆菌、病毒性肝炎等疾病的传播。在疫情期间，避免混用餐具也能在一定程度上降低病毒传播的风险。

二是减少浪费、文明餐饮。使用公筷公勺可帮助大家养成定量取餐、按需进食的习惯。在外用餐没有吃完的，大家可以放心打包回家。减少浪费的同时，还培养了人们环保节约的良好风尚。

四、成年人的正常血压、体温、呼吸、心率是多少

1.成年人正常血压是多少

成年人正常血压收缩压大于等于90毫米汞柱，小于140毫米汞柱；舒张压大于等于60毫米汞柱，小于90毫米汞柱。白天略高，晚上略低，冬季略高于夏季。运动、紧张等也会使血压暂时升高。脉压是收缩压与舒张压的差值，正常为30～40毫米汞柱。收缩压达到130～139毫米汞柱或舒张压达到85～89毫米汞柱时，称血压正常高值，应当向医生咨询。

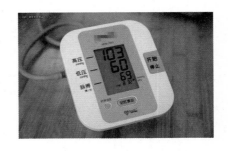

2.成年人正常体温是多少

成年人正常腋下体温为36~37℃，早晨略低，下午略高，1天内波动不超过1℃，运动或进食后体温会略微增高。体温高于正常范围称为发热，低于正常范围称为体温过低。

3.成年人安静状态下正常呼吸是多少

成年人安静状态下正常呼吸频次为16~20次/分，老年人略慢；呼吸频次超过24次/分为呼吸过速，见于发热、疼痛、贫血、甲亢及心衰等；呼吸频次低于12次/分为呼吸过缓。

血压、体温、心率等基本常识

4.成年人安静状态下正常心率是多少

成年人安静状态下正常心率为60~100次/分，超过100次/分为心动过速，低于60次/分为心动过缓，心率的快慢受年龄、性别、运动和情绪等因素的影响。

五、为什么要开窗通风

阳光和新鲜的空气是维护健康不可缺少的。阳光中的紫外线，能杀死多种致病微生物。让阳光经常照进屋内，可以保持室内干燥，减少细菌、霉菌繁殖的机会。开窗通风，可以保持室内空气流通，使室内有害气体或病菌得到稀释，预防呼吸道传染病发生。

雾霾、沙尘天气时，应关闭门窗，减少室外颗粒物进入室内；遇到持续雾霾天气时，应选择空气污染相对较轻的时段，定时通风换气，否则有可能造成室内二氧化碳浓度过高，出现缺氧现象。

六、如何关爱病残人员

每个人都应当关爱、帮助、不歧视病残人员。艾滋病、乙肝等传染病病原携带者，精神障碍患者，残疾人都应得到人们的理解、关爱和帮助，这不仅是预防、控制疾病流行的重要措施，也是人类文明的表现，更是经济社会发展的需要。

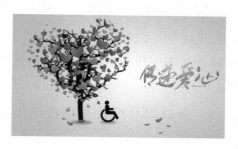

在学习、工作、生活中，要接纳艾滋病、乙肝等传染病病原携带者和患者，不要让他们感受到任何歧视。要鼓励他们和疾病作斗争，积极参与疾病的防治工作。对精神障碍患者，要帮助他们回归家庭、社区和社会；患者的家庭成员要积极帮助他们接受治疗和康复训练，担负起照料和监护责任。对残疾人和康复后的精神障碍患者，单位和学校应该理解、关心和接纳他们，为他们提供适当的工作和学习条件。

关爱、帮助、不歧视乙肝患者

日常生活和工作接触不会传播艾滋病、乙肝和丙肝

七、每天睡眠多长时间为好

任何生命活动都有其内在节律性。生活规律对健康十分重要，工作、学习、娱乐、休息、睡眠都要按作息规律进行。要注意劳逸结合，培养有益于健康的生活情趣和爱好。顺应四时，起居有常。睡眠时间存在个体差异，成人一般每天需要7~8小时睡眠；儿童青少年则需要更多睡眠，一般来讲，小学生每天10小时，初中生9小时、高中生8小时。长期睡眠不足有害健康。

八、保健食品能代替药品吗

保健食品指声称具有特定保健功能或者以补充维生素、矿物质为目的的食品，本质上仍属于食品的范畴，即适宜于特定人群食用。

1.保健食品不能替代药品

保健食品是把食物当中的某种或多种营养素浓缩提取，相比于一般食品营养素含量多出了几倍、几十倍。对于缺乏营养素的人来说，补充

保健食品有助于身体快速有效地吸收营养，具有调节机体的功能，并且在规定剂量之内，对人体不产生任何急性、亚急性或者慢性危害。但保健食品不能代替药品，不能随意依赖食用保健食品来治病。

2.科学地选用保健食品

保健食品可补充膳食摄入不足或调节身体机能，健康人群如果能够坚持平衡膳食，不建议额外食用。食用保健品要遵循以下三大原则：

第一：缺什么，吃什么。若只是缺乏膳食纤维、钙、维生素D等基本营养，粗粮、蔬果、豆腐、鱼蛋肉、坚果等一般就能满足需求。

第二：在专业营养师的指导下，学会科学地选择保健食品，不盲从、不乱吃。

第三：避免过量食用。任何食物都是过犹不及的，营养品也是这样，切不可多吃。

3.食用保健食品需要注意的事项

保健食品中的维生素、矿物质类基本适用于所有人群，但对于一些富含蛋白质的保健食品像有肝肾疾病的人群就要慎重

正确选用保健食品

选择。经常服用一些药物的人群，要谨慎选择保健食品，如长期服用阿司匹林的患者，在选择鱼油时则要注意每天的服用量。而长期食用精细的保健食品，会导致老年人胃肠功能退化。术后需要补充钙质、胶原蛋白，而日常饮食少的人群，可以针对性地适量食用一些保健食品来补充身体所需。

4.购买有保健食品标识的保健食品

我国对保健食品实行注册审评制度，获得《保健食品批准证书》的食品准许使用保健食品标识。凡无此专用标志的都不是保健食品。购买时应阅读产品外包装上的使用说明书，明确适宜人群。要从正规的大型超市、药店、专卖直营店等销售渠道购买，不要轻信一些不靠谱的宣传。

九、就医需要注意一些什么问题

就医要科学、及时，选择适宜、适度的医疗卫生服务；遵医嘱治疗，理性对待诊疗结果。

生病后要及时就诊，早诊断、早治疗，避免延误治疗的最佳时机，这样既可以减少疾病危害，还可以节约看病的花费。遵从分级诊疗，避免盲目去大医院就诊。就医时要携带有效身份证件、既往病历及各项检查资料，如实向医生陈述病情，配合医生治疗，遵从医嘱按时按量用药。按照医生的要求调配饮食、确定活动量、改变不健康的行为生活方式。不要有病乱求医，使用几个方案同时治疗，不要轻信偏方，不要凭一知半解、道听途说自行买药治疗，更不要相信封建迷信。

医学所能解决的健康问题是有限的，公众应当正确理解医学的局限性，理性对待诊疗结果，不要盲目地把疾病引发的不良后果简单归咎于医护人员的责任心和技术水平。如果对诊疗结果有异议，或者认为医护人员有过失，应通过正当渠道或法律手段解决，不能做出扰乱医疗秩序或伤害医护人员的违法行为。

十、什么是分级诊疗？怎样预约挂号

所谓分级诊疗制度，就是要按照疾病的轻、重、缓、急及治疗的难易程度进行分级，不同级别的医疗机构承担不同疾病的治疗，实现基层首诊和双向转诊。目前，我国医院分为一、二、三级，社区卫生服务中心和乡镇卫生院属于一级医院。常见病和多发病患者首选一级或二级医院就诊，而不是盲目去三级医院。另外，全国很多地区都建立了双向转诊制度。当在一、二级医院不能诊治时，可以转到相应的三级医院就诊，而由于在一、二级医院已进行了初步诊断，提供了前期诊疗信息，转到三级医院可以更有针对性地选择科室，提高就诊效率。

　　预约挂号可以合理分流患者，实现分时段就诊，提高就诊效率，节约医患双方的时间，避免集中排队，并可减少院内交叉感染的机会。患者去医院就诊前，建议通过医院官方网站、"12320"卫生热线等正规渠道了解相关信息，对医院专业特色、科室分布、出诊信息等进行初步了解，做到心中有数，根据自身情况有针对性地选择预约挂号。各地医院普遍使用的预约方式主要包括现场预约、电话预约、短信预约、网络预约和银医卡自助预约等。不同的挂号方式各有特色，患者可根据自身情况，合理选择预约挂号方式，分时段、按流程就诊。同时，预约挂号成功的患者如不能按时就诊，应及时取消预约。

十一、出现发热或腹泻症状就医要注意什么

　　发热俗称"发烧"，腹泻俗称"拉肚子"。发热和腹泻可能与多种急性传染性疾病有关。发热门诊和肠道（腹泻）门诊是医院专门用于排查传染病疑似病例、治疗相应疾病的专用诊室。患者在出现发热或腹泻症状后，应及时到正规医院的发热门诊或肠道（腹泻）门诊就诊，排查急性传染病发生的可能性，以免将疾病传染给他人。根据传染病防治相关法律法规的要求，医务人员会登记发热或腹泻患者的相关信息，患者应积极配合，提供真实有效的信息。发热患者就诊途中应佩戴口罩以做好个人呼吸道防护，尽量远离人群密集的地方。

十二、为什么要定期体检

　　健康体检是指通过医学手段和方法对受检者进行身体检查，了解健康状况，及早发现影响健康的高风险因素及潜在的疾病隐患，达到预防和早期治疗的目的。健康体检体现了预防为主的健康观，是科学就医的重要组成部分，是保障身体健康的有效方法。

定期进行健康体检

定期进行健康体检，及早发现健康问题和疾病，以便有针对性地改变不良的行为习惯，减少健康危险因素，对检查中发现的健康问题和疾病，要抓住最佳时机及时采取措施，重视疾病早期症状，如有不适，要及时到正规医疗卫生机构就诊，做到早发现、早诊断、早治疗。

十三、献血有害健康吗

献血救人，是人类文明的表现。无偿献血利国、利人、利己、利家人。

1.适量献血是安全、无害的

成人血量为4000～5000毫升，其中约80%参与血管循环，20%存在于肝、脾等器官里。每次献血抽取的血液为200～400毫升，占全身血液的5%～10%，献血后脏器内的血液会迅速补充到血液循环中，以维持血容量平衡。因此，并不会影响健康。

我们人体每时每刻都处于新陈代谢的过程中，以血液中的红细胞为例，红细胞的平均寿命为120天，每天都有一定数量的红细胞衰老凋亡，也有相应数量的红细胞新生。献血不但不影响健康，还能促进骨髓造血功能活跃，促进新陈代谢加速。

2.对献血者有什么要求

《中华人民共和国献血法》规定，"国家提倡十八周岁至五十五周岁的健康公民自愿献血"。既往无献血反应、符合健康检查要求的多次献血者主动要求再次献血的，年龄可延长至60周岁。男性体重≥50千克，女性体重≥45千克。两次采集间隔期不少于6个月。

3.去正规血站献血才安全

血站是采集、提供临床用血的机构，一定要到国家批准的正规血站献血。每位献血者在献血过程中所用的针头、血袋等，与医院采血、输液的一样，均是具有国家批号且经检验合格的一次性全新用品，不会引起交叉感染。

4.献血的注意事项

携带身份证等有效证件。献血前不要熬夜，不要空腹，吃清淡食品，不要饮酒。献血后不影响正常工作和学习，无需增加特殊营养，正常饮食。勿进行高温、高空作业或长途驾驶等，由坐、卧状态起身时动作宜慢。

5.无偿献血者用血的返还规定

无偿献血者自献血之日起，四年之内可按献血量的三倍免费用血，四年之后按献血量等量免费用血，累计献血1000毫升以上者可享受终身无限量免费用血。血液检测不合格者等量免费用血。此外，献血者直系亲属可按献血量等量免费用血。用血后凭献血证、身份证、出院小结、用血发票、用血清单在医院或当地血液中心报销，直系亲属用血另需户口薄（或亲属关系证明）。

无偿献血 助人利己

（叶正园）

第三节 健康生活方式和行为

一、什么叫健康生活方式

健康生活方式是指有益于健康的习惯化的行为方式。主要表现为生活有规律，没有不良嗜好，讲究个人卫生、环境卫生、饮食卫生，讲科学、不迷信，平时注意保健、生病及时就医，积极参加健康有益的文体活动和社会活动等等。健康生活方式主要包括合理膳食、适量运动、戒烟限酒、心理平衡四个方面。

二、合理膳食，我们要怎么做

1.怎样吃才是合理膳食

合理膳食指能提供全面、均衡营养的膳食。食物多样，才能满足人体各种营养需求，达到合理营养，促进健康的目的。

合理膳食
适量运动

（1）食物多样，谷类为主

每天的膳食应包括谷薯类、蔬菜水果类、畜禽鱼蛋奶类、大豆坚果类等食物。平均每天摄入12种以上食物，每周25种以上。

戒烟限酒
心理平衡

（2）吃动平衡，健康体重

坚持日常身体活动，每周3~5天中等强度身体活动，累计150分钟以上；主动身体活动最好达到每天6000步。

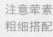
注意荤素
粗细搭配

（3）多吃蔬果、奶类、大豆

餐餐有蔬菜，保证每天摄入300～500克蔬菜，深色蔬菜应占1/2。天天吃水果，保证每天摄入200～350克新鲜水果，果汁不能代替鲜果。经常吃豆制品，适量吃坚果。

（4）适量吃鱼、禽、蛋、瘦肉

每周吃鱼280～525克，畜禽肉280～525克，蛋类280～350克，平均每天摄入总量120～200克。少吃肥肉、烟熏和腌制肉制品。

（5）少盐少油，控糖限酒

培养清淡饮食习惯，少吃高盐和油炸食品。成人每天食盐不超过5克，每天烹调油不超过25～30克。控制添加糖的摄入量，每天摄入量最好控制在25克以下。

（6）杜绝浪费，兴新食尚

珍惜食物，按需备餐，提倡分餐不浪费。选择新鲜卫生的食物和适宜的烹调方式。食物制备生熟分开，熟食二次加热要热透。学会阅读食品标签，合理选择食品。多回家吃饭，享受食物和亲情。传承优良文化，兴饮食文明新风。

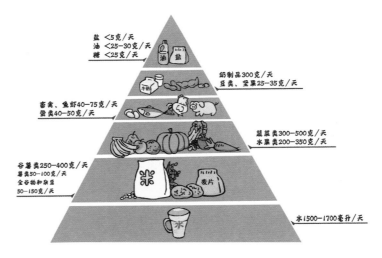

2.为什么每天要吃奶类、豆类及其制品

奶类营养丰富，营养组成比例适宜，容易消化吸收，是膳食钙质的极好来源。饮奶有利于骨质健康，减少骨质丢失。儿童青少年饮奶有利于生长发育和骨骼健康，同时预防成年后发生骨质疏松。建议每

人每天饮奶300克或相当量的奶制品。高血脂和超重肥胖者应选择低脂、脱脂奶及其制品。

大豆含丰富的优质蛋白质、脂肪酸、B族维生素、维生素E和膳食纤维等营养素，且含有磷脂、低聚糖以及异黄酮、植物固醇等多种人体需要的植物化学物质。适当多吃大豆及其制品可以增加优质蛋白质的摄入量，也可防止过多食用肉类带来的不利影响。建议每人每天摄入30~50克大豆或相当量的豆制品。

3.为什么要少油、少盐、少糖

油、盐、糖摄入过多是我国城乡居民普遍存在的膳食问题。油摄入过多易增加患肥胖、高血脂、动脉粥样硬化等多种慢性疾病的风险。盐摄入量过高与高血压的患病率密切相关。糖摄入过多可增加龋齿和超重发生的风险。应养成清淡饮食，少油少盐少糖的膳食习惯。建议每人每天烹调油用量不超过25~30克，食盐摄入量不超过5克（包括酱油、酱菜、酱中的含盐量），糖摄入量不超过25克。

膳食要清淡

4.日常"减盐""减油""减糖"有什么好技巧

（1）"减盐"小技巧

①使用定量盐勺，少放5%~10%的盐并不会影响菜肴的口味。使用定量盐勺，尝试用辣椒、大蒜、醋和胡椒等为食物提味。

②逐渐减少钠盐摄入，减盐需要循序渐进，味觉对咸味的需求会随着时间的推移逐渐降低。

③外出就餐选择低盐菜品，尽可能减少外出就餐，主动要求餐馆少放盐，尽量选择低盐菜品。

④关注调味品，建议选择低钠盐、低盐酱油，减少味精、鸡精、豆瓣酱、沙拉酱和调料包用量。

⑤警惕"藏起来"的盐，一些方便食品和零食里虽然尝起来感觉不到咸味，但都含有较多的不可见盐，建议少食用"藏盐"的加工食品。

（2）"减油"小技巧

①学会使用控油壶，健康成年人每人每天烹调用油量不超过

25～30克。

②控制烹调油摄入量，把全家每天应食用的烹调油倒入带刻度的控油壶，炒菜用油均从控油壶中取用，坚持家庭定量用油，控制总量。

③多用少油烹调方法，烹调食物时尽可能选择不用或少量用油的方法，如蒸、煮、炖、焖、水滑熘、凉拌、急火快炒等。

④少用多油烹调方法，建议少用煎炸的方法来烹饪食物，或用煎的方法代替炸，也可减少烹调油的摄入。

⑤少吃油炸食品，少吃或不吃如炸鸡腿、炸薯条、炸鸡翅、油条油饼等油炸食品，在外就餐时主动要求餐馆少放油，少点油炸类菜品。

⑥少用动物性脂肪，建议减少动物性脂肪的使用数量和频次，或用植物性油代替，食用植物性油建议不同种类交替使用。

⑦尽量少摄入反式脂肪酸。

⑧不喝菜汤，烹饪菜品时一部分油脂会留在菜汤里，建议不要喝菜汤或汤泡饭食用。

（3）"减糖"小技巧

①控制"添加糖"摄入量，成年人每人每天添加糖摄入量最好控制在25克以下。

②儿童青少年不喝或少喝含糖饮料，含糖饮料是儿童青少年摄入添加糖的主要来源，建议不喝或少喝含糖饮料。

③婴幼儿食品无需添加糖，婴幼儿建议喝白开水为主，制作辅食时，也应避免人为添加糖。

④减少食用高糖类包装食品，建议减少饼干、冰淇淋、巧克力、糖果、糕点、蜜饯、果酱等在加工过程添加糖的包装食品的摄入频率。

⑤烹饪过程少加糖，家庭烹饪过程少放糖，尝试用辣椒、大蒜、醋和胡椒等为食物提味以取代糖，减少味蕾对甜味的关注。

⑥外出就餐巧点菜，在外就餐时少选择糖醋排骨、鱼香肉丝、红烧肉、拔丝地瓜、甜汤等含糖较多的菜品。

5.水果和蔬菜可以相互替代吗

蔬菜、水果是维生素、矿物质、膳食纤维和植物化学物质的重要来源，薯类含有丰富的淀粉、膳食纤维以及多种维生素和矿物质。蔬菜、水果和薯类能够保持肠道正常功能，调节免疫力，降低肥胖、糖尿病、高血压等慢性疾病患病风险。建议成年人每天吃蔬菜300～500克，水果200～400克。蔬菜和水果不能相互替换，建议餐餐有蔬菜，天天有水果。

6.喝什么饮料最好？每天要喝多少水

饮水最好选择白开水，不喝或少喝含糖饮料。

每天适量饮水

在温和气候条件下，轻体力活动的成年人每日饮水1500～1700毫升，在高温或强体力劳动的条件下，应适当增加。要主动饮水，不要等口渴了再喝水。

7.病死禽畜能吃吗

病死禽畜不能吃。许多疾病可以通过动物传播，如鼠疫、狂犬病、传染性非典型肺炎、高致病性禽流感等。预防动

不食用病死禽畜

物源性疾病传播，要做到：接触禽畜后要洗手；尽量不与病畜、病禽接触；不加工、不食用病死禽畜；不加工、不食用不明原因死亡的禽畜；不加工、不食用未经卫生检疫合格的禽畜肉；不吃生的或未煮熟煮透的禽畜肉、水产品；不食用野生动物。

发现病死禽畜要及时向畜牧部门报告，并按照畜牧部门的要求妥善处理病死禽畜。

三、吸烟有害健康，你知道多少

1.什么是二手烟和三手烟

二手烟是被动吸烟的俗称，即不抽烟的人吸取其他吸烟者喷吐的烟雾的行为，又称"强迫吸烟"或"间接吸烟"。一般说来被动吸烟15分钟以上时，就可以认为二手烟现象成立。二手烟实际上由两种烟雾构成，一种是吸烟者呼出的烟雾，称为"主流烟"；一种是香烟燃

烧时所产生的烟雾，称为"分流烟"。

三手烟是指烟民吞云吐雾后附着在衣服、墙壁、地毯、家具甚至头发和皮肤等表面的烟草残留物，这些残留物短时间内难以被消散，即便是香烟熄灭后仍然如此。

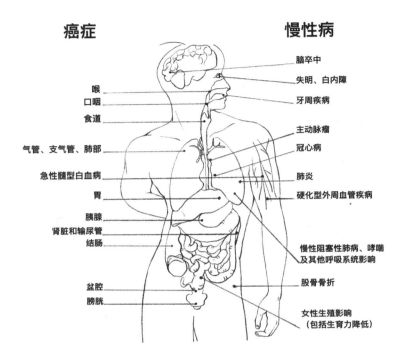

2.吸烟与被动吸烟有哪些危害

我国吸烟人数超过3亿，约有7.4亿不吸烟者遭受二手烟暴露的危害。每年死于吸烟相关疾病的人数超过100万。吸烟和

吸烟和二手烟暴露会导多种疾病

二手烟暴露导致的多种慢性疾病给整个社会带来了沉重的负担。

烟草烟雾含有7000余种化学成分，其中有数百种有害物质，至少69种为致癌物。吸烟及二手烟暴露均严重危害健康，即使吸入少量烟草烟雾也会对人体造成危害。

吸烟可导致多种癌症、冠心病、脑卒中、慢性阻塞性肺疾病、糖尿病、白内障、男性勃起功能障碍、骨质疏松等疾

无烟生活你我共同努力

病。二手烟暴露可导致肺癌等恶性肿瘤、冠心病、脑卒中和慢性阻塞性肺疾病等疾病。90%的男性肺癌死亡和80%的女性肺癌死亡与吸烟有关。现在吸烟者中将来会有一半因吸烟而提早死亡，吸烟者的平均寿命比不吸烟者至少减少10年。

大量的科学研究证实，烟草造成的疾病和死亡不是即时发生的，这些事件的出现常常是在吸烟后的10年到20年甚至更长时间，所以吸烟的危害常常被人们大大的低估了。的确，吸烟的人不是100%会得慢性阻塞性肺部疾病（慢阻肺）或肺癌，但是慢阻肺、肺癌患者中有80%～90%的人是吸烟者。癌症的病因复杂，是遗传、环境、行为等多方面因素作用的结果。遗传因素无法改变，但我们可以改变不良的生活行为方式。要减少患病的危险，就不要吸烟。

3."低焦油卷烟""中草药卷烟"能降低吸烟的危害吗

烟草公司为了维护其商业利益及应对公众对烟草的健康恐慌，宣称"低焦油=低危害"。一些烟草企业在卷烟中添加

"低焦油卷烟"、"中草药卷烟"不能降低吸烟带来的危害

一些中草药，宣传这些添加物可以减少危害甚至起到保健的作用。其实，"低焦油卷烟""中草药卷烟"的害处并不比普通卷烟少，它和普通卷烟一样具有致癌性和成瘾性，这完全是欺骗公众的陷阱。

只要吸烟就有害健康，不存在无害的烟草制品。有充分证据说明，相比于吸普通烟，吸"低焦油卷烟""中草药卷烟"并不会降低吸烟带来的危害。吸烟者在吸"低焦油卷烟"的过程中存在"吸烟补偿行为"，包括用手指和嘴唇堵住滤嘴上的透气孔、加大吸入烟草烟雾量和增加吸卷烟的支数等。"吸烟补偿行为"的存在使吸烟者吸入的焦油和尼古丁等有害成分并未减少。还值得人们深思的是，添加的中草药在卷烟燃烧过程中，是否会转化为其他有害物质？这也有待于科学实验数据的公布。"低焦油卷烟"和"中草药卷烟"这些烟草制品不能降低吸烟对健康的危害，反而容易诱导吸烟，影响吸烟者戒烟。

4.室内设置吸烟区或安装排风设施能否避免烟雾危害

香港科技大学关于吸烟室的技术可行性研究结果表明，即使是双

层门严格设计和强劲的通风系统，也不能消除吸烟区/吸烟室内的有毒物质，不能防止二手烟外泄到其他区域或房间。因此，任何的工程技术，例如排风、换气和指定吸烟区都不能避免接触烟草烟雾，有效保护公众健康。

设置室内吸烟室，肯定要留门，开门过程中，就会有烟雾出来，设置室内吸烟室就好比"公共游泳池里可以设置小便区"，其实很难保护公众不受二手烟侵害，影响自己的健康。

因此，消除室内吸烟是确保彻底防止接触烟草烟雾的唯一有科学依据的解决办法。

5.一个人的办公室吸烟会不会影响别人

在只有一个人的办公室里吸烟，也会影响和伤害别人。首先，虽然办公室一个人使用，但采暖、通风和空调系统会将烟草烟雾送到其他的办公室。其次，其他人来您的办公室办事，也会暴露于烟草烟雾中。同时，烟草烟雾发散、滞留在墙壁、家具、衣服甚至头发和皮肤上，可在办公室滞留数小时、数天甚至数月，会持续对进入办公室里的人产生健康危害。

世界卫生组织认为，杜绝室内环境中的吸烟行为是唯一科学的、能够充分保护人群免遭二手烟危害的措施。

6.吸烟为何会上瘾？为什么戒烟越早越好

吸烟是一种很容易上瘾的行为，烟草中的尼古丁被吸入人体后7秒钟之内就会到达大脑，促进大脑分泌多巴胺，跟大脑中的尼古丁受体结合。随着吸烟时间的增长，吸入的尼古丁越多，大脑产生的尼古丁受体就越多，人体对尼古丁的需求就越大。相反，停止尼古丁的摄入后，大脑内的尼古丁受体也会慢慢减少（这期间会有一段比较难以自我控制的时期），逐渐退化，从而使人体对尼古丁的需求也相应降低直至消失。但是尼古丁受体不会完全消失，一旦再次吸入尼古丁，受体便会重新活跃起来。因此，戒烟者要注意不要再吸烟，否则将会引起更强的烟草依赖。

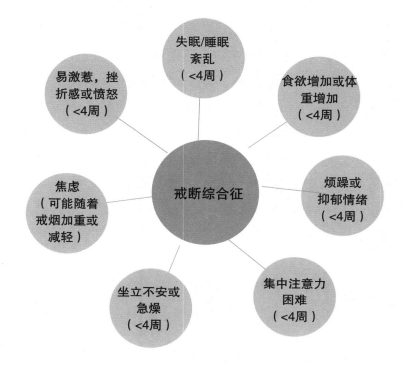

失眠/睡眠
紊乱
（<4周）

易激惹，挫
折感或愤怒
（<4周）

食欲增加或体
重增加
（<4周）

戒断综合征

焦虑
（可能随着
戒烟加重或
减轻）

烦躁或
抑郁情绪
（<4周）

坐立不安或
急燥
（<4周）

集中注意力
困难
（<4周）

　　戒烟可以显著降低吸烟者肺癌、冠心病、慢性阻塞性肺疾病等多种疾病的发病率和死亡风险，并可延缓疾病的进展和改善预后。减少吸烟量并不能降低其发病和死亡风险。吸烟者应当积极戒烟，戒烟越早越好，任何年龄戒烟均可获益。只要有戒烟的动机并掌握一定的技巧，都能做到彻底戒烟。吸烟者在戒烟过程中可能出现不适症状，必要时可寻求专业戒烟服务。戒烟门诊可向吸烟者提供专业戒烟服务。

　　吸烟者在戒烟后其体内器官会发生一系列有益的变化，其变化大致表现如下。

　　20分钟内：血压降到标准水平；脉搏降到标准速度；手、脚的温度升到标准体温。

　　8小时内：血液中一氧化碳的含量降低到正常水平；血液中氧的含量增至正常水平。

　　24小时内：心肌梗塞危险性降低。

　　48小时内：神经末梢的功能逐渐开始恢复；嗅觉和味觉对外界物质敏感性增强。

72小时内：支气管不再痉挛，呼吸大为舒畅，肺活量增加。

2周至1个月：血液循环稳定；走路稳而轻；肺功能改善30%。

1~9个月：咳嗽、鼻窦充血、疲劳、气短等症状减轻；气管和支气管的黏膜上出现新的纤毛，处理黏液的功能增强；痰减少，肺部较干净，感染机会减少；身体的能量储备提高；体重可增加2~3千克。

1年内：冠状动脉硬化危险减至吸烟者的一半。

5年内：比一般吸烟者（每天一包）的肺癌死亡率下降，即由1.37%降至0.72%，或近于不吸烟者的死亡率；口腔、呼吸道、食管癌发生率降到吸烟者发病率的一半；心肌梗死的发病率几乎降低到非吸烟者的水平上。

10年内：癌前细胞被健康的细胞代替，肺癌的发生率降至非吸烟者的水平；口腔、呼吸道、食管、膀胱、肾脏、胰腺的癌症发病率明显下降。

15年内：冠状动脉硬化的危险与不吸烟者相同。

因此，任何时间戒烟都不算晚，而且如果吸烟者能在35岁以前戒烟，则死于烟草相关疾病的危险性明显下降，几乎与不吸烟者相近。

7.有什么办法可以帮助戒烟吗？戒烟后如何防复吸

吸烟者应当积极戒烟，吸烟者本人的戒烟意愿是戒烟成功的基础：

扔掉所有烟草制品和吸烟相关的用具。

明确戒烟原因，强化戒烟意愿。

开始延迟吸第一支烟的时间5~10分钟。

减少在可以吸烟的场所停留的时间。

告知您的家人、朋友和同事，您正准备戒烟。

确定一个戒烟日。

找到适合自己的戒烟方法。

尽量保持忙碌状态，即使是在休闲时间。

避免他人在自己面前吸烟。

考虑是否需要使用戒烟药以及专业医生的戒烟帮助。

和开始戒烟一样，保持不吸烟的状态同样需要决心。既然你已经戒烟，现在就到了专注于长期保持不吸烟的时候。

保持警惕：即便在戒烟后几年，某些人、地点、事情和情况也可能会引起强烈的吸烟欲望。所以要时刻保持警惕，抗拒可能出现的吸烟冲动。

战胜冲动：当烟瘾来袭时，你可能会因一个放弃的念头而吸烟，但是如果你坚持一段时间，吸烟的冲动就会逐渐褪去。

保持乐观：你已经经受住了不吸烟的头几天，所以你应该保持积极的态度。即使你吸了一支烟，也不要责怪或惩罚自己。

奖励自己保持不吸烟：戒烟很困难，保持不吸烟是一项重大成就。奖励你自己。现在你不再买烟了，你可能会有额外的钱来买一份美食。

寻求支持：即使你保持不吸烟已有一段时间，你依然可能被诱发吸烟。当这种情况发生时，可以求助于支持你戒烟的人。这是完全正常的，并不意味着你软弱。

8.电子烟对健康有危害吗

电子烟是一种模仿卷烟的电子产品，它是通过雾化等手段，将尼古丁等变成蒸汽后，让用户吸食的一种产品。

电子烟是通过储存在烟杆内含有尼古丁的"烟油"雾化，然后供吸烟者吸入的装置，而尼古丁是主要的成瘾源。尼古丁对身体各个脏器都有比较大的损伤，会增大冠心病、肺气肿、肺癌等疾病的发病率。除尼古丁外，丙二醇和甘油作为电子烟液雾化剂，占烟液的80%～90%，它们都会直接刺激皮肤和黏膜组织，使皮肤、呼吸道黏膜和眼睛干燥脱水，降低了这些器官和组织对外界致病物质的屏障作用，并且加速皮肤老化。

为了吸引年轻人，很多电子烟都推出了不同口味的产品，如水果、巧克力、薄荷等，许多厂商会标出这些调味剂是食品级，或者被FDA认可为安全的添加剂，但这是食用的标准，将这些调味剂经加热吸到肺里往往不像食用那般安全，大都会伤害肺部的支气管细胞，引发呼吸系统疾病。

四、适量运动应怎么做

运动前需了解患病史及家族病史，评估身体状态，鼓励在家庭医生或专业人士指导下制订运动方案，选择适合自己的运动方式、强度和运动量，减少运动风险。

1.运动对健康有什么好处？什么才是适量运动

身体活动指由于骨骼肌收缩产生的机体能量消耗增加的活动。进行身体活动时，心跳、呼吸加快，循环血量增加，代谢和产热加速，这些反应是产生健康效益的生理基础。

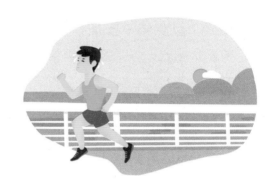

适量运动指运动方式和运动量适合个人的身体状况，动则有益，贵在坚持。适量身体活动有益健康，运动应适度量力而行，选择适合自己的运动方式、强度和运动量。身体活动对健康的影响取决于活动方式、强度、时间和频度。健康人可以根据运动时的心率来控制运动强度，最大心率=220-年龄，每周至少运动3次。

2.如何计算运动强度？运动时要注意哪些事项

运动强度可通过心率来估算。最大心率=220-年龄，当心率达到最大心率的60%～75%时，身体活动水平则达到了中

动则有益
贵在坚持

等强度。成年人每周应进行150分钟中等强度或75分钟高强度运动，或每天进行中等强度运动30分钟以上，每周3～5天。

以一周为时间周期，合理安排有氧运动、体育文娱活动、肌肉关节功能活动和日常生活工作中的身体活动内容。活动强度和形式的

选择应根据个人的体质状况确定，增加活动量应循序渐进，运动时最好穿着合身的专业运动服装、运动鞋，如有必要还要佩戴一些保护用具。最好选择专门的运动场地。运动前做好充分的热身活动，减少运动损伤。运动结束后可以做一些放松的动作，帮助身体缓解疲劳。运动中发生持续的不适症状，应停止活动，必要时及时就医。

3.运动的方式有哪些？日常活动怎样换算运动量

将身体活动融入到日常生活中，上下班路上多步行、多骑车、少开车；工作时少乘电梯多走楼梯，时常做做伸展运动，
减少久坐；居家时间多做家务、多散步，减少看电视、手机和其他屏幕时间。运动要多样化，把生活、娱乐、工作与运动锻炼相结合。

推荐成年人每日进行6～10千步当量的身体活动。千步当量是度量能量消耗的单位，以4千米/小时中速步行10分钟的活动量为1个千步当量，其活动量等于洗盘子或熨衣服15分钟或慢跑3分钟。千步当量相同，其活动量即相同。

五、为什么饮酒不要过量？ 怎样戒除酒精依赖

酒的主要成分是乙醇和水，几乎不含有营养成分。经常过量饮酒，会使食欲下降，食物摄入量减少，从而导致多种营养素缺乏、急慢性酒精中毒、酒精性脂肪肝等，严重时还会造成酒精性肝硬化。过量饮酒还会增加患高血压、脑卒中（中风）等疾病的风险，并可导致交通事故及暴力事件的增加，危害个人健康和社会安全。少饮酒，不酗酒。

建议成年男性一天饮用酒的酒精量不超过25克，成年女性不超过15克。禁止孕妇和儿童、青少年饮酒。如果饮酒成为生活的第一需要，无法克制对酒的渴望，不喝酒会出现身体、心理上的不舒服，甚至出现幻觉妄想等精神症状，这时就需要去精神科接受相应治疗。

六、怎样才是正常体重？如何控制体重

正常体重有助于保持健康，预防疾病。体重过高和过低都是不健康的表现，易患多种疾病。超重和肥胖者易患心血管疾病、糖尿病和某些肿瘤等。体重正常者应保持体重，超重和肥胖者应控制体重到正常范围。

保持正常体重

体重是否正常取决于进食量与活动量的平衡。食物提供人体能量，运动消耗能量。进食量大而运动量不足，多余的能量就会在体内以脂肪的形式储存下来，造成超重或肥胖；相反，若进食量不足，可引起体重过低或消瘦。

体重是否正常可用体重指数（BMI）来判断，BMI=体重（千克）/身高^2（米^2）。成人正常体重指数在18.5～23.9千克/米^{2}之间，体重指数在24～27.9千克/米^{2}之间为超重，体重指数≥28千克/米^{2}为肥胖。

各年龄段人群都应坚持天天运动，维持能量平衡，保持健康体重。践行"日行一万步，吃动两平衡，健康一辈子"的健康"一二一"理念，通过合理饮食与科学运动即可保持健康体重。老年人量力而行适量运动，建议每周坚持至少进行3次平衡能力锻炼和预防跌倒能力的活动，适量进行增加肌肉训练，预防少肌症。关注体重从儿童青少年开始，儿童肥胖治疗主要为饮食控制、行为修正和运动指导，饮食控制目的在于降低能量摄入，不宜过度节食。儿童应减少静坐时间，增加体力活动和运动锻炼时间。

七、如何保持自身的心理平衡

1.心理健康对健康有什么影响

心理健康是健康的重要组成部分，身心健康密切关联、相互影响。一个健康的人，不仅在身体方面是健康的，在心理方面也是健康的。心理健康是人在成长和发展过程中，认知合理、情绪稳定、行为适当、人际和谐、适应变化的一种完好状态。心理健康事关个体的幸福，家庭的和睦，社会的和谐。心理健康与身体健康之间存在着密切的关联。一方面，心理健康会影响身体健康。例如，消极情绪会导致个体的免疫水平下降。癌症、冠心病、消化系统溃疡等是与消极情绪有关的心身疾病。另一方面，心理健康也受到身体健康的影响。例如，慢性疾病患者的抑郁焦虑等心理疾病发病率比普通人群更高。长期处在较大的压力下而无法有效疏解，对心理健康和身体健康都会带来不良影响。

2.适量运动有益于心理健康吗

运动是健康生活方式的核心内容之一，对于心理健康也有帮助和益处，可预防、缓解焦虑抑郁。运动尤其是有氧运动时，大脑释放的化学物质内啡肽又称"快乐激素"，不仅具有止痛的效果，还是天然的抗抑郁药。太极拳、瑜伽等注重觉察和调整自身呼吸的运动有助于平静情绪、缓解焦虑。运动还可以提升自信、促进社会交往。坚持适量运动，每周三到五天，每天锻炼30分钟以上，对于预防和缓解焦虑抑郁更为有效。如有必要，可寻求医生和专业人员的帮助，根据自身情况制订运动方案。

3.出现心理问题怎么办

每个人一生中都会遇到各种心理卫生问题，重视和维护心理健康非常必要。

心理卫生问题能够通过调节自身情绪和行为、寻求情感交流和心理援助等方法解决。采取乐观、开朗、豁达的生活态度，把目标定在自己能力所及的范围内，调适对社会和他人的期望值，建立良好的人际关系，培养健康的生活习惯和兴趣爱好，积极参加社会活动等，均有助于保持和促进心理健康。

如果怀疑有明显心理行为问题或精神疾病，要及早去精神专科医院或综合医院的心理科或精神科咨询、检查和诊治。

出现心理问题积极求助，是负责任、有智慧的表现。出现心理问题却不愿寻求专业帮助是常见而有害健康的表现。不愿求助的原因包括：认为去见精神科医生或心理咨询师就代表自己有精神心理疾病；认为病情严重才有必要就诊；认为寻求他人帮助就意味着自己没有能力解决自己的问题；担心周围的人对自己的看法等。其实求助于专业人员既不等于有病，也不等于病情严重。相反，往往是心理比较健康的人更能够积极求助，他们更勇于面对问题、主动做出改变、对未来有更乐观的态度。积极求助本身就是一种能力，也是负责任、关爱自己、有智慧的表现。出现心理问题可求助于医院的相关科室、专业的心理咨询机构和社工机构等。求助的内容包括：寻求专业评估和诊断，获得心理健康知识教育，接受心理咨询、心理治疗与药物治疗等。

4.睡不好是心身健康问题吗

睡不好，别忽视。睡眠质量是心身健康的综合表现。常见的睡眠问题包括入睡困难、早醒、夜间醒后难以入睡、经常噩梦等。睡眠不良提示着存在心理问题或生理问题，是心身健康不可忽视的警示信号。多数睡眠不良是情绪困扰所致，抑郁、焦虑等常见情绪问题都可能干扰睡眠。焦虑往往导致入睡困难，抑郁则常常伴随着失眠早醒等问题。另一方面，睡眠不良会影响心理健康，加重心理疾病。睡眠不足会损害情绪调控能力，使负面情绪增加。

5.怎样和精神心理疾病患者相处

要理解和关怀精神心理疾病患者，不歧视，不排斥。人们对于精神心理疾病的恐惧和排斥很多是出于对疾病的不了解。实际上，精神心理疾病在得到有效治疗后，可以缓解乃至康复。因此，精神心理疾病患者经过有效治疗，症状得到控制后，可以承担家庭功能、工作职能与社会角色。把患者排除在正常的人际交往和工作环境之外，是不必要的，也是不恰当的，会给患者及其家庭带来新的压力。对于能够维持工作能力的精神心理疾病患者，为其提供适当的工作和生活环境，有利于病情的好转和康复。

6.怎样面对生活中的压力

面对生活中的各种压力，人们会采取不同的方式进行缓解。需要注意的是，有些减压方式看起来当时能够舒缓心情，但弊大于利，是不健康的减压方式。例如，吸烟、饮酒、过度购物、沉迷游戏等方式。虽然当时可能带来心情的缓解，但是也会带来更多的身心健康和生活适应的问题。日常生活中应该用科学的方法缓解压力，不逃避，不消极，通过学习科学有效的减压方式可以更好的应对压力，维护心身健康。

第一，调整自己的想法。找出导致不良情绪的消极想法；根据客观现实，减少偏激歪曲的认识。

第二，积极寻求人际支持。选择合适的倾诉对象，获得情感支持和实际支持。

第三，保持健康的生活方式。采用适量运动和健康的兴趣爱好等方式调节情绪。判断什么是科学的减压方式，主要是看这种方式是否有利于更好地应对现实问题，是否有利于长远的心身健康。

 关注孩子心理健康

（曾庆勇）

第四节 健康素养基本技能

一、怎样正确洗手

　　洗手是预防传染病最简便有效的措施之一，日常生活、工作中，人的手会不断接触到被病毒、细菌污染的物品，如果不能正确洗手，手上的病原体可以通过手和口、眼、鼻的黏膜接触进入人体。通过洗手可以简单有效地切断这一途径，降低感染疾病的风险。以下情况应及时洗手：外出归来；戴口罩前及摘口罩后；接触过泪液、鼻涕、痰液和唾液后，咳嗽打喷嚏用手遮挡后；护理患者后；准备食物前；用餐前；上厕所后；接触公共设施或物品后（如扶手、门把手、电梯按键、钱、快递等）；抱孩子、喂孩子食物前，处理婴儿粪便后；接触动物或处理动物粪便后等。

　　正确洗手的方法：在流水下，淋湿双手。取适量洗手液（肥皂），均匀涂抹至整个手掌、手背、手指和指缝。采用七步洗手法认真揉搓双手至少20秒，具体操作如下。

　　第1步：内——洗手掌。掌心相对，手指并拢，相互揉搓。

　　第2步：外——洗背侧指缝。手心对手背沿指缝相互揉搓，交换进行。

　　第3步：夹——洗掌侧指缝。掌心相对，双手交叉指缝相互揉搓。

　　第4步：弓——洗指背。弯曲手指使指关节在另一手掌心旋转揉搓，交换进行。

　　第5步：大——洗拇指。右手握住左手大拇指旋转揉搓，双手交换进行。

　　第6步：立——洗指尖。将五个手指

七步洗手法

尖并拢放在另一手掌心旋转揉搓，交换进行。

第7步：腕——洗手腕。双手交替清洗手腕。

在流水下彻底冲净双手，擦干双手，取适量护手液护肤。

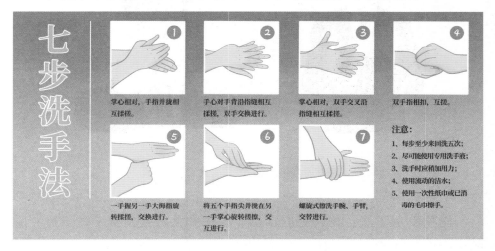

七步洗手法

1. 掌心相对，手指并拢相互揉搓。

2. 手心对手背沿指缝相互揉搓，双手交换进行。

3. 掌心相对，双手交叉沿指缝相互揉搓。

4. 双手指相扣，互搓。

5. 一手握另一手大拇指旋转揉搓，交换进行。

6. 将五个手指尖并拢在另一手掌心旋转揉搓擦，交互进行。

7. 螺旋式擦洗手腕、手臂，交替进行。

注意：
1、每步至少来回洗五次；
2、尽可能使用专用洗手液；
3、洗手时应稍加用力；
4、使用流动的洁水；
5、使用一次性纸巾或已消毒的毛巾擦手。

二、怎样正确戴口罩

戴口罩前注意洗净双手。正确佩戴口罩的方法牢记三点：一看二辨三佩戴。看是看外观、颜色、金属条所在位置。辨是辨别口罩的正反和上下。以蓝色的一次性医用外科口罩为例，口罩蓝色面朝外，白色朝内，金属条所在的边沿朝上。

我们佩戴的时候，首先面向口罩浅白色面，两手各拉住一侧耳带，鼻夹条朝上，然后将耳带拉至耳后鼻夹条尽量靠近鼻根处，双手指尖从鼻夹条中部开始，一边向脸按压，一边顺着鼻夹条向两侧移动，将鼻夹按压成鼻梁形状紧密贴合脸部。戴好之后双手罩住口罩上方边缘快速的吸气呼气，如果感觉有泄漏，重新调整鼻夹耳带使之完全贴合面部。

如何正确佩戴口罩

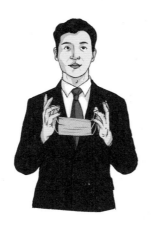
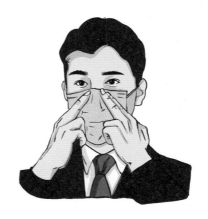

三、怎样测量脉搏和腋下体温

脉搏测量方法：将一手的食指、中指和无名指指腹平放于另一手的手腕桡动脉搏动处，计1分钟搏动次数。正常成年人安静状态下脉搏次数为60~100次/分。

腋下体温测量方法：先将体温计度数甩到35度以下，再将体温计水银端放在腋下最顶端后夹紧，10分钟后取出读数。

正确读数方法：用手拿住体温计的玻璃端，即远离水银柱的一端，使眼睛与体温计保持同一水平，然后慢慢转动体温计，从正面看到很粗的水银柱时就可读出相应的温度值。读数

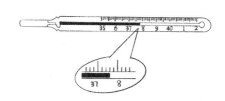

时注意不要用手碰体温计的水银端，否则会影响水银柱读数而造成测量不准。成年人正常腋下体温为36~37℃。2020年10月，国家药监局发布相关通知，自2026年1月1日起，我国将全面禁止生产含汞体温计。

四、怎样拨打120急救电话？12320电话有什么用途

生活中难免会碰到需要紧急救治的突发状况，而很多人由于沟通

不当，导致救护车不能在第一时间到达现场，造成不可挽回的后果。所以，掌握正确拨打120急救电话的方法，用最简单的语言让急救人员准确了解各种信息，对挽救生命至关重要。

1.拨打120时，该怎么说

第一，患者的姓名、性别、年龄。

第二，患者目前最危重的病情如昏倒、呼吸困难、大出血等和以前与此有关的疾病等等。注意：若是出现成批伤员或中毒病人，必须报告事故缘由、罹患人员的大致数目，以便120调集救护车辆、报告政府部门及通知各医院救援人员集中到出事地点。

第三，患者发病现场的详细地址、门牌或楼号、楼层、房间号并留下能够与现场联络的电话号码，以便急救人员与现场联络指导自救；如果旁边有旁观者，请他协助召援后，帮助现场抢救。

第四，约定好等候急救车的详细地点。最好选择就近的公共汽车站、较大的路口、大单位或标志性建筑的门口、醒目的公共设施等处接车。

可能来电者因为现场情况产生慌张，一时说不清楚，但请精炼、准确、耐心回答120调度员的所有提问。

2.等待时，该怎么做

保持候车人的电话畅通。有些人拨打120后可能会联系亲戚朋友，大家切记，一定要避免占线。随时听从医护人员的问路咨询或医疗指导，别让无关电话占用了宝贵生命线。

留人引导救护车。最好派一人到与急救人员约好的地点等待，见到救护车应主动上前接应，带领医务人员赶到现场，减少急救车寻找的时间。

做好就医准备。把就医所需的医保卡、病历等准备好，并将楼梯或走道处影响搬运病员的杂物等暂时搬走，给病人留出畅通无阻的生命通道。

适时询问急救车的位置。由于救护车在行驶过程中可能会遇到各式情况，需要求救者打电话再次询问急救车的具体位置，以便指引并咨询相应救护措施。

另外也提醒大家，如果病情较轻或不需急救的疾病或伤情，建议最好自行去医院，而不要一有风吹草动就打120，以免浪费宝贵的公共急救医疗资源。

3.健康咨询服务时拨打12320

12320是政府设置的公共卫生公益热线，是卫生系统与社会、公众沟通的一条通道，是社会公众举报投诉公共卫生相关问题的一个平台，是向公众传播卫生政策信息和健康防病知识的一个窗口。在生活中遇到相关问题，公众可通过12320进行咨询或投诉。

五、日常生活中怎样选择健康信息

日常生活中，要有意识地关注健康信息。遇到健康问题时，能够积极主动地利用现有资源获取相关信息。对于各种途径传播的健康信息能够判断其科学性和准确性，不轻信、不盲从，优先选择政府、卫生健康行政部门、卫生健康专业机构、官方媒体等正规途径获取健康信息。对甄别后的信息能够正确理解，并自觉应用于日常生活，维护和促进自身及家人健康。

六、食品存放和加工要注意什么

粮食和食品原料一般要置于干燥、通风处保存。生、熟食品要分开存放和加工，生食品要烧熟煮透再吃，不吃变质、超过保质期的食品。

生熟要分开

生食品是指制作食品的原料，如鱼、肉、蛋、禽、菜、粮等。熟食品是指能直接食用的食品，如熟肉、火腿肠、可生吃的蔬菜、咸菜等。

生、熟食品要分开存放

在食品加工、贮存过程中，生、熟食品要分开；冰箱保存食物时，也要注意生熟分开，熟食品要加盖储存。切过生食品的刀不能直接再切熟食品，盛放过生食品的容器不能再盛放熟食品，避免生熟食品直接或间接接触。

生食品要烧熟煮透再吃，剩饭菜应重新彻底加热再吃。碗筷等餐具应定期煮沸消毒。生的蔬菜、水果可能沾染致病菌、寄生虫卵、有毒有害化学物质，生吃蔬菜水果要洗净。

储存时间过长或者储存不当都会引起食物受污染或者变质，受污染或者变质的食品不能再食用。任何食品都有储藏期限，在冰箱里放久了也会变质。

不要吃过期食物。购买预包装食品时要查看生产厂家名称、地址、生产日期和保质期，不购买标识不全的食品。

不吃变质、超过保质期的食品

七、怎么看食品、药品、保健品的标签和说明书

能看懂食品、药品、保健品的标签和说明书是非常重要的生活技能。

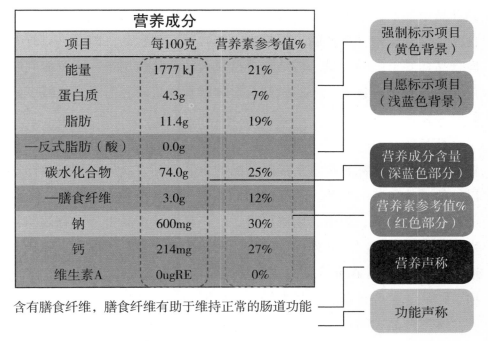

营养成分		
项目	每100克	营养素参考值%
能量	1777 kJ	21%
蛋白质	4.3g	7%
脂肪	11.4g	19%
一反式脂肪（酸）	0.0g	
碳水化合物	74.0g	25%
一膳食纤维	3.0g	12%
钠	600mg	30%
钙	214mg	27%
维生素A	0ugRE	0%

强制标示项目（黄色背景）

自愿标示项目（浅蓝色背景）

营养成分含量（深蓝色部分）

营养素参考值%（红色部分）

营养声称

含有膳食纤维，膳食纤维有助于维持正常的肠道功能

功能声称

直接向消费者提供的预包装食品标签标示应包括食品名称，配料表，净含量和规格，生产者和（或）经销者的名称、地址和联系方式，生产日期和保质期，贮存条件，食品生产许可证编号，产品标准代号及其他需要标示的内容。预包装食品标签向消费者提供食品营养信息和特性说明，包括营养成分表、营养声称和营养成分功能声称。营养成分表以一个"方框表"的形式标有食品营养成分名称、含量和占营养素参考值（NRV）百分比，强制标示的核心营养素包括蛋白质、脂肪、碳水化合物和钠。

　　营养素参考值（NRV）是国家推荐每日膳食各种营养素和热量的量。蛋白质的营养素参考值（NRV）是60克，钠（盐的主要成分）是小于2000毫克。某品牌脱脂纯牛奶标签显示100毫升含蛋白质3.6克、NRV%是6%，含钠50毫克、NRV%是3%，也就是说喝100毫升的这种牛奶就得到了一天所需要的蛋白质的6%、钠的3%。喝400毫升的这种牛奶就得到了一天所需要的蛋白质的24%、钠的12%。钠是不能过多摄入的，钠摄入过多有可能导致高血压。钠除了来自食盐外，还来自酱油等调味食品，火腿、腊肉、酱菜、腐乳等腌制食品，使用小苏打等含钠食品添加剂比较多的食品或方便面等含钠量都比较高。同样类型的食品尽量选择钠含量低的，尽量少吃钠含量高的食品。因此，只有看懂食品标签上的钠含量，再结合自己每天的食盐食用量，才可能判断自己钠是否摄入过量，才能做到既合理膳食满足营养需要又能减少钠的摄入量。

　　药品的标签是指药品包装上印有或者贴有的内容，分为内标签和外标签。药品内标签指直接接触药品的包装的标签，外标签指内标签以外的其他包装的标签。药品的内标签应当包含药品通用名称、适应证或者功能主治、规格、用法用量、生产日期、产品批号、有效期、生产企业等内容。药品外标签应当注明药品通用名称、成分、性状、适应证或者功能主治、规格、用法用量、不良反应、禁忌、注意事项、贮藏、生产日期、产品批号、有效期、批准文号、生产企业等内容。麻醉药品、精神药品、医疗用毒性药品、放射性药品、外用药品和非处方药的标签，必须印有规定的标识。

药品说明书应当包含药品安全性、有效性的重要科学数据、结论和信息，用以指导安全、合理使用药品。药品说明书的具体格式、内容和书写要求由国家食品药品监督管理总局制定并发布。药品说明书上必须注明药品的通用名称、成分、规格、生产企业、批准文号、产品批号、生产日期、有效期、适应证或者功能主治、用法、用量、禁忌、不良反应和注意事项。

非处方药是可以自行判断、购买和使用的药品。非处方药分为甲类非处方药和乙类非处方药，分别标有红色或绿色"OTC"标记。甲类非处方药须在药店执业药师指导下购买和使用；乙类非处方药既可以在社会药店和医疗机构药房购买，也可以在经过批准的普通零售商业企业购买。乙类非处方药安全性更高，无需医师或药师的指导就可以购买和使用。

保健食品标签和说明书不得有明示或者暗示治疗作用以及夸大功能作用的文字，不得宣传疗效作用。必须标明主要原（辅）料，功效成分或标志性成分及其含量，保健作用和适宜人群、不适宜人群，食用方法和适宜的食用量，规格，保质期，贮藏方法和注意事项，保健食品批准文号，卫生许可证文号，保健食品标志等。

八、怎样减少道路交通伤害

戴头盔、系安全带，不超速、不酒驾、不疲劳驾驶，才能有效减少道路交通伤害。

在道路交通碰撞中，佩戴安全头盔可有效减轻摩托车驾驶员的头部伤害，使驾驶员的死亡风险减少20%~45%；系安全带可使汽车驾乘人员的致命伤害降低40%~60%，每个座位的人员均应上车即系安全带。驾驶时，速度每增加1公里/小时，伤害危险增加3%，严重或致命伤亡危险增加5%。酒精、毒品、某些药物会减弱驾驶人员的判断能力和反应能力，即使是较低的血液酒精含量或药物浓度，也会增加交通事故风险。疲劳驾驶显著增加严重交通事故风险，驾驶员连续驾驶2小时应休息1次，保证驾驶时精力充沛、注意力集中。

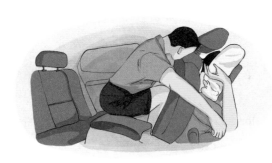

汽车碰撞时产生的冲力会使成人无法抱住孩子让孩子受到严重伤害。安全带和安全气囊是为成年人设计，会对身高不如成人的儿童造成严重伤害。因此12周岁以下儿童不得乘坐在任何类型汽车的副驾驶位置，4周岁以下儿童乘坐小型、微型非营运载客汽车，必须使用符合国家标准的儿童安全座椅。安全座椅要与儿童的年龄、身高和体重相适应。正规上市的安全座椅都应有CCC认证。儿童体重9千克以下或年龄15个月以下，必须反向乘坐才能有效减少儿童脖颈受到的冲击力。汽车碰撞时，儿童安全座椅可使婴幼儿死亡率降低54%～71%。

每个人都应对自己和他人的生命与健康负责，重视道路交通安全，严格遵守交通法规，避免交通伤害的发生。

九、这些常见的危险标识是什么意思

高压　　　易燃　　　易爆　　　剧毒　　　放射性　　生物安全

常见的危险标识有高压、易燃、易爆、剧毒、放射性、生物安全等。要学会识别危险标识，远离危险物。危险标识由安全色，几何图形和图形符号构成，用以表达特定的危险信息，提示人们周围环境中有相关危险因素存在。

识别常见危险标识，远离危险，保护自身安全。但要注意，危险标识只起提醒和警告作用，它本身不能消除任何危险，也不能取代预防事故的相应设施。

十、怎样存放和正确使用农药等有毒物品

农药可经口、鼻、皮肤等多种途径进入人体，使人中毒，必须妥善存放和正确使用农药等有毒物品，谨防儿童接触。

家中存放的农药、杀虫剂等有毒物品，应当分别妥善存放于橱柜或容器中，并在外面加锁。保管敌敌畏、乐果等易挥发失效的农药时，一定要把瓶盖拧紧。有毒物品不能与粮油、蔬菜等堆放在一起，不能存放在既往装食物或饮料的容器中；特别要防止小孩接触，以免发生误服中毒事故。已失效的农药和杀虫剂不可乱丢乱放，防止误服或污染食物、水源。

家用杀虫剂、灭鼠剂、灭蟑毒饵等严格按照说明书使用，放置在不易被儿童接触到的地方，以免误食。

施用农药时，要严格按照说明书并且遵守操作规程，注意个人防护。严禁对收获期的粮食、蔬菜、水果施用农药。严防农药污染水源。

对误服农药中毒者，如果患者清醒，要立即设法催吐。经皮肤中毒者要立即冲洗污染处皮肤。经呼吸道中毒者，要尽快脱离引起中毒的环境。中毒较重者要立即送医院抢救。

（许乐为）

第五节 重点人群健康素养基本知识

一、母婴保健

1.怀孕要提前做什么准备

（1）夫妻共同参与，有准备、有计划地妊娠，尽量避免高龄妊娠（年龄超过35岁）。

（2）合理营养及运动，保持正常体重。体重无论是过高或过低都有可能造成怀孕困难和（或）孕期风险增加。

（3）补充叶酸0.4~0.8毫克/天，或含叶酸的复合维生素。既往生育过神经管缺陷（NTD）儿的孕妇，则需每天补充叶酸4毫克。

（4）有遗传病、慢性疾病和传染病而准备妊娠的妇女，需接受遗传师/内科医师咨询，并评估是否适合生育。

（5）合理用药，避免使用可能影响胎儿正常发育的药物。

（6）避免接触生活及职业环境中的有毒有害物质（如放射线、高温、铅、汞、苯、砷、农药等），避免密切接触宠物。

（7）改变不良的生活习惯（如吸烟、酗酒、吸毒等）及生活方式；避免高强度的工作、高噪音环境和家庭暴力。

（8）保持心理健康，解除精神压力，预防孕期及产后心理问题的发生。

（9）进行常规体格检查及专科检查。了解身体有无基础疾病，比如高血压、糖尿病、肾脏疾病、子宫肌瘤、宫颈病变等情况，由医生评估是否适合怀孕。

2.孕期有哪些注意事项

（1）定期做孕期检查，以便及时了解胎儿发育情况。《孕前和孕期保健指南（2018）》推荐的产前检查孕周分别为：妊娠6~13周+6，14~19周+6，20~24周，25~28周，29~32周，33~36周，37~41周。共7~11次。有高危因素者，酌情增加次数。

（2）注意节制性生活。怀孕头三个月和后三个月要尽量避免性生活，以防引起流产或早产。孕中期的性生活也应有所节制。

（3）注意个人卫生。妇女怀孕后，阴道分泌物增多，外阴部易被细菌感染，要经常清洗，勤洗澡，勤换内裤。

（4）注意适当的工作与活动。工作强度不宜大，避免剧烈运动，防止受到外伤。

（5）保证充足的营养。孕期营养以天然、新鲜、多样化、平衡的健康饮食为原则，多食蔬菜和水果，适当的蛋白质和脂肪，不宜依赖于补品和其他代用品或药物。妊娠中后期适当增加奶类的摄入，常吃含铁、碘丰富的食物。孕妇进食量以稍感饱腹为准，少吃多餐，不宜过量。以体重正常增长并且无不适感觉为宜。孕期不宜减肥，避免饥饿。

（6）注意衣着。衣着要柔软、宽大，不要束腰和穿紧身裤，尽量少穿高跟鞋。

（7）注意心理卫生。孕妇的情绪通过内分泌系统直接影响胎儿的生理机能，尤其是在妊娠的最后两个月。孕妇可以通过温暖和谐的家庭气氛，充足的休息、睡眠和健康的文化娱乐来影响、调节自己的不良情绪。

（8）孕妇要到有助产技术服务资格的医疗保健机构住院分娩，高危孕妇应提前住院待产，最大限度地保障母婴安全。

3.怎样计算预产期

预产期和孕周，是从怀孕前最后一次月经的第一天开始推算，从这个日子往后数280天，就是预产期了。也就是说，末次月经的第一天就是整个孕期的起点。预产期具体的计算方法是这样的：

（1）末次月经第一天所在的月份减3或加9=预产期的月份。

（2）末次月经第一天所属的日期（用公历日期计算）+7=预产期的日期。

（3）如果加7之后数值超过30，就得在月份上+1。

听起来似乎有点复杂，举个例子看看：

假如小王的末次月经的第一天是2020年7月20日，那么月份减3、日期加7，预产期是2021年4月27日。假如小刘末次月经的第一天是2020年1月30日，那么月份加9、日期加7，预产期就是2020年10月37日，日子满了就要进一位，所以预产期就应该是2020年11月7日了。这里默认每个月是30天，所以计算简单，最终误差也就一两天，不用太在意。

对于月经周期规律、稳定在28天的准妈妈来说，按上面的算法就可以了。但是对于月经规律但周期不是28天的准妈妈来说，就需要将计算结果做一些调整。比如月经周期是35天，预产期就往后推7天；月经周期是21天，预产期就往前推7天。对于月经周期不规律，或者不记得末次月经的孕妇，医生常用B超测胎宝宝头臀长、宫高、胎动时间等来推测大概的预产期。

值得注意的是，预产期只是预测胎儿分娩的日子，宝宝不一定在当天准时出生，一般情况下，孕37周到42周内生下的宝宝都属于足月分娩。

4.自然分娩有哪些好处

自然分娩（顺产）相对于剖宫产来讲还是有很多优势的。

（1）对产妇的好处

分娩的过程可促进乳汁分泌，利于母乳喂养，也利于亲子关系发展。

由于出血量少，子宫没有手术伤口，身体器官得到良好保护，产妇身体恢复快，产后几个小时疲劳即可解除许多，大部分人当天就能下床活动，产后可立即进食。

大大减少了产后出血、感染等危险情况的发生；再次怀孕时，子宫破裂、腹腔粘连等风险降低。

大部分自然分娩会比剖腹产花费少很多，一般2～3天可以出院。

腹部没有刀疤、产后身材恢复快，这对于爱美的女性来说也很重要。

（2）对婴儿的好处

自然分娩时子宫会出现有规律的收缩，再配合以产道的挤压作用，有利于减少婴儿窒息和肺炎等疾病的发生，帮助宝宝及时建立自主呼吸。

有利于促进宝宝免疫系统的发育和成熟，减少疾病的发生。

使宝宝可以更早吃到妈妈的初乳，这些初乳含有丰富的营养和免疫物质，是宝宝生命初期最好的食物。

宝宝可以更早与母亲肌肤接触，利于亲子关系发展。

虽然自然分娩的好处很多，也建议大家尽量选择自然分娩，但是经检查后，确实不适合自然分娩的情况下，应当选择剖宫产手术来终止妊娠。毕竟自己以及胎儿的生命安全最重要。

5.临产有哪些征兆

临产分娩前通常有三大征兆。

（1）有规律且逐渐增强的子宫收缩。宫缩开始时持续时间短且不规律，表现为下腹或腰背部酸胀痛，随后逐步转为规律性宫缩。当规律宫缩的间歇时间为5～6分钟时，则应及早去医院。

（2）"见红"。产妇在临产前24～48小时内，经阴道排出少量血性黏液，俗称"见红"。见红是分娩即将开始的一个比较可靠的标志。

（3）"破水"。临产前由于胎膜破裂引起阴道流出清亮的液体，称为"破水"。有一部分人是羊膜自主破裂，也有一部分人是医生为助产而人工破膜。破水通常发生在规律宫缩开始后，胎儿娩出前。破水后12小时不临产，容易引发感染，所以破水后的产妇应保持头低臀高位平卧，立即去医院。

6.婴儿最理想的天然食品是什么？什么时候增加辅食

母乳是婴儿最理想的天然食品，孩子出生后应当尽早开始母乳喂养，满6个月时合理添加辅食。

母乳含有婴儿所需的全部营养以及大量的抗体和免疫活性物质，有助于婴儿发育，增强婴儿的免疫能力。母乳喂养不仅能增进母子间的情感，促进婴儿心智发育，还能促进母亲的产后康复。

为了母乳喂养成功，孩子出生后1小时内就应开始哺乳。纯母乳喂养可满足6个月内婴儿所需的全部液体、能量和营养素。因此，婴儿出生后，应首选纯母乳喂养，6个月内不需要添加任何辅食。母乳喂养可以持续至2岁或2岁以上。

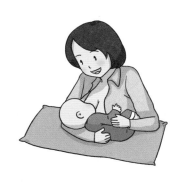

从婴儿满6个月起，要适时、适量添加辅食。添加辅食的原则是由一种到多种，由少到多，由软到硬，由细到粗。开始添加的辅食形态应为泥糊状，逐步过渡到固体食物。从少量开始，逐渐增加。要观察婴儿大便是否正常，婴儿生病期间不应添加新的食物。添加的食物品种应多样化，预防偏食和厌食。

7.怎样计算婴儿和儿童的体重

体重是代表体格生长、营养情况的重要指标，也是临床计算药量、输液量的重要依据。婴儿和儿童体重推算公式如下：

1~6个月：体重（千克）＝出生体重（千克）＋月龄×0.7（千克）

7~12个月：体重（千克）＝6（千克）＋月龄×0.25（千克）

2~12岁：体重（千克）＝年龄×2＋8（千克）

12岁以后为青春发育阶段，受内分泌影响，体重增长较快，是生长发育的第二次高峰，不能按上式推算。正常同年龄、同性别儿童的体重存在个体差异，一般在10%左右。

8.婴儿什么时候长牙？儿童什么时候换牙

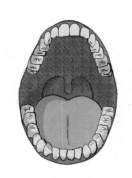

牙齿可分为乳牙和恒牙两种，乳牙20个，恒牙28～32个。婴儿6个月左右乳牙开始萌出，一般最迟两岁半时，全套20颗乳牙都会长出来。至儿童6岁左右，乳牙陆续发生生理性脱落，恒牙长出，直至12岁左右乳牙全部被恒牙替换。

有的婴儿在4、5个月的时候已经开始长牙，有的则萌出时间较晚，在1周岁左右才开始长牙，家长不用担心。如果宝宝已经超过了1周岁，还未长出第一颗乳牙，称"乳牙迟萌"，建议及时咨询医生。

宝宝长牙齿，一般是先长下颌，再长上颌，经常是两颗对称地往外冒，一般来说平均每个月冒出一颗新牙。从1周岁至2岁半，有个别孩子牙齿萌出顺序不对，但最终不影响牙齿的排列，也无需处理。

9.婴儿什么时候开始接种疫苗

婴儿出生时，就要开始接种乙肝疫苗和卡介苗，以后根据国家免疫规划疫苗儿童免疫程序要求定期进行接种（详见本章第六节）。

10.婴幼儿的前囟一般什么时候闭合

囟门（xìn mén）指婴儿出生时头顶有两块没有骨质的"天窗"，医学上称为"囟门"。囟门有两个，前面的叫前囟，靠后的叫后囟，人们常说的"天窗"或"囟门"主要是指前囟门。一般来讲，后囟通常在出生后的2～3个月闭合，而宝宝的前囟，在出生6个月左右才会逐渐骨化而变小，最迟会在一岁半的时候闭合。

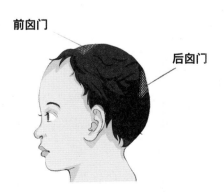

前囟门

后囟门

宝宝囟门闭合得太早或者太晚都不好。囟门过早闭合，而且头围偏小，宝宝可能会有脑发育不良、小头畸形的风险。如果宝宝囟门闭合早但头围正常，一般不会影响脑部的发育，不过谨慎考虑，家长还是要监测宝宝的头围变化。到了2岁以后，如果宝宝的囟门还没有闭合，家长就要重视了。

11.如何避孕节育

育龄男女如果短期内没有生育意愿，可选择避孕药、避孕套避孕；已婚已育夫妇提倡使用宫内节育器、皮下埋植等长效、高效避孕方法，无继续生育意愿者，可采取绝育术等永久避孕措施。安全期避孕和体外排精等方法避孕效果不可靠，不建议作为常规避孕方法。

一旦避孕失败或发生无保护性行为，应该采取紧急避孕措施。紧急避孕不能替代常规避孕，多次使用避孕效果降低，还会增加药物反应。

发生意外妊娠，需要人工流产时，应到有资质的医疗机构。自行堕胎、非法人工流产会造成严重并发症甚至危及生命。

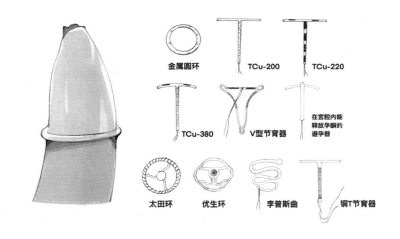

金属圆环　　TCu-200　　TCu-220

TCu-380　　V型节育器　　在宫腔内能释放孕酮的避孕器

太田环　　优生环　　李普斯曲　　铜T节育器

二、儿童青少年健康

1.儿童心理发展有什么特点？怎样才能促进儿童早期发展

儿童心理发展有一定规律，要多了解，多尊重，科学引导。包括感知觉、认知、语言、情绪、个性和社会性等方面，各有其内在发展规律。在存在普遍规律的同时，不同的儿童在发展的速度、水平、优势领域等方面存在差异。养育者需了解儿童发展特点，理性看待孩子间的差异，尊重每个孩子自身的发展节奏和特点。

越是早期的发展阶段，对一生心理特征的影响就越大。培养儿童健康的心智和人格，促进儿童社会性和情感的健康发展。通过亲子交流、玩耍促进儿童早期发展，发现心理行为发育问题要尽早干预。

重视儿童早期发展，0~3岁儿童的身心健康是发展的基础，应把儿童的健康、安全和养育工作放在首位。要从日常生活中选择儿童感兴趣的、富有价值的教育内容，将教育贯穿在一日生活之中，丰富儿童的认识和经验。开展丰富多样的、符合儿童发展阶段特点的游戏活动，让儿童在快乐的游戏中，开启潜能，推进发展。重视儿童的发展差异，提倡更多地实施个性化教育，促进每个儿童富有个性地发展。家长、抚养人和学前教育工作者，应成为儿童生活的照顾者、情感的关爱者、行为的榜样者和活动的引导者。

如果儿童的压力过大、缺乏运动、缺乏社交，将不利于大脑发育，阻碍心理成长。儿童心理发展是先天因素与环境因素的共同作用。家庭是最重要的环境因素，良好的家庭氛围有益于儿童的身心健康。惩罚是短期有效但长远有害的管教方式。比奖惩更有效的是理解并尊重孩子的情绪和需求，科学引导。养育者需要管理好自己的情绪，在养育孩子的过程中不断的学习、反思和成长。养育者要把握好尺度，既要支持引导，又不要急于干预。在儿童发展中，有些"问题"其实是常见的过程，会随着成长逐渐消失。养育者有时可能会夸大或忽视孩子的问题，要开放地听取他人的反馈，或向专业人员求助。

2.怎样预防近视？出现了近视怎么办

（1）预防近视的方法

①坚持充足的白天户外活动。建议每天开展2小时以上的白天户外活动。

②保持正确的读写姿势。读书写字坚持"三个一"，即眼睛离书本一尺，胸口离桌沿一拳，握笔的手指离笔尖一寸，读写连续用眼时间不宜超过40分钟。每天认真做眼保健操。

③避免不良的读写习惯。应做到不在走路时、吃饭时、卧床时、晃动的车厢内、光线暗弱或阳光直射等情况下看书、写字、使用电子产品。

④控制使用电子产品的时间。使用电子产品学习30～40分钟后，应休息远眺放松10分钟。非学习目的地使用电子产品单次不宜超过15分钟，每天累计不宜超过1小时。6岁以下儿童要尽量避免使用手机和电脑。

⑤保证充足的睡眠和合理的营养。小学生每天睡眠时间要达到10小时，初中生9小时，高中生8小时。儿童青少年应做到营养均衡，不挑食，不偏食，不暴饮暴食，少吃糖，多吃新鲜蔬菜水果。

⑥定期检查视力，规范地进行视力矫正。定期进行视力检查，有利于早发现、早矫正，防止近视加重。0～6岁是孩子视觉发育的关键期，应当尤其重视孩子早期视力保护与健康。

（2）出现了近视该怎么做

一旦确诊为近视，应尽早在医生指导下配戴眼镜，并定期复查。配戴眼镜是当前矫正视力的常用方法，但具体采用哪种眼镜，应听从医生的指导。截至目前，医学上还没有治愈近视的方法，只能通过科学的矫正、改善用眼习惯等避免近视加重。不要相信能治愈近视的宣传和商业营销。

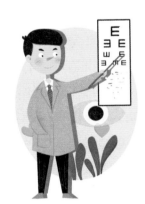

3.青少年阶段要注意哪些健康问题

青少年处于身心发展的关键时期，要培养健康的行为生活方式，预防近视、超重与肥胖，避免网络成瘾和过早性行为。

预防近视即刻开始

青少年处于儿童向成人过渡的阶段，生理和心理发生着巨大变化。体格生长迅速，内脏器官功能逐步完善，两性的第二性征更加明显，男孩出现遗精、女孩出现月经，到青春期晚期已具备生殖功能。处于过渡期的青少年，自我意识逐渐增强，渴望独立，人生观、价值观逐渐形成，性意识觉醒和发展，但生理和心理尚未完全成熟，需要关注和正确引导。

青少年应该培养健康的行为生活方式。要有充足睡眠，保证精力充沛；保持平衡膳食，加强户外活动，预防超重和肥胖；培养良好的用眼习惯，避免长时间看书、看电视和电子屏、玩电子游戏，每天坚持做眼保健操，保护视力，预防近视；远离烟草和酒精，拒绝毒品。

青少年要从正规渠道获取生殖与性健康信息，拒绝性骚扰、性诱惑和性暴力，避免过早发生性行为。不安全性行为可能带来意外妊娠或性传播疾病，严重危害青少年身心健康。

4.毒品为什么不能碰

毒品指鸦片、海洛因、甲基苯丙胺（冰毒）、吗啡、大麻、可卡因，以及国家规定管制的其他能够使人形成瘾癖的麻醉药品和精神药品。任何毒品都具有成瘾性。毒品成瘾是一种具有高复发性的慢性脑疾病，其特点是对毒品产生一种强烈的心理渴求和强迫性、冲动性、不顾后果的用药行为。

吸毒非常容易成瘾，任何人使用毒品都可导致成瘾，不要有侥幸心理，永远不要尝试毒品。毒品严重危害健康。吸毒危害自己、危害家庭、危害社会，触犯法律。一旦成瘾，应进行戒毒治疗。

三、中老年健康

1.更年期有什么表现？如何度过更年期

（1）更年期因人而异，有些人能平稳过渡，有些人症状频频、患病不断。更年期常见的症状有：①月经紊乱，为绝经过渡期的常见症状，表现为月经周期不规律、经期时间长及经量增多或减少。②潮热、多汗，多为反复阵发性的面部、颈部和胸部皮肤潮红，继而出汗。③情绪改变，如易情绪低落、抑郁、焦虑、烦躁等。④自主神经失调症状，常出现如心悸、眩晕、头痛、失眠、耳鸣等。⑤其他症状，如排尿困难、骨质疏松、性功能下降、记忆力减退等。

（2）如何度过更年期？

①保持心情愉快、开朗，多参加社交活动，与朋友及家人保持良好的沟通，努力学习新东西、新知识。

②注重生活调护，劳逸结合，保持充足的睡眠，平衡饮食，合理搭配。

③积极参加适当的体育锻炼，增强体质，增强抗病能力。

④定期进行体检；如果更年期症状比较明显，严重影响生活质量，要及时寻求医生的帮助。

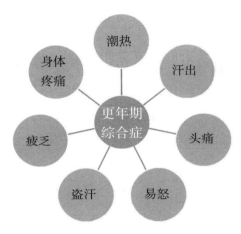

2.家有老人要重点关注什么

关爱老年人，尊重老年人的思维方式和自主选择，力所能及地为老年人创造更好的生活环境。家有老人要重点关注预防老年人跌倒和老年痴呆症，控制好高血压、糖尿病、慢阻肺等慢性病。关爱老年人要重在行动，要积极协助老人控烟限酒、加强身体活动、保证健康饮食和保持心理健康，经常检查居住环境并及时予以改善。

3.家庭怎么预防老年人跌倒？老人不慎跌倒后怎么办

跌倒的定义为使人不慎跌倒在地面、地板或其他地面较低的地方的事故。跌倒伤害严重影响老年人的身体健康和生活自理能力。因害怕再次跌倒而减少各种活动锻炼，导致活动能力进一步下降而再次跌倒。跌倒是造成65岁及以上人群因伤害致死的第一原因，老年人需要增强防跌倒意识。

跌倒发生率随年龄增长而增加，随文化程度升高而降低；女性跌倒发生率、受伤比例高于男性；农村人群跌倒发生率高于城市；无配偶老年人跌倒发生率高于有配偶老年人；农民和家务劳动者跌倒发生率高于其他职业人群。

预防跌倒首先要选择合适的鞋子，鞋子要宽松但要包裹脚，鞋底要防滑。衣物要合身，裤脚不要过长。请医生检查您正在使用的药物是否有可能让您容易跌倒。

其次，是要经常检查居住环境并立即行动起来改善居住环境。不要从高处取放物品；家居环境中尽可能减少障碍物，不要杂物堆满地和散落电线及接线板；改善家中照明，保证照明亮度，门口和床头有容易接触到的电灯开关；地面要防滑，并保持干燥；淋浴室地板上应放置防滑橡胶垫；使用马桶，在马桶旁、浴缸旁、洗脸池旁安装扶手，肥皂、洗发水和毛巾伸手可及，不需要弯腰或走动取放；去除室内的台阶和门槛，楼梯有坚固扶手；家具的摆放位置不要经常变动导致熟悉的环境发生改变；地毯或脚垫不能有边缘卷起或褶皱、脚垫的底下要加上防滑垫；床的高度适中，不宜过高或过低，坐在床边，脚掌能够到地面，大腿与小腿夹角大于90度，站起来费力较少。

再就是老年人要定期练习肌肉力量、柔软度和身体平衡能力。要使运动锻炼成为每天生活的一部分，也可以体现在每日生活的各种体力活动中。

预防老年人跌倒，识别老年期痴呆

选择适合自己的体育锻炼方式，坚持锻炼，增强自身抗跌倒能力和平衡能力。提倡有组织的集体运动锻炼，也可利用一把结实的木靠背椅来训练肢体柔软度、肌肉力量和平衡能力。户外活动环境应注意凹凸不平的人行道砖，有高低落差的斜坡，尽量不走由光滑花岗岩铺成的地面或装饰带。

走路有不稳的感觉时就要开始使用手杖，不要忌讳用手杖。材质不要太重，分节的手杖一定要注意结实程度，最好选老年人专用的品牌手杖。手杖下的橡皮帽应选择能更换的，以便磨损后可以换新的。挂手杖时，手要能微弯（呈150度）。手杖的长度为自己穿上鞋时，双手自然下垂，握把是在手腕的位置。本人最好亲自试用挑选手杖，或选择可以弹性调整的手杖。初期可以在家里试用熟悉手杖，尤其是有板凳等额外功能的手杖，最好在家人的保护下试用熟悉并习惯。一般的单脚手杖轻巧方便，但提供的支撑与平衡作用较少，适用于较慢的步伐。三脚或四脚手杖底面积较大，能提供较好的支撑与稳定性，三脚适用于不平的路面，四脚适用于平的路面。固定型助行器走路速度通常最慢，但所能提供的支持力及稳定度则最大。

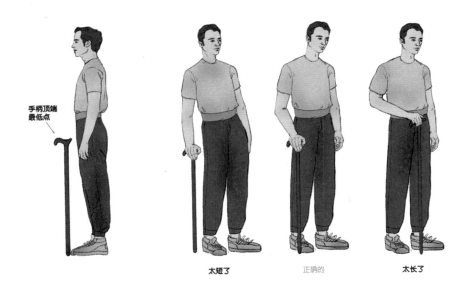

手柄顶端最低点

太短了　　　　正确的　　　　太长了

不慎跌倒后应保持冷静，尽可能不要乱动，同时检查伤势并高声呼救。如果受伤的部位有剧烈疼痛或血肿时，可能已发生骨折，应静候救援。附近无人可提供帮助时，不要直接站起来，应打120或110求救。发生跌倒均应在家庭成员的陪同下到医院诊治，查找跌倒的危险因素，评估再跌倒的风险，制订预防措施。

当发现老年人跌倒时，不要慌张，也不要急着将他扶起来。检查跌倒的老年人的意识情况，以及受伤或出血的状况。如果发现老年人有意识不清或大量出血情况，应拨打120急救电话尽快送医。

小贴士：在日常生活各种场景中应尽量做到手机随手可以拿到。独自居住或出门总是在裤子口袋里放好一部用长绳（不解开绳即可接听拨打电话）拴着的手机。手机最好设置好应急号码（快捷拨号）。平常要熟悉使用手机，可与应急联系人约好某个固定的时间，练习使用手机与其通话。手机要根据其使用和待机情况安排固定的日子充满电，以防应急使用时发生电量不够的情况。

4.如何预防老年痴呆

老年痴呆是一种发生于老年期的退行性脑病，目前尚无特效药物能达到治愈效果。所以，早期识别和干预尤为重要。老年痴呆主要症状包括：记忆退化乃至影响生活、难以完成原本熟悉的任务、难以做出决策、言语表达出现困难、性格发生变化等。通过认知功能评估可早期发现老年痴呆。健康的生活方式有助于预防老年痴呆。老年人要多运动、多用脑、多参与社会交往，包括：保持规律运动的习惯、增加有益的户外运动、保持学习与思考的习惯、积极进行社会交往等。

5.家有痴呆症的老人怎么办

老年痴呆症逐渐成为老龄化进程中应该引起社会高度关注的社会问题，要关爱患者，对患者要不歧视、不放弃。老年人异常的健忘、莫名的走失以及无缘无故的坏脾气是一种疾病，并不是一种正常的衰老现象，要从疾病的角度来看待。老年期痴呆是不可逆转的进行性病变，早期识别老年痴呆症非常重要，应该由精神科或神经科医生诊治，需要给予充分关爱和特殊护理。

关爱老年人

（叶正园　许乐为）

第六节 预防接种

一、何为预防接种

预防接种，也称为"打疫苗""打预防针"，简单来说预防接种就是将疫苗通过口服或针剂的形式接种给人体。

疫苗是将细菌、病毒或其代谢产物经过人工减毒或灭活等方法处理而制成的，接种疫苗不会让我们患病，但会让我们的身体产生一种抵抗相应细菌或病毒的物质，也就是"抗体"，当身体再有相应的细菌或病毒侵入的时候，这种抗体便会保护我们的身体不再受这些细菌或病毒的伤害。目前，预防接种被认为是预防和控制传染病最经济、有效的手段。

二、接种疫苗有什么好处

接种疫苗的好处是预防传染病的发生。

婴儿出生后，可以从母亲体内获得一定的抵抗传染病的抗体，这也是哺乳期婴幼儿不易生病的原因，但随着孩子月龄的

接种疫苗是预防一些传染病最有效的措施

增长，其体内的母传抗体水平会逐渐减弱和消失，成为传染病的易感者。及时给儿童接种疫苗，可有效提高孩子抵抗传染病的能力。

接种疫苗在预防和控制传染病的过程中发挥了重要作用。例如，我国在1979年成功地消灭了天花；2000年实现了无脊髓灰质炎（即"小儿麻痹症"）病例的目标，避免了因脊髓灰质炎病毒感染引起的死亡和肢体残疾；5岁以下儿童乙肝病毒携带率已从1992年的9.7%降至

2014年的0.3%，显著减少了人群因感染乙肝病毒造成的肝炎、肝硬化和肝癌等病例的发生。

三、疫苗如何分类

疫苗分为免疫规划疫苗和非免疫规划疫苗。

免疫规划疫苗（俗称"一类疫苗"，又称为"免费疫苗"），是指政府免费向居民提供，居民应当按照政府规定接种的疫苗。

非免疫规划疫苗（俗称"二类疫苗"，又称为"自费疫苗"），是指由居民自愿选择接种的其他疫苗，一般为自费疫苗。

四、我国免疫规划疫苗的免疫程序是什么

我国纳入国家免疫规划的疫苗包括乙肝疫苗、卡介苗、脊髓灰质炎（简称"脊灰"）灭活疫苗、脊灰减毒活疫苗、百白破疫苗、白破疫苗、麻腮风疫苗、乙脑减毒活疫苗或乙脑灭活疫苗、A群流脑多糖疫苗、A+C群流脑多糖疫苗和甲肝减毒活疫苗或甲肝灭活疫苗（11苗防12病）。

国家规划免疫程序及预防详见下表：

年龄	接种疫苗（接种针次）	可预防的传染病
出生时	乙肝疫苗（第1针）	乙型病毒性肝炎（乙肝）
	卡介苗	结核病
1月龄	乙肝疫苗（第2针）	乙型病毒性肝炎（乙肝）
2月龄	脊灰灭活疫苗（第1针）	脊髓灰质炎（小儿麻痹症）
3月龄	脊灰灭活疫苗（第2针）	脊髓灰质炎（小儿麻痹症）
	百白破疫苗（第1针）	百日咳、白喉、破伤风
4月龄	脊灰减毒活疫苗（第1针）	脊髓灰质炎（小儿麻痹症）
	百白破疫苗（第2针）	百日咳、白喉、破伤风
5月龄	百白破疫苗（第3针）	百日咳、白喉、破伤风

年龄	接种疫苗（接种针次）	可预防的传染病
6月龄	乙肝疫苗（第3针）	乙型病毒性肝炎（乙肝）
	A群流脑多糖疫苗（第1针）	流行性脑脊髓膜炎（流脑）
8月龄	麻腮风疫苗（第1针）	麻疹、腮腺炎、风疹
	乙脑减毒活疫苗（第1针）或乙脑灭活疫苗（第1、2针，间隔7～10天）	流行性乙型脑炎（乙脑）
9月龄	A群流脑多糖疫苗（第2针）	流行性脑脊髓膜炎（流脑）
18月龄	麻腮风疫苗（第2针）	麻疹、腮腺炎、风疹
	百白破疫苗（第4针）	百日咳、白喉、破伤风
	甲肝减毒活疫苗或甲肝灭活疫苗（第1针）	甲型病毒性肝炎（甲肝）
2岁	乙脑减毒活疫苗（第2针）或乙脑灭活疫苗（第3针）	流行性乙型脑炎（乙脑）
	甲肝灭活疫苗（第2针）	甲型病毒性肝炎（甲肝）
3岁	A+C群流脑多糖疫苗（第1针）	流行性脑脊髓膜炎（流脑）
4岁	脊灰减毒活疫苗（第2针）	脊髓灰质炎（小儿麻痹症）
6岁	白破疫苗	白喉、破伤风
	A+C群流脑多糖疫苗（第2针）	流行性脑脊髓膜炎（流脑）
	乙脑灭活疫苗（第4针）	流行性乙型脑炎（乙脑）

注：（1）选择乙脑减毒活疫苗接种时，采用两针次的接种程序。选择乙脑灭活疫苗接种时，采用四针次的接种程序。（2）选择甲肝减毒活疫苗接种时，采用一针次的接种程序；选择甲肝灭活疫苗接种时，采用两针次的接种程序。

江西省纳入国家免疫规划的疫苗共11种，包括乙肝疫苗、卡介苗、脊髓灰质炎（简称"脊灰"）灭活疫苗、脊灰减毒活疫苗、百白破疫苗、白破疫苗、麻腮风疫苗、乙脑减毒活疫苗、A群流脑多糖疫苗、A+C群流脑多糖疫苗和甲肝减毒活疫苗。其接种程序及预防的疾病详见下表：

年龄	接种疫苗（接种针次）	可预防的传染病
出生时	乙肝疫苗（第1针）	乙型病毒性肝炎（乙肝）
	卡介苗	结核病
1月龄	乙肝疫苗（第2针）	乙型病毒性肝炎（乙肝）
2月龄	脊灰灭活疫苗（第1针）	脊髓灰质炎（小儿麻痹症）
3月龄	脊灰灭活疫苗（第2针）	脊髓灰质炎（小儿麻痹症）
	百白破疫苗（第1针）	百日咳、白喉、破伤风
4月龄	脊灰减毒活疫苗（第1针）	脊髓灰质炎（小儿麻痹症）
	百白破疫苗（第2针）	百日咳、白喉、破伤风
5月龄	百白破疫苗（第3针）	百日咳、白喉、破伤风
6月龄	乙肝疫苗（第3针）	乙型病毒性肝炎（乙肝）
	A群流脑多糖疫苗（第1针）	流行性脑脊髓膜炎（流脑）
8月龄	麻腮风疫苗（第1针）	麻疹、腮腺炎、风疹
	乙脑减毒活疫苗（第1针）	流行性乙型脑炎（乙脑）
9月龄	A群流脑多糖疫苗（第2针）	流行性脑脊髓膜炎（流脑）
18月龄	麻腮风疫苗（第2针）	麻疹、腮腺炎、风疹
	百白破疫苗（第4针）	百日咳、白喉、破伤风
	甲肝减毒活疫苗	甲型病毒性肝炎（甲肝）
2岁	乙脑减毒活疫苗（第2针）	流行性乙型脑炎（乙脑）
3岁	A+C群流脑多糖疫苗（第1针）	流行性脑脊髓膜炎（流脑）
4岁	脊灰减毒活疫苗（第2针）	脊髓灰质炎（小儿麻痹症）
6岁	白破疫苗	白喉、破伤风
	A+C群流脑多糖疫苗（第2针）	流行性脑脊髓膜炎（流脑）

五、儿童在接种疫苗前，家长应主要做哪些准备

1.准备好儿童的预防接种证，不要折叠、损坏、涂改，以便接种疫苗后登记或打印接种信息。

2.保持儿童接种部位的皮肤清洁，冬天接种前最好先洗澡，给儿童穿宽松和易穿脱的衣服，方便露出接种部位(胳膊或者大腿)，便于医生接种操作。

3.让儿童吃好、休息好，因为饥饿和过度疲劳时接种疫苗容易发生"晕针"。

4.注意儿童近几天有无发热、腹泻、咳嗽、出疹等症状，如果有以上症状要如实告诉接种医生。此外，儿童是否患有心脏、肝脏、肾脏等严重慢性疾病，是否有过"抽筋"现象，是否有过严重的过敏情况，是否有家族性疾病，上次接种疫苗后有没有出现过不舒服或者过敏的情况，以及近期有没有吃药及打过"免疫球蛋白"等相关的健康状况都需要告诉接种医生，便于医生判断儿童本次是否能接种疫苗。

5.认真听取接种医生的告知或阅读《预防接种告知单》，了解本次需要接种的疫苗、预防的疾病及相关内容后，在"知情同意书"上签字。

六、儿童在接种疫苗后，家长应注意哪些事项

1.接种疫苗后，家长不能立即带儿童离开接种门诊，要在接种现场观察30分钟，如果儿童没有出现任何不舒服的情况再离开；如果儿童出现任何不舒服的情况，应及时向接种医生报告，以便及时处理。

2.家长要了解下次预约接种的疫苗名称和接种时间。

3.如果本次接种了口服的疫苗，比如脊髓灰质炎减毒活疫苗，则接种后半小时不能饮用热饮料、食品及喂奶。

4.接种疫苗后要让儿童注意休息，不做剧烈运动；多喝水，不吃辣椒等刺激性食物；当天不要洗澡，适当保暖。

5.近几天要注意观察儿童的身体状况，看是否出现发热、出疹、不想吃东西、腹泻、哭闹等症状，察看接种部位是否出现红肿、硬结等情况，如果症状不严重，就多喂些温开水，好好照料，一般过几天就会恢复。

如果出现高烧、"抽筋"、全身出疹、接种部位大面积红肿、触痛以及其他更严重的情况，应及时带儿童去医院诊治，并通过电话等方式向接种门诊进行报告。

6.需要特别注意的是，卡介苗接种后2周左右，局部可出现红肿，随后化脓，一般8～2周后结痂，留下一个疤痕，这是接种卡介苗后的正常反应，一般不需处理，但要注意保持局部清洁卫生，以免导致其他细菌等感染。

七、什么是预防接种一般反应？处理原则是什么

与药物存在不良反应一样，疫苗作为生物制品，少数人在接种后也可能发生不良反应。其中，一过性的、轻微的不良反应叫作"一般反应"，包括全身性一般反应如单纯性发热、全身乏力、食欲不振等，以及局部一般反应如接种部位红肿、硬结等。一般反应的处置原则如下：

1.如果发热低于37.5℃时，应加强观察，适当休息，多饮水，防止继发其他疾病。

2.如果发热高于37.5℃或低于37.5℃并伴有其他全身症状、异常哭闹等情况，应及时到医院诊治。

3.接种部位红肿直径和硬结的直径小于1.5厘米的局部反应，一般不需任何处理。

4.接种部位红肿和硬结的直径在1.5～3.0厘米范围的局部反应，可

用干净的毛巾先冷敷，出现硬结的可热敷，每日3～5次，每次10～15分钟。

5.接种部位红肿和硬结直径大于3.0厘米的局部反应，应及时到医院就诊。

6.特别提醒：接种卡介苗后出现的局部红肿，不能热敷。如果发现化脓的部位直径超过1厘米或化脓时间超过12周，应及时到医院就诊。

八、什么是预防接种异常反应？处理原则是什么

简单来说，疫苗接种后发生的严重不良反应叫作"预防接种异常反应"，主要是指疫苗质量合格、接种操作规范，接种后造成受种者机体组织器官、功能损害的相关反应。它与疫苗特性有关，也与受种者的个体体质有关，发生概率非常低。

处置原则：接种疫苗后，如果出现了较严重的疾病或症状，如过敏性休克、喉头水肿等，应尽快到医院进行诊治，待病情痊愈或稳定后，可向接种单位进行报告，并提供病历等就诊资料，由相应的疾病预防控制机构召开专家诊断会来判断是否属于"预防接种异常反应"。

需要提醒的是，接种疫苗后出现的有些疾病，可能与接种疫苗存在时间关联，但导致疾病发生的根本原因是感染了细菌、病毒等病原体或其他因素，比如"感冒""支气管炎""低血糖晕厥""海鲜过敏"等等，与接种疫苗不存在因果关系，则不属于"预防接种异常反应"，而属于"偶合症"。

（郑　敏　赵玉芹　何旺瑞）

第七节 卫生应急常识

一、什么是突发公共卫生事件

突发公共卫生事件是指突然发生，造成或者可能造成社会公众健康严重损害的重大传染病疫情、群体性不明原因疾病、重大食物和职业中毒以及其他严重影响公众健康的事件。

二、突发公共卫生事件分几类

突发公共卫生事件主要包括：传染病疫情，群体性不明原因疾病，食品安全和职业危害，新发再发传染病，群体性预防接种反应或群体性预防性服药反应，传染病菌毒种丢失，动物疫情，以及其他严重影响公众健康和生命安全的事件（如自然灾害、事故灾难、突发社会安全事件、恐怖事件等）。

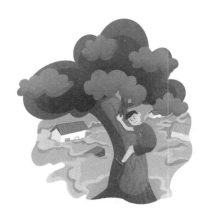
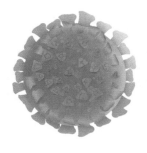

三、突发公共卫生事件如何分级和预警

突发公共卫生事件可分为四个等级，分别是特别重大（Ⅰ级）、重大（Ⅱ级）、较大（Ⅲ级）和一般（Ⅳ级），这是根据突发公共卫生事件性质、危害程度、涉及范围来划定的。

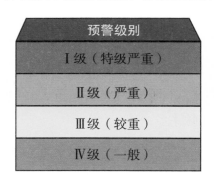

预警级别

Ⅰ级（特级严重）

Ⅱ级（严重）

Ⅲ级（较重）

Ⅳ级（一般）

预警信息包括：
- 突发公共事件的类别
- 预警级别
- 起始时间
- 可能影响范围
- 警示事项
- 应采取的措施
- 发布机关

预警级别则依据事件可能造成的危害程度、紧急程度和发展势态，同样划分为四级：Ⅰ级（特别严重）、Ⅱ级（严重）、Ⅲ级（较重）和Ⅳ级（一般），依次用红色、橙色、黄色和蓝色表示。发布的预警信息包括事件的类别、预警级别、起始时间、可能影响范围、警示事项、应采取的措施和发布机关等。

四、遇到突发公共卫生事件，应该如何报告

任何单位和个人都有权向国务院卫生行政部门和地方各级人民政府及其有关部门报告突发公共卫生事件及其隐患。

发现传染病疫情、群体性不明原因疾病、新发再发传染病、传染病菌毒种的丢失等突发公共卫生事件，个人或单位可报告当地卫生行政部门或疾病预防控制机构。

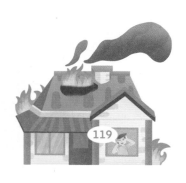

发现群体性预防接种反应或群体性预防性服药反应事件，个人或单位可报告药品监督管理部门或当地卫生行政部门。

发现自然灾害、事故灾难、突发社会安全事件引发的严重影响公众生命安全事件，个人或单位可报告当地应急管理部门。

发现食品安全危害的突发公共卫生事件，个人或单位可报告当地市场监督管理部门。

发现动物疫情时，个人或单位可报告当地动物疫病预防控制中心。

五、启动重大突发公共卫生事件响应后，政府需要做什么

发生突发公共卫生事件时，事发地的政府部门本着以有效控制事件、减少危害和影响为目标，做好以下工作。

（1）组织协调有关部门参与突发公共卫生事件的处理。

（2）根据突发公共卫生事件处理需要，调集本行政区域内各类资源。

（3）划定控制区域：划定并宣布疫区范围；必要时采取疫区封锁。对本行政区域内甲类传染病疫区实施封锁，由省级政府部门决定；封锁大、中城市的疫区或者封锁跨省（区、市）的疫区，以及封锁疫区导致中断干线交通或者封锁国境的，由国务院决定。

（4）疫情控制措施：如限制或者停止集市、集会、影剧院演出和其他人群聚集的活动；停工、停业、停课；封闭或者封存被传染病病原体污染的公共饮用水源、食品以及相关物品等；临时征用房屋、交通工具以及相关设施和设备。

（5）流动人口管理：对流动人口采取控制措施，对传染病病人、疑似病人采取就地隔离、就地观察、就地治疗的措施，对密切接触者根据情况采取集中或居家医学观察。

（6）实施交通卫生检疫：在交通站点和出入境口岸设置临时交通卫生检疫站，对出入境、进出疫区和运行中的交通工具及其乘运人员和物资、宿主动物进行检疫查验，对病人、疑似病人及其密切接触者

实施临时隔离、留验和向地方卫生行政部门指定的机构移交。

（7）信息发布：突发公共卫生事件发生后，有关部门要按照要求及时主动、准确发布信息。

（8）开展群防群治：街道、乡（镇）以及居委会、村委会协助卫生行政部门和其他部门、医疗机构，做好疫情控制的实施工作。

（9）维护社会稳定：组织有关部门保障商品供应，平抑物价，防止哄抢；严厉打击造谣传谣、哄抬物价、囤积居奇、制假售假等违法犯罪和扰乱社会治安的行为。

六、启动重大突发公共卫生事件响应后，公众需要做什么

（1）积极响应政府号召。根据突发公共卫生事件的特点，严格落实政府提出的公众防控措施；服从当地政府、居民委员会、村民委员会或者所属单位的指挥和安排，配合当地政府采取的应急处置措施，协助做好疫情防控工作。

（2）坚决维护社会稳定，为突发公共卫生事件应对创造良好社会环境。不参与影响事件控制的社会活动，不制造社会混乱，不造谣、不信谣、不传谣、不哄抬物价、不囤积居奇、不制假售假等。

（3）传染病类突发事件发生时，要减少非必要接触。尽量减少外出，避免到密闭、空气流通性差的公众场所和人员密集场所，外出做好个人卫生防护。尽量减少与疫情城市回来人员的接触，有疫区外出计划的最好取消行程。

（4）注意个人卫生防护。养成良好的卫生习惯，定时开窗通风，保持室内空气流通。咳嗽、饭前便后、接触或处理动物排泄物后，要用流水和肥皂/洗手液洗手，或者使用含酒精成分的免洗洗手液，每次洗手应至少持续20秒。咳嗽和打喷嚏时使用纸巾或衣袖遮掩口鼻，防止飞沫

传播。

（5）保持安全饮食习惯。不要购买和食用野味，少去海鲜、活禽市场或农贸市场，尽量避免接触野生或养殖动物。吃熟食、喝开水、不吃过期或变质腐败的食品，外出就餐时选择卫生条件好、证照齐全的餐馆。

（6）所涉及的突发公共卫生事件有隔离要求的，要主动实施居家或集中隔离。隔离期间不要走亲访友，不与他人接触，一旦本人或家人出现健康问题，及时就医。

（7）开展爱国卫生运动。全民积极开展清洁扫除，铲除疾病孳生和传播土壤。各部门、单位、集贸市场、娱乐场所、公共场所等开展卫生整治，营造干净整洁的生产、生活环境。

（8）加强联防联控预警。公众互相监督，发现异常情况及时向当地卫生行政部门反映，做到群防群控。

七、如何预防新发传染病引发的突发公共卫生事件

新发传染病是指由新种或新型病原微生物引起的传染性疾病，以及近年来导致地区性或国际公共卫生问题的传染性疾病。主要包括新识别的和以往未知的传染性疾病，以及早就为人所知，并已得到良好控制，发病率已降到极低水平但现在又重新流行、再度威胁人类健康的传染性疾病。

近30年来发现的新发传染病，有3/4是人兽共患病，新发传染病的发生和社会经济因素、环境因素、生态因素紧密相关。因新发传染病具有不确定性、缺乏特异的治疗和防控手段，易造成重大公共卫生问题。防范新发传染病，请做到以下几点：

（1）严格遵守国家的法律法规，如《中华人民共和国传染病防治法》《中华人民共和国动物防疫法》《中华人民共和国食品安全法》《中华人民共和国野生动物保护法》《中华人民共和国环境保护法》等。

（2）做好生态环境保护、搞好环境卫生、控制传播媒介，不盲目砍伐森林、开垦荒地，避免破环生态屏障、破环野生动物栖息环境。

（3）禁止乱捕滥杀野生动物，禁止食用野生动物或用野生动物制作产品。

（4）禁止滥用抗生素，个人严格遵医嘱用药，畜牧养殖人员要合理合规使用抗菌药物。

（5）建立有益于健康的行为方式，建立与社会相适应、与环境相和谐的健康生活方式。

（杨富强　潘欢弘　刘晓青）

第八节 环境卫生

一、环境会影响健康吗

环境与健康息息相关，保护环境，促进健康。人类所患的许多疾病都与环境污染有很大的关系。无节制地消耗资源和污染环境是造成环境恶化的根源。每个人都有爱护环境卫生，保护环境不受污染的责任。

遵守保护环境的法律法规，遵守讲究卫生的社会公德，自觉养成节约资源、不污染环境的良好习惯，努力营造清洁、舒适、安静、优美的环境，保护和促进人类健康。

二、蚊子会传播疾病，怎么消灭蚊子防病

蚊子不仅扰人入眠，更重要的是能传播多种疾病。例如寨卡病和登革热。在我们国家，常见的有库蚊、按蚊和伊蚊三个种类。

库蚊是我国流脑传播的主要媒介。其中库蚊里的淡色库蚊和致倦库蚊喜欢待在家里，常常在夜里活动吸血，等血消化

蚊子、苍蝇、老鼠、蟑螂等会传播疾病

了再飞出去产卵。而幼虫则生长在居民区附近的污水坑，污水沟，水缸，水罐中。库蚊中另一种三带喙库蚊则在公园、农田里面常见，喜欢在清晨和黄昏的时候活动。幼虫则生长在稻田、池塘、水坑、沟渠等地方。

伊蚊就是我们俗称的"花蚊子"，它足有白环，咬人凶狠，是登革热、寨卡、黄热病等病的传播媒介。伊蚊的活动时间段在白天，属

于半家栖蚊种，在家里吸血后只停留一小段时间就会飞出去。幼虫往往孳生在清澈的水体中，比如居民区附近的水盆、罐子，以及绿化带的树洞、竹洞积水中。

按蚊在我国分布非常广泛，是疟疾、流脑等疾病的传播媒介。清晨和黄昏的时候是它的活动高峰，而夜间则会飞到房内吸血。幼虫则孳生在稻田、沟渠等区域。

如何防范蚊虫叮咬？首先是要了解哪些人"招蚊子"。对于蚊子来说，一般喜欢叮咬出汗多、体温高、呼吸快、穿深色衣服的人。除此之外，像孕妇、儿童以及喝酒的人，因为体内代谢较快，也是蚊虫主要叮咬的对象。

但是光靠穿件白色衣服改变形象来防蚊其实并不靠谱。那么在家里就要安装好纱帘、纱窗、蚊帐，通过物理的方式来隔绝蚊子叮咬，这种方式简单方便、安全有效。但是如果房间已经进了蚊子，那么就用上蚊香和杀虫剂吧。一般来说，蚊香和杀虫剂都含有菊酯类的成分，这种成分的药剂对人体的危害是很低的。但毕竟"是药三分毒"，用上杀虫剂的时候，请关闭门窗，人员离开房间，等过上半个小时以上再回来开门开窗，通风换气，既杀灭了蚊子也保障了健康。如果你要外出了，记得带上一瓶驱蚊喷雾剂。选择什么样的喷雾剂，记得看上面的成分，如果里面有避蚊胺、驱蚊酯的成分，含量在10%以上，那么就大胆放心的喷在皮肤上，驱蚊效果"杠杠的"。但是如果只是看到天花乱坠的一堆草本成分，那么就要掂量掂量了。目前，还没有实验能证明它们能对驱蚊产生真正的效果。

最后，如果要想过上一个"长治久安"的无蚊之夏，那么一个是要把自家门前的花花草草、瓶瓶罐罐清理一下，给它们翻翻个或者加个盖。没了水就没了蚊子，它就不会来你这安个家。另一个就是要配合政府部门开展蚊虫消杀工作，专门的技术人员会保障我们安心度过一个夏天。

三、苍蝇会传播疾病，怎么消灭苍蝇防病

苍蝇是杂食性的昆虫，排泄物、食物、厨余垃圾、蔬菜水果、甜食糕点它都能吃。而当它飞到我们吃的东西上面，一边吃一边吐的时候，就会给我们带来了伤寒、痢疾、霍乱等很多疾病。

除了嗡嗡乱飞的成虫阶段，苍蝇还有卵、幼虫以及蛹等其他三个阶段。在这三个阶段里，苍蝇都是要在孳生地里生活的。因此，清除孳生地就是我们防控苍蝇的关键所在。

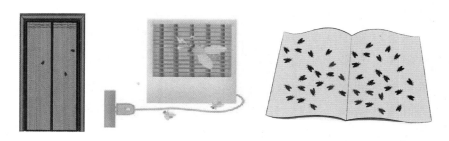

如何清理孳生地？首先就要知道哪些是苍蝇的孳生地。苍蝇喜欢冬暖夏凉的场所。因此，栖息活动的场所并不固定。但是由于容易被食物气味吸引，垃圾堆、农贸市场、副食店、餐厅等处会聚集较为大量的苍蝇。同样由于苍蝇的杂食习性，旱厕、化粪池、粪缸、小型饲养场、屠宰场、酿造厂、垃圾堆、明沟暗渠等都是苍蝇幼虫孳生的重点场所。当知道孳生地的种类以后，那么首先我们就要管好自己，不要随地乱扔垃圾，随地大小便等。之后便是要对粪便、垃圾、下脚料等进行密闭储存，例如把垃圾用袋子装好并扎紧口袋。在做好这些后，还要能保证这些垃圾杂物能够得到及时、彻底的收集和清运。很多时候，我们清理垃圾会留下垃圾的渗液，这些渗液也会吸引苍蝇聚集过来，所以我们不仅要保证日产日清，同时也要在清运结束后进行冲洗保洁。

当孳生地清理以后，外环境的苍蝇密度就不会太高，这个时候我们可以选用物理和化学两种方法来彻底隔绝苍蝇的骚扰。所谓物理

防蝇，一种是用灭蝇灯、粘蝇纸等对苍蝇进行引诱灭杀，这种一般都是推荐餐饮业、农贸市场以及副食品店里使用。而另一种是物理隔离的方式，例如在单位、商超、餐饮店的大门安装防蝇网、胶帘、风幕机，在盛放食品的地方装上防蝇罩，在家里的窗户上安装纱窗等，这些都是能有效阻隔苍蝇的好方法。

除了物理方法外，化学灭蝇则是有效降低蝇密度的可靠手段。化学灭蝇有杀幼虫和杀成蝇两种方式。一般来说，将化学杀虫剂覆盖喷洒到孳生地的表面，让药物能够充分浸润孳生物，就能让里面的幼虫接触药液而死。而对于粪缸、化粪池等液体状或半固体状的孳生地，则可以将灭蝇用的颗粒剂撒在其表面，起到杀灭幼虫作用。对于成蝇来说，则可以使用成品的毒饵进行诱杀。因为成品的毒饵内添加有引诱剂，因此，非常容易吸引苍蝇聚集摄食，为此只需将毒饵放到儿童和家畜接触不到的容器内就能发挥作用。同时，还可以通过将含有杀虫剂的可湿性粉剂、悬浮剂等药品通过喷雾器来喷洒在苍蝇栖息的地方，苍蝇只要停下来碰到这些药剂就会死亡。只要不下雨不受潮，这样的方法在室外喷洒一次就能持续半个月到一个月的时间。

四、老鼠会传播疾病，怎么消灭老鼠防病

老鼠，我们常称为"耗子"，它们个头不大，但是四肢发达，善于攀爬，而且个顶个的聪敏。由于它们不挑食，适应力强，繁殖速度快，所以分布范围广，扩散起来非常快。除了偷吃粮食、破坏家具外，它还能传播鼠疫、流行性出血热等疾病，危害人们的身体健康。

要灭鼠，首先要知道哪里有老鼠。找老鼠，我们首先看鼠迹，鼠迹一般有鼠粪、鼠道、鼠洞和鼠咬痕四种。鼠粪是最常见也是最明显的鼠迹。我们往往能在墙根墙角，垃圾杂物，食物粮食的附近看到鼠粪。它两头尖中间大，类似香蕉状或者纺锤状。新鲜的鼠粪呈现油亮的黑色，而陈年鼠粪则没有光亮，而且色泽较淡。由于老鼠有贴墙走的习性，因此时间一长就会形成一条鼠道。在室外，因为有草丛的掩

盖，鼠道往往并不好找。但是在室内，老鼠会在管道、墙边的地方形成有黑色足印的鼠道；在室内环境中，鼠咬痕也是比较容易发现的鼠迹。因为有磨牙的习性，所以一般木制的门窗、抽屉、家具的下边缘以及电线外皮、塑料管道等都会被老鼠用来磨牙，从而形成凿状的痕迹；而在室外环境中，住房、食堂外的绿化带和泥土地面等容易发现鼠洞。鼠洞外口呈圆形，而有鼠居住的鼠洞一般洞口比较光滑，没有杂草等遮挡。

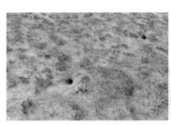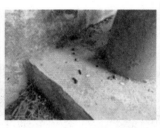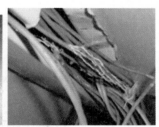

当找到鼠迹以后，我们就在鼠迹的附近找老鼠栖息的场所。食物、水以及隐蔽的环境是老鼠栖息不可或缺的条件。因此食物储藏点、生活垃圾堆积点、杂物堆放点、池塘、沟渠、农田、污水管道等都是老鼠容易栖息的地方。为此，农贸市场干货铺与下水道、餐饮机构或是单位的后厨、粮食饲料的加工厂、居民区的垃圾堆以及储藏室等都可以看作是老鼠栖息的重点场所。

当确定好老鼠的栖息地以后，我们就要进行有针对性的防鼠灭鼠工作。防鼠灭鼠的第一个方法就是生态治理，这也是清除鼠患最直接也是最根本的方法，它的目的就在于直接破坏老鼠栖息的环境。例如定期并及时的清理生活垃圾，减少老鼠的食物来源；清除楼道内堆积的杂物，破坏老鼠栖息的环境；封堵可见的鼠洞，并及时将地面硬化，使得老鼠没有繁殖的场所。

防鼠灭鼠的第二个方法就是用鼠夹、鼠笼、粘鼠板等方式进行捉鼠灭鼠。其中鼠夹需要针对老鼠的大小选择不同的型号，例如小家鼠体重轻，就不能触发大号鼠夹的反应。除了型号大小外，鼠夹还应该沿着鼠道或鼠粪，垂直墙面放置，并且要和鼠洞保持半米左右的距离。除了放到正确的位置，还有几个要点需要注意，否则可是不能吸引老鼠乖乖上钩的。一是要选择有一定油份或者甜度的诱饵，比如炸过的花生米或者油条，这类的诱饵对老鼠的吸引力比较大，但是要注意避免潮湿导致诱饵霉变；二是因为老鼠的智商和警觉心都比较高，因此捕鼠的工具应放置3~5天的时间，减少老鼠的警惕心；三是捕杀老鼠后最好用开水冲烫捕鼠器，并放在阳光下暴晒数小时，彻底清除捕鼠工具的血腥味和老鼠排泄物的味道，防止再次捕鼠时老鼠避开捕鼠器的现象；最后取下被捕杀的老鼠时最好能带上手套，或者用火钳等工具，目的在于避免和老鼠直接接触而染病。被取下的老鼠建议进行深埋处理。

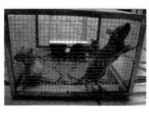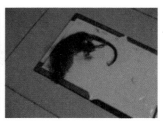

灭鼠的第三个方法就是通过有毒的诱饵让老鼠取食，从而达到杀灭老鼠的效果。曾经我们使用剧毒的"五步倒"等毒饵，这种毒饵只是看起来灭鼠厉害，但是其他老鼠看到死鼠以后就不会再去吃它，因此这种"速效"鼠药反而没有效。而且为了从安全的角度出发，现在我们常使用含抗凝血剂的慢性灭鼠药来进行灭鼠，这种灭鼠药人吃了不会有太大影响，只用吃点维生素K就好。而且因为毒性低，所以老鼠要在连续食用几天后开始中毒死亡。但正因为这个特性，所以这种鼠药是不会引起老鼠疑惧和拒食，因此灭鼠效果非常的好。当使用这些药剂的时候，我们还应当注意几个要点：一是要注意存放在干燥、阴凉和避光处，从而保证药性；二是建议和毒鼠盒配合使用，避免人畜误食，并且维护毒饵的功效；三是要放在老鼠经常出没的地方，如墙角、垃圾堆等

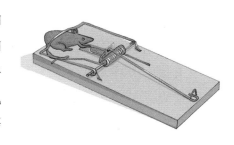

地，记得要贴墙放置，高于地面3~5厘米，用水泥等固定。同时还要注意避开潮湿的区域，以防毒饵变质；四是投药要足量，每隔2~3天可以进行一次补充，吃多少补多少。

五、蟑螂会传播疾病，怎么消灭蟑螂防病

蟑螂，是我们俗称的"偷油婆"，它身体扁平，食性杂，对外环境的适应力极强，因此繁殖力高。同时，蟑螂可导致霍乱、肺炎、炭疽等疾病的传播和流行。

我们常见的蟑螂分为小蠊和大蠊两种类型。小蠊又称为德国小蠊，是蟑螂体型中最小的一种，比成年人的指甲盖长度略长。但是因为繁殖力和越冬能力都比较强，目前德国小蠊已经成为我国蟑螂中的优势种。而且由于雌性德国小蠊会随身携带卵鞘活动，因此不宜清除，很容易导致房间里德国小蠊的迅速繁殖扩散。大蠊种类很多，有美洲大蠊、澳洲大蠊、黑胸大蠊等。大蠊的体型都比较大，但是由于它们会将生产的卵鞘黏附在阴暗角落，因此只要经常打扫卫生，清理卵鞘，就能达到有效防制的目的。

蟑螂喜欢温暖、靠近水源、食物丰富、有缝隙的场所。当它们在这些地方定居以后，就会排出粉末状粪便颗粒，这些粪便带有特殊的信息素，因而吸引同类聚集，这就是我们常说"看到一只蟑螂爬，就有几百只蟑螂在"的道理所在。

因此，为了不让蟑螂聚集，我们首先要做的仍然是清理蟑螂的栖息环境。对于蟑螂来说，室外环境中的下水道、阴沟、废物堆等是蟑螂常栖息的场所；而在室内，则在厨房台面的缝隙、碗橱、水池等处能发现蟑螂的聚集；到了温度较低的冬季，电脑机箱、冰箱背面等发热的电器常常能吸引蟑螂聚集。对于这些蟑螂可能栖息的地方，我们首要的是清理卫生，用垃圾袋收集垃圾并扎紧扎牢，减少蟑螂的食源，并清除蟑螂的卵鞘。之后根据蟑螂爬缝的习性，应该及时清除或填补蟑螂栖息的孔、洞和缝隙，尤其是下水道的地漏口等，可以用钢

丝球堵住。

当处理好蟑螂的栖息地后，我们可以有多种方式来清除房间里已经有的蟑螂。其中一种是通过放有诱饵的粘蟑纸来粘捕蟑螂。这种方法要求把粘蟑纸放置在蟑螂经常活动但避开潮湿的区域，诱饵则需要以香甜的食物为主。另外还可以通过化学药剂来杀灭蟑螂。化学杀蟑的药品有很多种，包括喷雾剂、烟雾剂、粉剂和饵剂等等。但是在这里优先推荐的是胶饵，它用量小，起效快，持续时间长，对人的安全影响小。其次建议使用烟雾剂，它作用面积大、渗透性强、杀虫效果好，但是使用时应该要确保门缝窗缝堵死，不能让烟雾逸散导致效果下降。同时，人员也应离开用药房间，避免吸入药剂中毒。最后，常用的喷射剂、气雾剂等直接对蟑螂喷洒的药剂作用效果不大，较难起到致死作用，因此仅建议在蟑螂侵害不严重的场所使用。

六、农村怎样才能管理好人畜粪便

农村应该使用卫生厕所，管理好人畜粪便。卫生厕所是指有墙、有顶，厕坑及贮粪池不渗漏，厕所内整洁卫生，没有蝇蛆，基本无臭味，粪便及时清理并进行无害化处理。

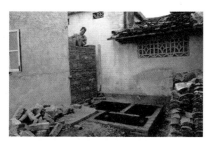

无害化卫生厕所是既符合卫生厕所的基本要求，又具有粪便无害化处理功能，并能够进行规范管理、使用和维护的厕所。

粪便无害化处理可有效杀灭粪便中致病细菌和寄生虫，使病原体失去传染性，防止蚊蝇蛆孳生，减少肠道传染病与寄生虫病传播流行。日常生活和农业生产中经常使用高温堆肥法、沼气发酵法、漂白粉或生石灰搅拌处理等方法。在没有使用无害化厕所的地区，常用方法是粪便清理入池后加拌秸秆、黄土高温堆肥，变成有机肥后作为农作物的底肥使用。

禽畜粪便如果是一家一户的、少量饲养的方式，一般采用收集后与人粪一起堆肥的方式。如果是规模养殖企业，对猪粪等含水率高的禽畜粪便，一般采用沼气发酵、直接堆腐、塔式发酵等生物发酵模式，对鸡粪等含水率低的粪便可直接晾晒、烘干等，处理后的禽畜粪便可以作为有机肥或饲料使用。

七、江西省改厕为什么都是采用三格化粪池厕所？还有什么更好的选择吗

农村厕所建设依据的标准主要有国家卫生健康委员会和全国爱国卫生运动委员会在2012年提出的《粪便无害化卫生要求》和《农村户厕卫生规范》，农业农村部在2020年提出的《农村三格式户厕建设技术规范》《农村三格式户厕运行维护规范》和《农村集中下水道收集户厕建设技术规范》。其中《农村户厕卫生规范》中推荐了6种无害化卫生厕所类型：

①三格化粪池厕所。

②双瓮漏斗式厕所。

③三联通沼气池式厕所。

④粪尿分集式厕所。

⑤双坑交替式厕所。

⑥完整上下水道水冲式厕所。

其中的三格化粪池厕所的厕屋（卫生间）部分因为气味小可设置在住宅内并可使用水冲洗等原因，最适合江西省农村居民的生活习惯、气候和水资源等方面的实际情况，但除了粪尿和少量的冲洗水外，其他的洗澡、洗衣等生活污水都不能排入三格化粪池。完整上下水道水冲式厕所适合已经建或者拟建污水收集管网和集中处理设施的农村地区，此时化粪池可用两格式甚至一格式，粪尿水和洗澡洗衣等其他生活污水可分流也可合流排入粪池，具体形式以当地农业和爱卫部门要求为准。三联通沼气池式厕所因为需要饲养牲畜和专业队伍建

造维修、投资偏大等原因目前使用很少。其他三种类型的厕所因居民生活习惯、当地气候和水资源等情况的原因基本不适用。

八、三格化粪池只能用砖砌的吗？塑料做的化粪池能用吗

农村三格化户厕的建造主要参考《农村三格式户厕建设技术规范》。三格化粪池包括整体式和现建式。现建式就是现场用砖砌、混凝土现浇或混凝土预制件现制等。采用塑料树脂（聚乙烯PE、聚丙烯PP、硬聚氯乙烯PVC-U）、玻璃钢等材料在工厂内生产成型的三个化粪池产品即为整体式三格化粪池。砖砌法施工方法比较简单，布置灵活，可以因地制宜选址施工。目前，市场上绝大部分水泥、塑料、玻璃钢化粪池的功能与砖砌池并无两样，没有增加更多的净化功能，仅仅是制作材料不同的三格化粪池。在从家庭周边环境取用地下水作为饮用水的地区，塑料三格化粪池必须使用一体成型的产品。应采购已经在省级市场监督管理局备案了产品标准的塑料三格化粪池，该产品的标准应该在国家企业标准信息公共服务平台可查询到。在池体醒目处标注生产商名称、标注有效容积、进粪口、排气口、清渣口和清粪口等标识。注意了解产品标准中的密封性、荷载、负压和抗冲击等性能指标是否符合《农村三格式户厕建设技术规范》的要求和当地建设环境的需要。玻璃钢化粪池在城镇化速度较快的地区一般不建议采用，以免大批废弃后难以处理。

九、三格化粪池一定要达到2个立方米大小吗？一个人住一栋房子能不能再做小一点

三格化粪池的大小主要是依据其使用的人口数量、每次大小便冲入的水量、以及需要进行无害化的天数和无害化后的粪液储存的天数计算后得到。由于江西省现在农村家庭普遍使用自来水（含家庭楼顶

水箱式简易自来水）冲厕所，冲入化粪池的水量比手舀水冲厕所大得多，化粪池不够大极易造成无害化效果不好，达不到改厕目的。所以，三格池的容积宜大不宜小。因此，一栋住有4～6口人的住宅的三格池总容积要大于等于2立方米。7～9口人的要大于等于2.5立方米。如果目前一栋房屋仅有1～3人居住，又或者是地处偏远村庄，今后

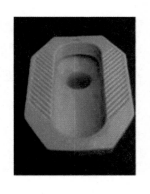

也不太可能增加居住人口，三格池的总容积可以是1.5立方米。三格池深应不小于1.2米。因为三格池的容积仅考虑了大小便及其冲水的量，所以化粪池要高出地面一层砖防止雨水冲入化粪池，洗澡、洗涤等其他生活污水不能排入化粪池。要配套使用节水型的便器和水箱，宜使用容易冲干净的后部带存水弯的滑坡式瓷质蹲便器（便器槽宽不大于22厘米）和分3升、6升双档冲水量的水箱。

十、砖砌的三格化粪池在建造过程中要注意哪些事项才能保证建设质量

三格化粪池是一个埋在地下、使用年限要求20年、不渗不漏的水池，建设的材料和工艺一定要注意保证其不能渗漏。要使用符合要求的425硅酸盐水泥、钢筋、沙石、砖等材料。建设工艺要注意以下几个方面：

（1）要根据房屋基础和道路基础的位置确定化粪池的顶部位置，从这个位置往下挖1.3米深的池坑，完工的砖砌池体的顶部要比这个顶部位置高出一层砖，有效防止雨水流入。

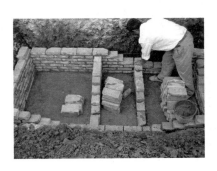

（2）化粪池的底板是池体不渗漏的基础，池坑底要平整，水泥、砂、石比为1：3：6的混凝土在地面混合好后铺入，厚度不少于10厘米，地下水高

的地方要扩挖池坑建集水坑，用水泵排尽积水后再浇筑底板。地基松软、地下水丰富的坑，底板要加钢筋现浇。

（3）地下水位小于1.2米的地方，池内外立面均要水泥砂浆抹面，外立面可以边砌边抹水泥砂浆。

（4）池体采用错缝半砖墙，要隔墙同砌，增加池体强度。灰缝使用1∶3的水泥砂浆，要饱满。

（5）池内壁全部用1∶2的水泥砂浆抹灰两层，每层厚5～10毫米，每层都应该用木或胶抹子压光，墙与墙底板连接处采取圆弧形相接增加池体强度。

（6）连接粪池三格的过粪管要选用质量好的直径为110毫米的硬聚氯乙烯PVC–U管，直管与三通用胶水粘接，这种过粪管施工和日常疏通维护都较方便。第一池的直管部分长60～70厘米，第二池的直管长约50厘米。三通过粪管在隔墙上对侧布置，隔墙顶部预留两块砖的高度卡入装紧即可。

（7）池盖钢筋要布足，末端按要求弯折好，池盖厚度要足8厘米。每个池都要设40厘米见方（圆）的清渣口，也可根据当地抽粪车的清掏服务要求设置清渣口大小。过粪管的上部管口部分能正对清渣口或专设疏通口最好。清渣口的活动盖均应使用可活动的长方形钢筋提把，平时可以贴合在活动盖上，用的时候可以方便提起活动盖。

（8）化粪池要竣工验收合格后再填回土放盖板。三格池都加满水，画好水位线，24小时后再量水位到之前所画的水位线的距离，增加或减少2厘米以上，说明有渗漏。需用防渗水泥再抹1～2遍。检验合格后回填土夯实。把第一池验收加的水留一部分盖住过粪管下端口，其他的水必须全部泵出不要。盖板间及盖板与粪池间的沟缝水泥砂浆应仅放少许水泥或砂，也可用石灰砂浆，以备今后可撬起盖板进行维修。

十一、三格化粪池有哪些使用维护注意事项

三格化粪池中的粪便无害化后的产物为无害化的粪液和仍有可

能有一定危害的粪渣。改厕后，粪便和粪水必须完全封闭不可见。要半个月查看一次第三池，以防粪液溢出。半年至一年要清理第一、二池的粪皮粪渣。第三池出现粪皮时，第一、二池一定要清理粪渣、粪皮。清理出来的粪渣粪皮每100千克加1千克尿素进行无害化，存放2天后经过稀释可以施肥使用。不能把池盖处于长时间的开启状态以免裸露粪液。第三池的粪液即使不需要施肥使用也不能直接排放小溪、河流、湖泊等自然水体，至少要排入下水道，最好配套使用渗管或渗坑系统进一步处理多余的粪液，具体做法请咨询当地农业和爱卫部门。

三格化粪池日常使用中还要注意以下几个方面：

（1）卫生纸不可冲入，应收集焚烧或填埋，能扔入可溶性卫生纸的粪池要再加深20厘米以上。

（2）小便后尺量使用水勺（约1升大小）冲水。水勺冲水虽略有不便，但不仅能减少入池水量保证无害化效果，还能减少粪肥的含水量，节省使用粪肥付出的劳动力。

（3）剩饭菜等食物性垃圾不要倒入或冲入化粪池。

（4）不能使用大量的水冲洗厕所，或使用强酸、强碱、大量热水冲洗厕所，以免彻底杀灭粪池微生物，若便器有轻微污垢请及时用刷清洁以免结垢。

（5）化粪池破损要及时修复，不能长时间裸露粪水。

（许乐为　许忠济）

第二章

常见病的防治

第一节 高血压

　　无论是在发达国家还是在发展中国家，高血压都很普遍。中国高血压调查最新数据显示，我国18岁以上居民的高血压患病率为23.2%，患病人数达2.45亿。我国人群高血压的患病率呈逐年升高趋势，且随年龄增长而上升，男性高于女性、北方高南方低的现象仍存在，但目前差异正在转变，呈现出大中型城市高血压患病率较高的特点。农村地区居民的高血压患病率增长速度较城市快。我国人群高血压流行有两个比较显著的特点：从南方到北方，高血压患病率呈递增趋势；不同民族之间高血压患病率存在差异。我国高血压患者的知晓率、治疗率和控制率近年来有明显提高，但总体仍处于较低的水平，分别为46.9%、40.7%和15.3%。因此，我国成年人健康的"头号杀手"就是高血压。高钠、低钾膳食，超重和肥胖是我国人群重要的高血压危险因素。

一、什么是高血压

　　血液在血管内流动时对血管壁造成的侧压力叫血压，这个压力过大就是高血压。高血压是以体循环动脉血压增高为

高血压患者要学会自我健康管理

主要特点（收缩压≥140mmHg，舒张压≥90mmHg），可伴有心脏、血管、脑和肾脏等器官功能性或器质性损害的全身性疾病。高血压是最常见的慢性病，也是心脑血管病最主要的危险因素。正常人的血压随内外环境变化在一定范围内波动。

　　临床上高血压分为以下2类：

　　（1）原发性高血压：以血压升高为主要表现而病因不明确的疾

病，占所有高血压患者的90%以上，是一种慢性疾病，大部分患者需要长期服药控制血压。

（2）继发性高血压：存在明确病因引起的血压增高称为继发性高血压，通过去除病因，高血压可能治愈。

二、血压怎么测量

（1）测量血压需要安静休息至少5分钟后开始，测量坐位上臂血压，上臂应放在与心脏同一水平线。

（2）建议使用臂式医用电子血压计，水银柱血压计将逐步被淘汰。

正确使用电子血压计

（3）首次测量时应测两个上臂的血压，今后将血压读数较高的一侧作为测量血压的手臂。

（4）测量血压时，应相隔1～2分钟重复测量，取2次读数的平均值。

（5）18岁及以上成人至少每年测量1次血压。

（6）对初诊高血压或血压不稳定高血压患者，建议每天早晨和晚上测量血压。

（7）血压控制平稳且达标者，可每周自测1～2天血压，早晚各1次；最好在早上起床后、服降压药和早餐前、排尿后，固定时间自测坐位血压。

单独一次的测量结果不能成为高血压的判断依据，正确的判定方式是：在没有服用降压药物的情况下，连续3次非同日测量血压，如果收缩压（高压）≥140毫米汞柱或舒张压（低压）≥90毫米汞柱，就基本可以确认是高血压。

三、哪些人容易得高血压

1.遗传

60%的高血压患者有家族史。如果家族中有很多人都有高血压，那么我们一定要提高警惕，在日常饮食和生活习惯上多加注意。

2.精神和环境因素

长期的情绪波动大（如激动、紧张、愤怒、压力、悲伤等）会导致持续性的高血压。噪声、不良视觉刺激也会引起高血压的发生。

3.年龄因素

发病率有随着年龄增长而增高的趋势。

4.生活习惯因素

膳食结构不合理（如过多的钠盐低钾饮食、大量饮酒、高胆固醇食物的摄入）、超重肥胖、熬夜、缺乏体力活动等均可使血压升高。

吸烟可加速动脉粥样硬化的过程，为高血压的重要危险因素。

5.药物的影响

避孕药、激素、消炎止痛药等均可影响血压。

6.其他疾病的影响

肥胖、糖尿病、睡眠呼吸暂停低通气综合征、甲状腺疾病、肾动脉狭窄、肾脏实质损害、肾上腺占位性病变、嗜铬细胞瘤、其他神经内分泌肿瘤等。

四、高血压有哪些表现

高血压的症状因人而异。早期可能无症状。

常见早期症状：头疼，部位多在后脑，并伴有恶心、呕吐等症状；眩晕（女性患者出现较多），失眠，肢体麻木，常见手指、脚趾麻木或皮肤如蚁行感，手指不灵活。

随着病程延长，血压持续升高，逐渐会出现各种症状。左心室出现代偿性肥厚，之后心脏扩大，表现为心悸、胸闷、乏力等；肾功能逐渐减退，出现多尿，夜尿，肾功能衰竭而出现氮质血症或尿毒症；脑组织缺血，产生不同程度头痛、头晕、眼花、注意力不集中、记忆力减退、肢体麻木，甚至失语、瘫痪等症状。

五、高血压有什么危害

很多高血压患者早期常没有症状，往往悄然起病并造成突发事件，被称为人类健康的"无声杀手"。如果不能有效控制血压，心脏、血管、脑和肾脏将可能出现不可逆转的损害。

脑卒中致残、致死率极高，是目前我国高血压人群最主要风险，预防脑卒中是我国治疗高血压的最重要目标。

冠心病事件也有明显上升，其他高血压危害包括心力衰竭、左心室肥厚、心房颤动、尿毒症。

六、怎么预防高血压

预防高血压需从良好的生活方式入手：

（1）减少钠盐摄入：高盐饮食显著增加高血压患病风险，成人每天食盐摄入量不超过6克。

（2）合理膳食：提倡清淡饮食、健康饮食，少吃高脂肪高胆固醇的食物，多吃蔬菜水果等健康食品。超过40岁者即使血脂没有异常也应该尽量减少高脂食品的摄入，主要包括各种动物脂肪、脑、心、肺等动物组织和内脏、蛋黄、蟹黄、鱿鱼、鳗鱼、奶油及其制品。

（3）坚持运动：经常性的身体活动可预防和控制高血压，以有氧运动为宜，如健走、慢跑、游泳、太极拳、家务劳动等，运动以不感到疲劳、身体微微出汗为适度。运动要量力而行、循序渐进、贵在坚持，每周5～7次，每次持续30～60分钟。运动前不要吃得太饱，饭后不能马上运动。

（4）控制体重：使BMI<24（BMI等于体重除以身高的平方）；腰围：男性＜90厘米，女性＜85厘米。

（5）戒烟限酒：吸烟者应彻底戒烟，不吸烟者应避免被动吸烟；控制饮酒量。

（6）保持乐观：学会自我调节，遇事心态平和，做到想得开、放得下，多与家人、朋友沟通，有利于缓解不良情绪；积极参加健康有益的文化活动，建立积极进取、开朗的生活态度。

（7）规律作息：避免劳累，保证睡眠。

良好的生活方式可以降低血压、预防或延迟高血压的发生、降低心血管病风险。生活方式干预应该连续贯穿于每个人的一生，而不仅仅是高血压患者。

七、高血压怎么治疗

（1）对于确认高血压的患者，绝大多数需要长期、规律地服用降压药。

（2）降压治疗目标：一般高血压患者，血压降至140/90毫米汞柱以下；合并糖尿病或慢性肾脏疾病的患者应降至130/80毫米汞柱以下；80岁以上患者降至150/90毫米汞柱以下。

（3）绝大多数高血压属于原发性高血压，一般不能根治，需要长期服药治疗。不要盲目相信非法广告或伪科学宣传，不能用保健品、保健理疗或食疗替代降压药治疗。

（4）高血压治疗方式：改善生活方式+药物治疗，药物应选择作用时间长的长效药物，使血压控制更为平稳。使用1种药物血压无法控制，可选择多种类型降压药物小剂量联合，或选择复合降压药。

（5）大多数高血压是可以控制的，控制不佳者应及时就医。

八、如何自我管理高血压

高血压易患不易治，是一个终身性疾病，需要长期规范治疗及随访管理。

（1）生活方式改善是所有治疗的根本，即使吃了降压药也要坚持良好的生活方式。

（2）高血压治疗的根本目的是降低血压，从而减少高血压对心脏、大脑、肾脏等器官的损害，降低心脑血管事件的发生。

（3）生活中要经常测血压，并做好记录，关注血压变化，方能有备无患。

（4）降压药物服用的原则是：小剂量开始，尽量应用长效药物，维持24小时血压稳定。

（5）高血压是一个慢性病，患者需长期带病生存，药物治疗的目的是"控制"血压，不是"治愈"高血压。因此，除某些轻度高血压停药后仍可维持正常血压外，均不宜停药，应长期坚持服药，保持血压稳定。如血压降至理想水平，应在医生指导下逐步减少药物剂量及种类。

（6）高血压患者常常合并有肥胖、高血糖、高血脂、高尿酸血症等代谢异常，这些都是最终发生心脑血管事件的危险因素。因此，这些代谢异常均应在医生指导下进行治疗。

（吴延庆　徐莹莹）

第二节 冠心病

心脏病因发病急骤、凶险而极大地威胁人们的健康，根据全球疾病负担国际合作研究2017年发布的报道，冠心病是全球第一位的死亡原因。全球因冠心病死亡人数估计为892万。近十几年来，冠心病死亡率在发达国家呈持续下降趋势，而在低中收入国家呈上升趋势。根据近期我国疾病预防控制中心的研究报告提供的数据，中国人群因冠心病死亡在总死亡中的比例由1990年的8.6％增加至2013年的15.2％；2016年，中国急性心肌梗死的发病人数已达400万左右，预计2030年急性心肌梗死年发病人数将达到约610万。随着人们生活水平的提高、生活方式的改变、老龄化进程的加剧，我国冠心病的发病和死亡人数将持续增加，而且呈现出年轻化的趋势。它是一种需终生治疗的疾病。

一、什么是冠心病

冠心病是冠状动脉粥样硬化性心脏病的简称，指供应心脏营养的血管(冠状动脉)发生动脉粥样硬化病变，血管变得狭窄甚至突然被血栓阻塞，造成心肌缺血、缺氧或坏死而引起的心脏病。如果把心脏比作一片"土壤"，冠状动脉就是灌溉土壤的"河道"，冠心病就是"河道"被堵——冠状动脉粥样硬化，心脏这片土壤得不到灌溉而出现"枯死"。

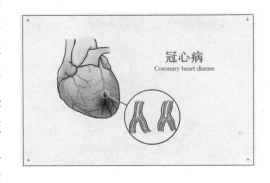

二、哪些人容易得冠心病

目前引起冠状动脉粥样硬化的原因还未完全清楚，但是已经明确一些疾病或者不良生活方式会增加罹患冠心病的风险。

其中容易诱发冠心病的疾病有：高血压、血脂异常（总胆固醇过高、低密度脂蛋白胆固醇过高、甘油三酯过高、高密度脂蛋白胆固醇过低）、超重/肥胖、高血糖/糖尿病，不良生活方式包括吸烟、不合理膳食（高脂肪、高胆固醇、高热量等）、缺少体力活动、过量饮酒，以及社会心理因素等，这些均属于可改变的危险因素。了解并干预危险因素有助于冠心病的防治。

不可改变的危险因素有：

（1）年龄：40岁以后，年龄每增加10岁，患病率增加一倍。

（2）性别：冠心病在男女性别间有显著性差异，男性发病率高于女性。

（3）遗传：有家族遗传史者发病概率大。

三、冠心病有哪些表现

许多冠状动脉出现病变的病患，特别是女性或糖尿病患者，没有什么明显症状，因此容易被忽略，延误病情。不过下述症状的出现将提示你可能患有冠心病。

（1）典型胸痛：因体力活动、情绪激动等诱发，突感心前区疼痛，多为发作性绞痛或压榨痛，也可为憋闷感。疼痛从胸骨后或心前区开始，向上放射至左肩、臂，甚至小指和无名指，休息或含服硝酸甘油可缓解。胸痛放散的部位也可涉及颈部、下颌、牙齿、腹部等。胸痛也可出现在安静状态下或夜间，称为变异型心绞痛。如果胸痛特点出现变化，比如：疼痛逐渐加剧、变频繁，持续时间延长，祛除诱因或含服硝酸甘油不能缓解，此时往往怀疑不稳定心绞痛。发生心肌梗死时胸痛剧烈，持续时间长（常常超过半小时），硝酸甘油不能缓解，并可有恶心、呕吐、出汗、发热，甚至发绀、血压下降、休克、心衰。

（2）需要注意：一部分患者的症状并不典型，仅仅表现为心前区不适、心悸或乏力，或以胃肠道症状为主。某些患者可能没有疼痛，如老年人和糖尿病患者。

（3）猝死：约有1/3的患者首次发作冠心病表现为突然死亡。

（4）其他：可伴有全身症状，合并心力衰竭的患者可出现。

四、冠心病有什么危害

冠心病的危害除了可发生心绞痛和心肌梗死以外，还可以因为心肌缺血导致各种心律失常以及心脏扩大和心力衰竭。最严重的心律失常是心室颤动，临床上表现为突然死亡（医学上称之为猝死）。心绞痛、心肌梗死、心律失常、心脏扩大和心力衰竭可以互为因果而同时存在。猝死是冠心病死亡的主要形式。

五、怎么预防冠心病

（1）定期到正规医院进行体检，多关注自己的心脏健康。

（2）合理膳食：提倡清淡饮食、健康饮食，减少摄入富含油脂和高糖的食物，限量使用烹调油，增加含钾和钙丰富食物的摄入量，多吃新鲜蔬菜和水果。超过40岁者即使血脂没有异常也应该尽量减少高脂食品的摄入，主要包括各种动物脂肪、脑、心、肺等动物组织和内脏、蛋黄、蟹黄、鱿鱼、鳗鱼、奶油及其制品。

三多：多吃新鲜水果、粗粮等；多吃豆制品；多吃不饱和脂肪酸(鱼类、植物油等)。

三少：少吃肥肉、动物内脏等高脂肪类食物；每日应控制总热量、少吃多餐，达到或维持合适体重；每日食盐摄入量应小于6克。

（3）适当运动：控制体重，保持BMI=体重（千克）/身高^2（米^2）<24；以有氧运动为宜，如健走、慢跑、游泳、太极拳、家务劳动等，运动以不感到疲劳、身体微微出汗为适度。运动要量力而行、循序渐进、贵在坚持，每周5~7次，每次持续30~60分钟。运动前不要吃得太饱，饭后不能马上运动。

（4）戒烟限酒：吸烟者应彻底戒烟，不吸烟者应避免被动吸烟；控制饮酒量。合理安排工作和休息，劳逸结合，保证充分睡眠。

（5）保持乐观：学会自我调节，遇事心态平和做到想得开、放得下；多与家人、朋友沟通，有利于缓解不良情绪；积极参加健康有益的文化活动，建立积极进取、开朗的生活态度。

（6）积极治疗与冠心病相关的疾病，如高血压、高血脂、糖尿病等。

六、冠心病怎么治疗

冠心病的治疗包括：①生活方式干预。②基本药物治疗（所有患者均需要的治疗方式）。③血运重建治疗，包括微创介入治疗（血管内球囊扩张成形术和支架植入术）和冠脉搭桥手术等治疗方式。

1.生活方式

健康的生活方式是治疗的基础。参照冠心病预防内容。

2.合理用药

（1）抗血小板药物：是冠心病患者的基本治疗，可以抑制血小板聚集，避免血栓形成而堵塞血管，如阿司匹林、氯吡格雷、替格瑞洛等。

（2）调脂药物：高胆固醇血症是冠心病的重要危险因素，降低胆固醇及低密度脂蛋白水平可降低冠心病心血管事件，延缓斑块进展，稳定斑块等作用，如他汀类药物。

（3）β-受体阻滞剂：能够减慢心率，减少心肌耗氧量，减少心绞痛发作，增加运动耐量，如无禁忌建议长期服用。

（4）ACEI/ARB/ARNI类药物：两者均可改善心血管终点事件，如无禁忌建议早期长期应用。

（5）硝酸酯类药物：为血管扩张剂，可改善心肌灌注，缓解心绞痛症状。

（6）改善代谢药物：如曲美他嗪，可改善心肌细胞代谢，提高运动耐量。

（7）降压药：目标血压控制在<140/90毫米汞柱，糖尿病或慢性肾病患者目标血压控制在<130/80毫米汞柱。

（8）降糖药：控制血糖水平，使得糖化血红蛋白<7%。

（9）中成药物：改善血液循环。

注意：如果您需要药物治疗，请遵医嘱按时服药，既不能自行停药或减量，也不可用保健品替代药物治疗，上述行为均可能导致病情加重或再次发作，不利于冠心病的治疗。

3.血运重建治疗

（1）经皮冠状动脉介入治疗（PCI）：属于内科微创手术，经皮冠状动脉腔内成形术（PTCA）应用特制的带气囊导管，经外周动脉（股动脉或桡动脉）送到冠脉狭窄处，充盈气囊可扩张狭窄的管腔，改善血流，并在已扩开的狭窄处放置支架，预防再狭窄。

（2）冠状动脉旁路移植术（简称冠脉搭桥术，CABG）：外科手术，创伤相对PCI较大，适用于严重冠状动脉病变的患者。

对于不同程度的冠心病患者治疗方式是不一样的，但对于所有确诊了冠心病的患者而言都必须终生服药。

（1）轻微的冠脉病变一般可以不做PCI治疗，通常以生活方式改善+药物治疗为主。

（2）狭窄较重的冠脉病变需要做冠状动脉介入术治疗(PCI)+生活方式改善+药物治疗。

（3）有些更复杂更特殊的病变需要进行外科手术，如心脏外科搭桥术+生活方式改善+药物治疗。

七、如何自我管理冠心病

（1）坚持自我管理，长期规律用药。关注心绞痛，定期复查。

注意并记录每次心绞痛的发生，定期复查时让医生了解病情变化。每天定时服药，出门和旅游时随身带药。未经医生许可，不要擅自停药或换药。

（2）乐观心态：不良情绪可诱发心绞痛，是健康之大忌。要保持乐观、稳定的情绪。平时要多与亲友、病友、医护人员等进行沟通。

（3）健康饮食：食物多样，谷类为主。少盐少油，控糖限酒。多吃蔬菜、奶类、大豆。适当吃鱼、禽、蛋、瘦肉。少吃肥肉、腌制和油炸食物。

（4）适当运动：有氧运动为主，以提升心脏的功能。

（吴延庆　徐莹莹）

第三节 消化性溃疡

消化性溃疡常被误称为消化道溃疡，是消化系统常见病、慢性病，具有自然缓解和反复发作的特点，是全球性常见病，发病率为10%～12%，秋冬和冬春之交是高发季节，本病可发生于任何年龄，中年最为多见，轻症者仅仅表现为上腹部不适，严重者常并发呕血、解黑便，甚至突发血压下降、休克、穿孔等危及生命。

一、什么是消化性溃疡

消化性溃疡是胃和十二指肠等处发生的慢性溃疡，因为溃疡的发生往往与胃酸和胃蛋白酶的消化作用有关，故称为消化性溃疡。它是指在各种致病因子作用下，胃和十二指肠黏膜发生的炎性反应与坏死、脱落而形成溃疡，溃疡的深度可达到或超过黏膜肌层，直径多大于5毫米。发生在胃上的溃疡叫"胃溃疡（gastric ulcer，GU）"，而发生在十二指肠部位的溃疡称"十二指肠溃疡(duodenal ulcer，DU)"。

二、哪些人容易得消化性溃疡

消化性溃疡可发生于任何年龄，中年最为多见，胃溃疡好发于中老年，十二指肠溃疡则多见于青壮年。胃溃疡的发病高峰比十二指肠溃疡约迟10年，男性患病率比女性高，儿童亦可发病。幽门螺杆菌感染者、长期服用阿司匹林等非甾体类抗炎药者易患消化性溃疡，此外，消化性溃疡与遗传及血型亦有一定关系，患者家族中发病率高于一般人群，O型血者DU发病率高。

三、消化性溃疡有哪些诱发因素

既然消化性溃疡是消化系统常见病，许多人都想知道有哪些因素容易诱发消化性溃疡呢，大家不妨了解一下：

1.吸烟

吸烟者消化性溃疡的发生率高于不吸烟者；吸烟可妨碍溃疡的愈合、促进溃疡复发、增加溃疡并发症的发生率。

2.应激和心理因素

长期精神紧张、焦虑或情绪波动的人及颅脑外伤、烧伤等应激状态时更易患消化性溃疡。

3.饮食因素

酒、浓茶、咖啡、烧烤、火锅、腌制品等可刺激胃黏膜，引起胃酸过度分泌诱发溃疡发生。

4.药物因素

非甾体类抗炎药如阿司匹林、抗血小板聚集药如氯吡格雷以及糖皮质激素等药物与应激性溃疡的发生有关。

四、消化性溃疡有哪些表现

消化性溃疡的典型症状是上腹部疼痛和反酸，呈周期性和节律性发作，十二指肠溃疡疼痛一般发生在空腹或夜间，而胃溃疡疼痛多发生在餐后0.5～1小时。

部分患者可无症状或症状较轻而以出血、穿孔等并发症为首发症状，或仅仅表现为恶心、上腹不适、纳差、腹胀、早饱等。

五、消化性溃疡有什么危害

消化性溃疡对患者的危害主要是由溃疡的并发症引起的，临床消化性溃疡最常见的四大并发症为：

1.消化道出血

溃疡除引起上腹部隐痛以外，若溃疡侵蚀黏膜血管，可引起出血，临床常见出血表现为解黑便及呕吐咖啡色液体甚至呕吐鲜血，病人可出现头晕、乏力甚至失血性休克。

2.穿孔

溃疡病灶向深部发展穿透浆膜层可并发穿孔，穿孔后食物及胃肠内容物可漏入腹腔造成腹腔感染，严重的会危及生命。

3.幽门梗阻

幽门梗阻主要由DU或幽门管溃疡引起，表现为恶心、呕吐、腹痛等。

4.癌变

消化性溃疡长期反复发作、迁延不愈有一定的癌变倾向。特别是长期慢性GU病史、年龄在45岁以上、溃疡顽固不愈者应提高警惕。

六、怎么预防消化性溃疡

消化性溃疡的预防主要是生活及饮食习惯的调理，首先生活一定要有规律，饮食要以清淡为主，尽量少食多餐，不吃刺激性食物。比如太酸、太甜、太辣、太冰、太烫、太硬的食物及油炸、腌制品、烧烤等都属刺激性食物；其次一定要戒烟酒，避免着凉；第三要注意劳逸结合，减轻精神压力；第四要尽量避免长期服用非甾体类抗炎药，若不能停用阿司匹林等非甾体类抗炎药，需同时服用抑酸药物；第五需检测有无幽门螺杆菌（HP）感染，如有幽门螺杆菌感染，需用药清除幽门螺杆菌，因为幽门螺杆菌是消化性溃疡的最常见病因。

七、消化性溃疡如何治疗

消化性溃疡治疗的目的是消除病因、缓解症状、愈合溃疡、防止复发和防治并发症。

1.一般治疗

生活规律，注意劳逸结合，避免过度劳累及精神紧张；注意饮食卫生，共餐者有HP感染者时使用公筷，注意分餐。不吃辛辣、刺激性食物，戒烟酒，少吃浓茶、咖啡等饮品。

2.药物治疗

（1）抑制胃酸分泌药物：胃酸是消化性溃疡产生的基础，抑酸治疗的目的是缓解疼痛症状，促进溃疡愈合。抑酸药物主要是组胺受体拮抗剂（H2RA）和质子泵抑制剂（PPI）两大类，PPI抑制胃酸分泌的作用比H2RA强而持久。常用H2RA药物有：法莫替丁、尼扎替丁、雷尼替丁等，常用PPI药物有奥美拉唑、兰索拉唑、泮托拉唑、雷贝拉唑、艾司奥美拉唑、艾普拉唑等。

（2）抗酸药物：碱性抗酸药物能中和胃酸，可适度缓解溃疡的疼痛，但愈合溃疡率低，现多作为胃黏膜保护剂使用，常见弱碱性抗酸药物有铝碳酸镁、磷酸铝、硫糖铝、氢氧化铝凝胶等。

（3）保护胃黏膜药物：在抑酸治疗的同时，加用胃黏膜保护剂不仅能缓解症状，还能提高溃疡的愈合质量，防止复发。常用胃黏膜保护剂有：①铝制剂（硫糖铝、铝镁加混悬液、尿囊素铝、磷酸铝、铝碳酸镁等）。②铋剂（胶体次枸橼酸铋、胶体果胶铋、胶体酒石酸铋等）。③前列腺素类药物（米索前列醇、吉法酯等）。④其他如麦滋林–S颗粒、替普瑞酮、蒙脱石散等。

（4）胃肠动力药物：消化性溃疡部分患者可出现恶心、呕吐和腹胀等症状，提示有胃潴留、排空迟缓、胆汁反流或胃食管反流者，可同时给予促进胃动力药物，如甲氧氯普胺、多潘立酮、枸橼酸莫沙必利、盐酸伊托必利等。

3.根除幽门螺杆菌（HP）治疗

幽门螺杆菌是消化性溃疡的常见病因，若消化性溃疡患者检测幽门螺杆菌阳性，需根除HP治疗，否则溃疡不容易愈合，且易反复发作，特别是HP也是胃癌的病因，且容易交叉感染，故根除HP治疗很重要。目前推荐的抗HP治疗的常用方案是质子泵抑制剂+铋剂+两种抗生素的四联疗法，疗程2周。

4.非甾体类抗炎药（NSAIDs）相关性溃疡的防治

对服用NSAIDs后出现的溃疡，如情况允许应立即停用NSAIDs，如病情不允许可换用对黏膜损伤小的NSAIDs，并选用质子泵抑制剂同时抑酸治疗。

5.手术治疗

大多数消化性溃疡已不需要外科手术治疗，手术治疗主要适用于出现严重并发症者及胃溃疡癌变者。手术治疗的适应证：

（1）内科治疗无效或停药后很快复发的溃疡。

（2）上消化道大出血。

（3）急性穿孔。

（4）瘢痕性幽门梗阻。

（5）溃疡癌变。

八、如何自我管理消化性溃疡

（1）生活规律、工作劳逸结合，避免过度劳累和精神紧张，不能熬夜，注意防寒保暖。对急性发作、疼痛或伴消化道出血者，应卧床休息，病情稳定者可适当活动，保持乐观情绪。

（2）饮食规律，不偏食、不暴饮暴食，不吃太酸、太甜、太烫、太凉、太硬食物，忌食辛辣、烧烤、腌制品、浓茶、咖啡、碳酸饮料等，腹胀者应少食牛奶、豆制品，出血者应禁食或冷流质饮食，且少食多餐，出血停止逐渐过渡到半流质及软食。

（3）戒烟酒。

（4）停用各类损害胃黏膜药物。

（5）遵医嘱规律服药，若间断服药，不利于溃疡的愈合。

（6）如存在幽门螺杆菌感染，家中应使用公筷，总疗程结束4周后复查C13呼气试验。

（7）遵医嘱复查胃镜。

（李　军）

第四节 糖尿病

糖尿病是一种常见病，目前其发病率呈快速增长趋势。数据显示，2017年，我国糖尿病患病率为10.9%，估算糖尿病患者人数为1.14亿，位居世界第一。随着社会的进步、经济的快速发展、生活方式的不断改变，糖尿病的发病年龄有年轻化的趋势。糖尿病引起的眼、肾、心脏、血管、神经等并发症严重危害了人们的健康。目前，糖尿病已经成为一个全球性的严重公共卫生问题。

一、什么是糖尿病

胰岛素是胰腺中胰岛 β 细胞产生的，是体内降低血糖的唯一激素。糖尿病是因胰岛素分泌不足或胰岛素作用缺陷引起的主要表现为体内血糖升高的一种慢性代谢性疾病。

二、哪些人容易得糖尿病

（1）年龄大于40岁人群。

（2）糖尿病前期人群。

（3）超重或肥胖人群。

（4）妊娠期糖尿病患者。

糖尿病患者应当加强自我健康管理

（5）静坐生活方式或常年不参加体力活动人群。

（6）高血压病、高脂血症、冠状动脉硬化性心血管疾病、脑卒中、痛风、甲状腺功能亢进症、多囊卵巢综合征、糖尿病家族史。

（7）服用特殊药物人群，如糖皮质激素、利尿剂、抗精神类或抑郁类药物。

三、糖尿病有哪些表现

1.典型临床表现

糖尿病典型临床表现为"三多一少"，即多饮、多尿、多食、体重下降。但是糖尿病患者起病早期可能并无明显不适，也可表现为皮肤瘙痒、视物模糊、外阴炎、包皮炎、牙龈炎等，甚至出现头晕、心慌、出冷汗等低血糖表现。

2.并发症和(或)伴发症表现

糖尿病患者后期可出现眼睛、肾脏、大血管病变、神经等并发症，表现为视力下降或失明、眼睑浮肿或下肢水肿、胸闷胸痛、肢端感觉异常或刺痛、灼热感、袜套样感觉、便秘、腹泻等。

四、糖尿病有什么危害

1.急性危害

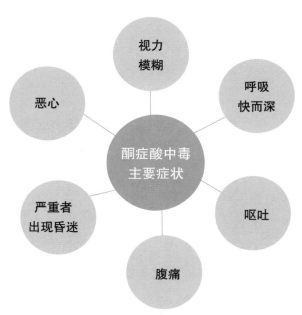

包括糖尿病酮症酸中毒、高渗高血糖综合征、低血糖症，可导致患者昏迷，若不及时积极治疗可危及生命。

2.慢性危害

（1）大血管病变：动脉粥样硬化的危险因素如肥胖、高血压、血脂异常在糖尿病患者群中发生率高，因此，糖尿病患者患动脉粥样硬化的患病率较高、发病更早、病情进展较快。主要表现是冠心病、脑梗死、下肢缺血性动脉粥样硬化等。

（2）眼睛：血糖长期升高可导致视网膜血管病变，引起视力下降甚至失明。糖尿病患者发生白内障、青光眼等眼病的机会也明显增高。

（3）肾脏：糖尿病导致的肾病，早期表现为尿蛋白阳性，逐渐进展为肾功能异常，可表现为眼睑和下肢浮肿，最终可能引起肾功能衰竭，患者出现尿少或无尿，是糖尿病致死的重要原因。肾功能衰竭严重时需要依靠血液透析和肾移植来维持生命。

（4）神经：最常见的是多发性神经炎，表现为肢端感觉异常、感觉过敏、刺痛或灼热感、袜套样的感觉，是导致糖尿病足的主要原因。糖尿病还可累及自主神经系统导致胃肠功能、生殖系统功能和心脏功能的紊乱。

（5）足部：糖尿病患者足部受伤后伤口难以愈合，可出现伤口感染和溃病(糖尿病足)。病情严重者可发生全身感染和骨髓炎等，治疗效果差时可导致截肢。

（6）其他：糖尿病患者出现乳腺癌、胰腺癌、膀胱癌等肿瘤的发病率升高。此外，糖尿病患者容易合并各种感染，血糖控制差时更容易发生，如皮肤真菌感染、肝脓肿、肺结核、肾盂肾炎、尿路感染。

五、怎么预防糖尿病

1.科学饮食

减少高糖摄入；主食要限量，粗粮和细粮搭配；鼓励多吃蔬菜，适当吃一些水果，增加各种营养素，如鱼、畜肉等。

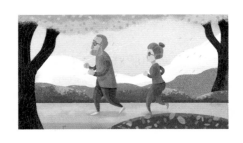

2.适当运动

最好保证每周至少5天、每次至少30分钟的运动，提倡有氧运动和阻力运动交替进行；需要注意的是，运动应适量，避免低血糖发生。

3.生活规律、控制体重

做到生活规律，不暴饮暴食，戒烟、限酒，不熬夜，保持充足睡眠，放松心情。肥胖人群易患有代谢综合征，应通过饮食、运动等方式积极控制体重。

4.定期体检

对于糖尿病高危人群，应定期进行血糖检测；此外，对于有高血压病、高脂血症、冠状动脉粥样硬化性心血管疾病、脑卒中、痛风、甲状腺功能亢进症等疾病患者，应积极治疗原发病。总之，提高人们对糖尿病的认识，做到早发现、早诊断、早治疗。

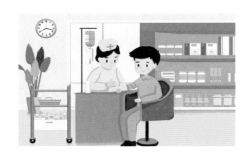

六、糖尿病怎么治疗

糖尿病治疗需将"五驾马车"驾驭好，遵循早期和长期、积极而理性、综合治疗和全面达标、治疗措施个体化等原则。

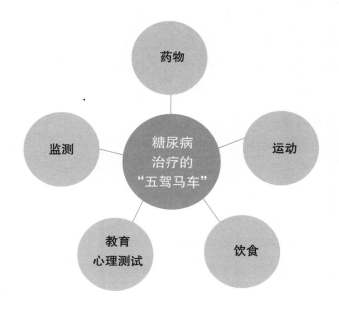

1.糖尿病教育

提高人们对糖尿病相关知识的了解是糖尿病防治的首要关键。人们可以通过媒体、网络、医院专业人士的宣讲或义诊、卫生保健教育等途径更多的了解糖尿病知识。

2.医学营养治疗

糖尿病营养治疗是糖尿病基础管理措施，是综合管理的重要组成部分，是决定患者能否控制血糖的关键影响因素。其目标是改善患者健康状况，减缓胰岛 β 细胞的衰退。总的原则是确定合理饮食，恢复并维持理想体重，使血糖波动减少。

3.运动治疗

运动锻炼在糖尿病患者的综合管理中占重要地位。规律运动有助于控制血糖，减少心血管危险因素，减轻体重，提升幸福感，而且对糖尿病高危人群一级预防效果显著。

4.血糖监测

血糖监测是糖尿病管理的重要组成部分，贯穿了糖尿病治疗与疗效评估的全过程，对糖尿病的急慢性并发症的防治具有重要作用。

（1）血糖监测指标：

①空腹血糖：至少连续8小时未进食时测的血糖，一般在早晨未进食东西时测的血糖，正常值为3.9～6.1mmol/L。

②餐后2小时血糖：进食2小时后测的血糖，正常值＜7.8mmol/L。

③糖化血红蛋白：反映近3个月的血糖情况，正常值＜6.5%。

（2）各时间点血糖监测的适用范围：

时间	适用范围
餐前血糖	空腹血糖较高，或有低血糖风险时（老年人、血糖控制较好者）
餐后2小时血糖	空腹血糖已得到良好控制，但糖化血红蛋白仍不达标者；需要了解饮食和运动对血糖影响者
睡前血糖	注射胰岛素患者，特别是晚餐前注射胰岛素患者
夜间血糖	经治疗血糖接近达标，但空腹血糖仍高者；疑有夜间低血糖者
其他	出现低血糖症状时应及时监测血糖，剧烈运动前后宜监测血糖

5.药物治疗

糖尿病治疗药物包括口服药和注射制剂两大类。口服药包括磺脲类、格列奈类、噻唑烷二酮类、双胍类、α-糖苷酶抑制剂和二肽基肽酶-4抑制剂(DPP-4抑制剂)和钠-葡萄糖共转运蛋白2抑制剂；注射制剂包括胰岛素、胰高血糖样多肽-1受体激动剂（GLP-1受体激动剂）。糖尿病患者应在专科医生的指导下，个体化选择合适药物进行治疗。

七、如何自我管理糖尿病

糖尿病患者应了解相关糖尿病知识，做到"勤监测、管住嘴、迈开腿、药莫忘"，同时定期到医院复诊，进行糖尿病慢性并发症的筛查及病情评估。

1.了解糖尿病相关知识

糖尿病患者应自我学习及了解糖尿病相关知识，提高对该疾病的认识，以便更好地自我管理。

2.学会自我检测血糖

每个糖尿病患者都建议备有一个血糖仪，定期检测空腹血糖、餐后2小时血糖、睡前血糖，并将相应血糖值做好记录。如此，可更好地了解自身血糖情况，方便复诊时医生评估病情。

3.科学饮食、合理运动

糖尿病患者在确诊那一刻开始，便需要控制饮食、运动，掌握如何科学饮食及如何有效的运动。

4.按时服药

对于需要服药的糖尿病患者，一定得按时按量服药，避免漏服、多服，切忌自我更改降糖药物。

5.定期复诊

糖尿病为慢性病，需要定期复诊，特别是血糖控制不佳或血糖波动大、有新发不适症状者。

（刘建英　陈翠云）

第五节 慢性阻塞性肺疾病

慢性阻塞性肺疾病（简称慢阻肺，英文简称COPD）是最常见的慢性疾病之一，其患病率及致死率逐年升高。令人遗憾的是，全社会对这一疾病普遍认识不足。因此，这一部分将对慢阻肺这一疾病做一个全面的介绍。

一、什么是慢阻肺

慢阻肺是一种常见的、可以预防和治疗的慢性呼吸系统疾病，以持续呼吸症状和气流受限为特征，通常是由于明显暴露于有害颗粒或气体引起的气道和/或肺泡异常所导致。

慢阻肺的患病率、致残率和死亡率都很高，是当前全球第4位死亡原因，每年受慢阻肺影响者可多达6亿人。在我国，慢阻肺是我国城市居民第4位、农村首位的死亡原因，是中国造成生命年损失第3位的疾病。虽然患者如此之多，但由于其早期症状轻微，主要是咳嗽、咳痰，易被忽略，造成误诊、漏诊等情况，因此，慢阻肺的早期症状不可忽视。

二、哪些人容易得慢阻肺

长期吸烟的人容易得慢阻肺，另外，有慢阻肺家族史的人也容易得慢阻肺，所谓的慢阻肺家族史也就是父母有慢阻肺的情况。慢阻肺的致病因素主要包括：吸烟（最重要的发病因素）、接触职业粉尘和化学物质、大气污染、室内污染以及呼吸道感染等。

三、慢阻肺有哪些表现

（1）慢性咳嗽：通常为首发症状。初起咳嗽呈间歇性，早晨较重，以后早晚或整日均有咳嗽，但夜间咳嗽并不显著。少数病例咳嗽不伴咳痰。

（2）咳痰：咳嗽后通常咳少量黏液性痰，部分患者在清晨较多；合并感染时痰量增多，常有脓性痰。

（3）气短或呼吸困难：这是慢阻肺的标志性症状，早期通常在进行体力劳动时出现，后期会逐渐加重，以致日常活动甚至休息时也感到气短。

（4）喘息和胸闷：不是慢阻肺的特异性症状，部分患者特别是重度患者有喘息。胸部紧闷感通常于体力劳动后发生。

（5）全身症状：症状较重的患者可能会发生全身性症状，如体重下降、食欲减退、外周肌肉萎缩、功能障碍、精神抑郁或焦虑等，合并感染时可咳血痰或咯血。

四、慢阻肺的分期

慢阻肺的病程可分为稳定期和急性加重期。稳定期是指患者咳嗽、咳痰、气短等症状稳定或症状较轻。急性加重期是指疾病过程中，短期内咳嗽、咳痰、气短和（或）喘息加重，痰量增多，呈脓性或黏液脓性，可伴发热等症状。

五、慢阻肺有什么危害

慢阻肺可合并很多合并症，如合并冠心病、心肌梗死、肺动脉高压、肺心病、代谢综合征（如糖尿病）、骨质疏松导致反复骨折。其中，慢阻肺合并肺癌的情况更常见，在临床上，被诊断为肺癌的男性吸烟患者基本都同时合并不同程度的慢阻肺。此外，慢阻肺还会带来心理问题，不少老年慢阻肺患者合并抑郁症，严重影响了患者的生活质量，值得我们关注。

六、怎么预防慢阻肺

（1）拒绝吸烟：吸烟是导致慢阻肺的直接原因。减少颗粒物、污染物的吸入。空气中的灰尘、污染物、颗粒物等会减弱肺部的功能，因此在污染严重的环境下戴口罩是预防慢阻肺的好方法。

（2）积极治疗感冒：当感冒出现咳嗽的症状，要及时治疗，不要延误病情。

（3）适当运动：适当的运动有助于控制体重，提高身体免疫力。

七、慢阻肺怎么治疗

1.慢阻肺可防可治，早发现很重要

慢阻肺病像高血压、糖尿病等慢性病一样，应早发现、早治疗、早干预，但由于对疾病的认识不足，很多人以为上了年纪，平常有点咳嗽、上楼梯有点气喘很正常，但其实可能是潜在早期的慢阻肺。

因此，40岁以上人群，如存在以下情况，应考虑慢阻肺，并进一步进行肺功能检查。

（1）呼吸困难：进行性加重(逐渐恶化)，通常在活动时加重，而且持续存在(每天均有发生)，出现呼吸费力、胸闷、气不够用、喘息。

（2）慢性咳嗽。

（3）咳痰。

（4）接触危险因素：吸烟，职业粉尘和化学物质，家中烹调时常年产生的油烟或燃料产生的烟尘。

（5）家族史：有慢阻肺家族史。

上面这些线索并不是诊断慢阻肺所必需的，但如果符合越多，慢

阻肺的可能性越大，但想确诊还要做肺功能检查。同时，钟南山院士建议40岁以上的人每年检查肺功能。

2.慢阻肺的治疗

（1）健康的生活方式：①立即戒烟，避免接触二手烟。②烧柴草、煤炭、木炭做饭时，注意通风，改善排烟设施。③接触烟雾、粉尘及刺激性气体的职业应注意劳动防护，如戴口罩。④雾霾天外出注意戴口罩。⑤注意保暖，防止受凉，注意通风，避免呼吸道感染。⑥合理饮食，少吃多餐，避免吃得过饱，少吃容易导致腹胀的食品。⑦消瘦者注意补充蛋类、瘦肉等优质蛋白。⑧如无禁忌（心功能衰竭、肾功能衰竭等），尽量保证水分摄入，不要等到口渴再喝水，水分不足会导致痰液变黏稠不易咳出。⑨可进行散步、慢跑等活动，但以不引起明显呼吸困难为基础。

（2）慢阻肺的药物治疗：慢阻肺患者应遵医嘱坚持长期用药，不可随意停药。维持长期治疗有助于改善生活质量，减少慢阻肺急性加重次数，降低死亡风险。慢阻肺的治疗关键是要使用舒张支气管的药物，包括吸入长效的抗胆碱能药物和β_2受体激动剂，茶碱类、祛痰药及糖皮质激素也可视情况加用，平时喘息时可用短效吸入剂临时缓解症状。

而在临床上，由于吸入疗法的操作有误，"假用药"现象并不少见，结果是患者每天都在做吸入治疗，但病情却难以改善。那么，该如何提高吸入药物的疗效？首先要彻底清除气道分泌物——排痰，可使用呼吸训练器或缩唇呼气促排痰、降低咳痰难度、加快清痰。另外，要有足够长的吸气时间，因为吸气容量越大，药物进入小气道的比例会越高，治疗效果也越好。但有些患者确诊慢阻肺时肺功能已经较差，如何才能让吸气的时间足够长？可多练习彻底呼气和尽量吸气。

①彻底呼气：以缩唇方式呼气，边呼气边收缩腹部，双肩关节内收内旋地缩胸，缓慢彻底呼气。②尽量吸气：呼气结束后，患者做缓慢深长吸气，边吸气边挺胸双侧肩关节外展外旋地扩胸。③此外，在慢阻肺的长期治疗方案中，吸入装置的选择至关重要，因此患者应该

在医生指导下，根据个人的吸气能力而定，以提高药物的利用率。如果疗效不好，要注意检查吸入方法是否有误。④对于稳定期患者，应每半年左右到医院进行肺功能等检查，了解病情进展。肺功能检查对慢阻肺的诊断、评价严重度、疾病进展、预后及治疗的反应性均有重要意义。

（3）慢阻肺患者平时可进行科学的呼吸运动，改善通气功能。

①腹式呼吸：可采用卧位、坐位、立位练习，吸气时腹部鼓起，呼气时腹部内收，每次10～15分钟，每日2～3次或更多。②缩唇呼吸：闭口经鼻吸气，缩唇做吹口哨样缓慢呼气4～6秒，使肺内气体尽量呼出。

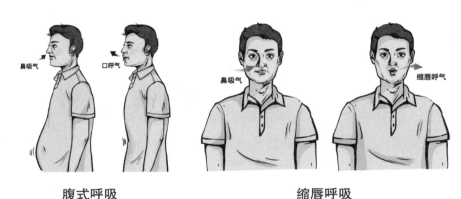

腹式呼吸　　　　　　　　　　　　缩唇呼吸

（4）慢阻肺的其他治疗：包括疫苗、氧疗、无创通气、肺减容术、肺移植等。

接种流感疫苗和肺炎球菌疫苗对防止慢阻肺患者反复感染有益，推荐所有慢阻肺患者接种流感疫苗，65岁以上或合并有其他疾病（例如慢性心衰等）的慢阻肺患者接种肺炎球菌疫苗。

对于急性发作期伴有呼吸衰竭的患者，无创通气是首选一线的机械通气方法，是常规的标准治疗，可以降低气管插管率、病死率；对于稳定期伴有慢性呼吸衰竭的患者，家庭长期应用无创通气可减少因病情加重而住院的次数。

肺移植已经成为重度肺功能损害患者的治疗选择。但是，阻塞性肺病患者是否适合肺移植，还有严格的入选标准，需通过专业评估。

八、如何自我管理慢阻肺

通过下列这些征象，患者可以了解病情是否得到控制以及应该采取哪些行动。

1.如果符合以下表现，说明患者的病情稳定

（1）能够做平常的活动和锻炼。

（2）咳嗽、咳痰的量和平常一样。

（3）睡得好。

（4）吃得香。

这时务必不要松懈，请继续保持良好的生活习惯和维持用药，保持胜利果实。

（1）按照医嘱继续使用日常药物。

（2）确保接种了肺炎球菌和流感疫苗。

（3）经常用肥皂和水洗手。让家人也洗手。经常洗手可以帮助预防感染。

（4）遵循日常的运动和饮食计划。

（5）避免空气中的刺激物，如烟雾。

（6）不要使用任何含有尼古丁或烟草的产品，如香烟和电子烟。

2.出现以下症状意味着患者的病情可能会恶化，即急性加重，要提高警惕了

（1）感觉比平时更加气短。

（2）日常活动的精神比平常差。

（3）痰比平时更厚了。

（4）需要比平时更频繁地使用缓解吸入药物（通常是沙丁胺醇气雾剂）或雾化药物。

（5）脚踝肿胀出现或加重。

（6）咳嗽比平常多。

（7）感觉有感冒并胸部不适。

（8）由于慢阻肺症状导致失眠和/或睡不安稳。

（9）食欲下降。

（10）日常使用的慢阻肺药物不再像往常那样有效。

如果患者发生任何这些症状，那么要：①按照医嘱继续使用日常药物。②使用医生开的快速缓解药物。③如果医生开了口服糖皮质激素作为备用药物，请按照医生告诉的用法开始服用（一旦使用了备用药物，说明患者的慢阻肺并未得到有效控制，应尽快就医）。④如果医生开了抗生素作为备用药物，请按照医生告诉的用法开始服用（一旦使用了备用药物，说明患者的慢阻肺并未得到有效控制，应尽快就医）。即使患者感觉开始好转，也要服完医生告知的一个疗程的抗生素。⑤根据医生告诉的方法吸氧（必要时）。⑥多休息。⑦练习缩唇呼吸。⑧不要吸烟。避免吸入刺激物（包括被动吸烟、雾霾等）。

如果患者在采取这些措施后症状没有改善，请立即就医。

3.出现以下症状意味着红灯亮，患者应该立即寻求医疗帮助

（1）即使在休息，也会感到呼吸急促。

（2）因呼吸不畅而无法进行任何活动。

（3）因呼吸不畅而无法入睡。

（4）发烧或畏寒发抖。

（5）感到精神恍惚或非常困倦。

（6）胸痛。

（7）咳血。

如果患者有任何上述症状，请前往最近的急诊室或拨打120。

（汪　俊）

第六节 骨质疏松症

骨质疏松症是最常见的老年性骨骼疾病，与年龄息息相关，并随年龄增长患病率急剧升高，2018年国家卫健委首次骨质疏松症患病率抽样调查显示，我国40～49岁人群骨质疏松症患病率为3.2%，其中男性为2.2%，女性为4.3%。50岁以上人群骨质疏松症患病率为19.2%，其中男性为6.0%，女性为32.1%。65岁以上人群骨质疏松症患病率达到32.0%，其中男性为10.7%，女性为51.6%。骨质疏松症性骨折危害巨大，是老年人致死致残的主要病因之一，造成沉重的家庭和社会负担。

一、什么是骨质疏松症

骨健康是青春和活力的象征。随着科学的进步，人类寿命的延长，老龄化人口在不断增加，导致中老年人最常见的骨骼疾病——骨质疏松及脆性骨折的发病率也在不断增加，它静悄悄的来临，在人们尚未察觉中发生、发展着直至发生骨折。骨质疏松症是使骨头变脆弱的一种全身性疾病，它的主要特征是骨矿物质含量低下、骨微结构破坏、骨强度降低、易发生骨折。正常骨代谢包括旧骨吸收和新骨形成，当二者平衡被打破时，则易导致骨组织流失、骨量减少、骨强度降低，从而进一步增加骨脆性，最终形成骨质疏松或引起骨折。

二、哪些人容易得骨质疏松症

（1）亚洲人或白种人，65岁以上女性或70岁以上男性。

（2）65岁以下有一个或多个骨质疏松危险因素的绝经后女性。

（3）70岁以下有一个或多个骨质疏松危险因素的老年男性。

（4）有脆性骨折史的男、女成年人。

（5）各种原因性激素水平低下的男、女成年人。

（6）X线摄片已有骨质疏松改变者。

（7）接受骨质疏松治疗进行疗效监测者。

（8）有影响骨矿代谢的疾病（糖尿病、风湿性关节病、恶性肿瘤等）和药物应用（糖皮质激素等）。

（9）围绝经期妇女。

（10）经常喝咖啡、抽烟、喝酒、喝碳酸饮料、饮食过咸者。

（11）缺乏运动与缺乏日晒、钙与维生素D缺乏、体重过低者。

三、骨质疏松症有哪些表现

1.疼痛

原发性骨质疏松症最常见的症状，以腰背痛多见，占疼痛患者中的70%~80%，通常在翻身时、起坐时或长时间行走后出现，夜间或负重活动时加重，严重时甚至弯腰、咳嗽、大便用力时也能加剧，并可伴有肌肉痉挛，甚至活动受限。一般骨量丢失12%以上时即可出现骨痛。老年骨质疏松症时，椎体压缩变形，脊柱前屈，肌肉疲劳甚至痉挛，产生疼痛。新近胸腰椎压缩性骨折，亦可产生急性疼痛，相应部位的脊柱棘突可有强烈压痛及叩击痛。若压迫相应的脊神经可产生四肢放射痛、双下肢感觉运动障碍、肋间神经痛、胸骨后疼痛类似心绞痛。若压迫脊髓、马尾神经还影响膀胱、直肠功能。

2.身长缩短、驼背

多在疼痛后出现，脊椎椎体前部负重量大，压缩性骨折导致，尤其第11、12胸椎及第3腰椎，负荷量更大，容易压缩变形，使脊椎前倾，形成驼背，随着年龄增长，骨质疏松加重，驼背曲度加大，老年人骨质疏松时椎体压缩，每椎体缩短2毫米左右，身长平均缩短3~6

厘米。

3.骨折

骨质疏松性骨折属于脆性骨折，通常是在日常生活中受到轻微外力所发生的骨折，是退行性骨质疏松症最常见和最严重的并发症。常见部位为脊柱椎体、髋部、腕骨等。严重骨质疏松患者，一椎体压缩性骨折，可出现身高变矮或驼背等脊柱畸形。多发性胸椎压缩性骨折可导致胸廓畸形，甚至影响心肺功能；严重压缩性骨折会导致腹部脏器功能异常，引起便秘、腹胀、腹痛、食欲减低等不适。

4.心理负担加重

随着骨折的发生，老年患者自主生活能力下降，以及骨折后缺少与外界接触和交流，均会给患者造成巨大的心理负担。

四、骨质疏松症有什么危害

骨质疏松症发生后，由于疼痛、脊柱变形及骨折的发生，导致患者身材变形、生活质量及自主生活能力下降，经济负担增加，还容易产生恐惧、焦虑、抑郁、自信心丧失等心理负担，严重骨质疏松症易致残疾甚至容易导致死亡。

五、怎么预防骨质疏松症

建议做到以下几点：

（1）生活作息要有规律，不熬夜，戒烟限酒，嗜烟、酗酒、过量摄入咖啡因和高磷饮料会增加骨质疏松的发病危险。

（2）加强营养，均衡饮食，不偏食、不挑食，摄入适量蛋白质、足量含钙质以及各种维生素的食物，钙质的摄入对于预防骨质疏松症具有不可替代的作用，多喝牛奶非常有必要。

（3）充足日照，规律运动，平时要经常晒太阳，尽可能多地暴露皮肤于阳光下晒15~30分钟，同时要注意避免暴晒致皮肤灼伤。还要经常有计划地参加户外活动，每周至少3~5次，每次至少30分钟，如打太极拳、散步、慢跑等，运动量要根据自身的体质来定，二者结合有助于增强机体的反应性，改善平衡功能，减少跌倒的风险，同时使骨骼更强壮。

（4）补充钙剂和维生素D，充足的钙剂和维生素D摄入可以维护骨健康及预防跌倒风险。50岁以上每天需求钙的量是1000~1200毫克，而根据我国饮食习惯，每天摄入钙的量是400单位，远远低于正常需求。维生素D用于骨质疏松症防治时，剂量可为800~1200单位/天。

（5）早诊断，规范治疗，降低危害。评估危险因素为高危人群者，应当尽早到正规医院进行骨质疏松检测。骨质疏松症任何阶段开始治疗都比不治疗好，及早得到正规检查，规范用药，可以最大程度降低骨折发生风险，缓解骨痛等症状，提高生活质量。

六、骨质疏松症怎么治疗

防治骨质疏松的目标：防止首次骨折，预防再次骨折。治疗原则：缓解骨痛，增加骨量，减少骨折。骨质疏松症的预防和治疗策略：基础措施、药物干预、康复治疗。

常用治疗骨质疏松的药物包括基础药物治疗及抗骨质疏松药物治疗。

1.基础药物治疗

摄入足够的钙和维生素D，充足的钙摄入对获得理想骨峰值、减缓骨丢失、改善骨矿化和维护骨骼健康有益。充足的维生素D可增加肠钙吸收、促进骨骼矿化、保持肌力、改善平衡能力和降低跌倒风险。

2.抗骨质疏松药物治疗

骨质疏松症仅补充钙和维生素D不能满足治疗需要，还需要应用抗骨质疏松药物，如抗骨吸收剂或促骨形成剂，这些专科用药要在医生的指导下因个人情况不同而针对性选用。

（1）抑制骨吸收的药物：主要有雌激素、雌激素受体调节剂、降钙素、双膦酸盐等。

（2）促进骨细胞形成的药物：本类药物不仅抑制骨的吸收，更可刺激骨的形成，主要有氟化物、甲状旁腺激素等。

七、如何自我管理骨质疏松症

检查和评估个人的身体状况，日常生活习惯与方式，当年龄在40岁以上，出现腰背部酸痛、腿脚抽筋、身材变矮、驼背或者轻微外力即出现骨折时便要注意骨质疏松是否发生，这时候就应该检测骨密度及骨代谢生化指标了。检测骨密度有多种方法，包括双能X线、CT、磁共振、超声等检查，目前双能X线测量骨密度为诊断骨质疏松的金标准。骨质疏松症患者建议半年到一年至正规医院复查双能X线、CT、磁共振、超声检查及骨代谢指标检查评估治疗效果。

（刘建英　杨　丹）

第七节　脑卒中

脑卒中是指由各种原因导致的脑血管性疾病的总称，包括缺血性脑卒中和出血性脑卒中，是危害中老年人身体健康和生命的主要疾病之一。脑卒中与缺血性心脏病、恶性肿瘤构成多数国家的三大致死疾病。近年来卒中已超过恶性肿瘤成为中国第一致死病因。我国卒中发病率为120～180/10万，患病率为400～700/10万，每年新发病例>200万，每年死亡病例>150万，存活者600万～700万，且2/3存活者遗留有不同程度的残疾。脑卒中也是单病种致残率最高的疾病。本病高发病率、高死亡率和高致残率给社会、家庭带来沉重的负担和痛苦。虽然近年脑卒中的诊疗技术已有很大进展，但是仍有大部分脑卒中遗留严重的残疾后遗症，所以，减少脑卒中疾病负担的最佳途径还是预防，特别应强调一级预防，即针对脑卒中的危险因素积极地进行早期干预预防，以减少脑卒中的发生。

一、什么是脑卒中

脑卒中又称"中风""脑血管意外"。是一种急性脑血管疾病，是由于脑部血管突然破裂（图1）或因血管阻塞导致脑血供中断（图2）而引起脑损伤的一组疾病，通常分为缺血性脑卒中（图4）和出血性脑卒中（图3）两大类。缺血性脑卒中又叫脑梗死，出血性脑卒中包括脑出血和蛛网膜下腔出血。

脑卒中具有"高发病率（图5）、高死亡率、高致残率、高复发率"四大特点，是我国居民的第一位死亡原因。一旦发生脑卒中，严重影响患者的健康和生命安全，将给患者、家庭和社会造成沉重的负担。

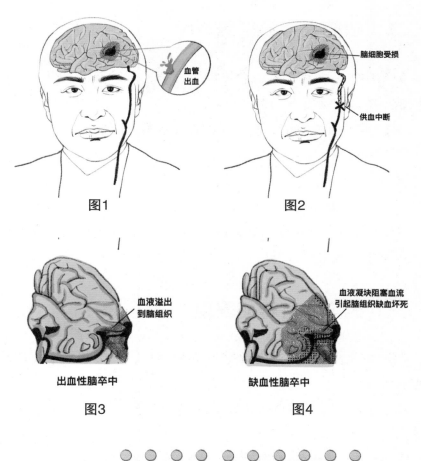

图1　　　　　　　　　　图2

血管出血

脑细胞受损

供血中断

血液溢出到脑组织

血液凝块阻塞血流引起脑组织缺血坏死

出血性脑卒中　　　　　缺血性脑卒中

图3　　　　　　　　　　图4

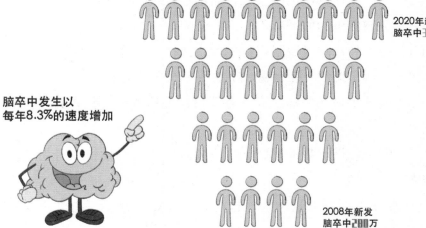

2020年新发脑卒中370万

脑卒中发生以每年8.3%的速度增加

2008年新发脑卒中200万

图5

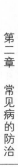

二、哪些人容易得脑卒中

脑卒中可在多种因素综合影响下发病，所以有以下情况的人群容易得脑卒中。包括以下几类：

（1）高血压病患者，特别是高血压未得到有效控制的患者。

（2）糖尿病患者。

（3）心脏病患者。

（4）血脂异常患者。

（5）其他人群：如吸烟、饮酒、缺乏运动、肥胖、不良的饮食习惯、有卒中家族史等人群。

三、脑卒中有哪些表现

脑卒中来势急骤，临床上表现多种多样，归纳起来主要包括如下几种：

（1）突然出现的身体一侧或双侧，上肢、下肢无力/活动不灵或麻木。

（2）突然出现的说话困难或言语不清。

（3）突然出现的面部麻木，口角歪斜。

（4）突然的单眼或双眼视物模糊，或视力下降，或视物成双。

（5）突然出现的头晕目眩、失去平衡或步态不稳。

（6）突然出现的头痛，通常是严重且突然发作或头痛的方式与往日不一样。

（7）其他急性出现的症状如：突发神志不清及性格、行为、智能方面突然一反常态。

这些症状可以是一过性的，也可以反复发作或逐渐加重，发现后要尽早到医院就诊。

那么普通百姓如何快速识别脑卒中呢？请记住"中风120"口诀。

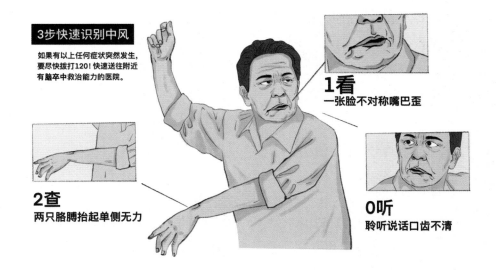

3步快速识别中风

如果有以上任何症状突然发生，要尽快拨打120！快速送往附近有脑卒中救治能力的医院。

1看
一张脸不对称嘴巴歪

2查
两只胳膊抬起单侧无力

0听
聆听说话口齿不清

四、脑卒中有什么危害

脑卒中主要危害如下：

（1）致残率高：可引起偏瘫、语言不能、认知功能下降、大小便失禁。

（2）死亡率高：其死亡率目前位居首位，高于恶性肿瘤与心血管病。

（3）复发率高：一年内约有20%的脑卒中患者复发。

（4）发病率高：全世界，每年有超过1500万人罹患卒中。据统计每12秒就有一人发生脑卒中。

五、怎么预防脑卒中

脑卒中的预防分为一级预防和二级预防。

一级预防指的是没有发生脑卒中前对高危因素进行积极控制，如高血压、糖尿病、高血脂、肥胖、不运动、酗酒、抽烟等。这些高危因素会大大增加脑卒中的风险。例如：降低血压到正常范围（高血压是导致卒中的首要病因）、戒烟、降低胆固醇、多运动、健康饮食、减少酒精摄入适量饮酒。如果您同时患有糖尿病，应控制好血糖。

二级预防指的是对患过脑卒中的病人预防再次发作。包括抗血小板药物治疗降低脑梗死风险，及对血管狭窄、动脉瘤、烟雾病等进行手术干预，预防脑卒中的再发。

六、脑卒中怎么治疗

一旦发现身边的人有可能是脑卒中发作，立刻拨打120等急救电话，转运到有救治能力的医院治疗。脑卒中的治疗要特别强调的一个字是"早"，无论是出血性卒中还是缺血性卒中，都应该尽早治疗。

缺血性卒中是血栓堵塞血管造成脑缺血，及早地开通血管，恢复血流，比如尽早地药物溶栓，器械血管内取栓能清除血管内的血栓，就有可能恢复缺血的脑功能，避免瘫痪甚至死亡。

脑出血或蛛网膜下腔出血，往往需要积极寻找并尽可能消除病因，控制好血压，降颅压治疗，必要时手术，防止脑出血对脑的压迫造成脑功能的下降。

七、如何自我管理脑卒中

（1）长期规范药物治疗、远离卒中复发风险：控制好高血压、糖尿病、高血脂。

（2）生活方式干预：生活饮食习惯与脑卒中的发生关系密切，如高盐高脂饮食、吸烟、饮酒、缺乏体育锻炼等都已证实是脑卒中的危险因素。因此，脑卒中的自我管理要以"健康四大基石"为主要内容，即"合理膳食，适量运动，戒烟限酒，心理平衡"。

（3）脑卒中患者通常存在各种后遗症包括瘫痪、言语不清等，严重影响生活。及时的康复治疗对于脑卒中后遗症的恢复至关重要。

（4）定期到医院复查：无论病情稳定与否，出院后定期复查必不可少。出院后通过定期复查，医生才能了解卒中患者的用药情况及病情变化，给出更合理的用药方案，预防卒中的复发。

（徐仁伵　项正兵）

第八节 胆石症

胆石症是我国的常见病和多发病，包括胆囊结石和胆管结石。近年来，胆囊结石、胆囊炎疾病的发病率逐渐升高，已经成为人们生活中最常见的一种疾病。我国居民平均的胆囊结石发病率为5.6%。西南和西北经济不发达地区胆囊结石的发病率仅为3.5%，胆石症以胆管和肝内胆管结石为多。经济发达地区和大城市，如上海、北京、广州等城市和华东、华北地区等，胆囊结石的发病率在5%～8%。据悉，在上海市的一项胆石症流行病学调查中，成年女性的胆囊结石发病率达12%，65岁以上的老年女性发病率达20%。在有家族成员患病的人群中，胆囊结石的发病率显著提高，是普通人群患病率的近10倍，尤其是在家系中女性子女的后代有较高的发病率。

一、什么是胆石症

胆石症是指胆道系统内的结石，主要包括发生在胆囊和胆管内的结石，按发病部位分为胆囊结石、肝外胆管结石和肝内胆管结石。随着人民生活水平的提高，我国胆囊结石的发病率逐渐增加，而胆管结石的发病率逐渐下降。

二、哪些人容易得胆石症

（1）胆囊结石和胆管结石成因较复杂，与个人生活习惯也有密切关系，尤其是晚饭后睡觉过早或晚上摄入高脂肪餐后不活动，导致临睡前胃及十二指肠积食，是引起胆结石形成的最主要原因。

（2）女性、肥胖者、多次妊娠、高脂肪饮食、长期肠外营养、糖尿病、高脂血症、胃切除或胃肠吻合术后、回肠末端疾病和回肠切除术后、肝硬化、溶血性贫血等易患胆囊结石。

（3）有胆道感染、胆道梗阻、胆管扩张、胆道异物的人群较易患肝外胆管结石。

（4）有胆囊结石的人也可因为结石排入胆管并停留而导致肝外胆管结石。

（5）有胆道感染、胆道寄生虫、胆管解剖变异、营养不良等情况的人群易患肝内胆管结石。

三、胆石症有哪些表现

（1）很多胆囊结石患者无症状；多数病人仅在进食过多、吃肥腻食物、工作紧张或休息不好时感到上腹部或右上腹隐痛，或饱胀不适、嗳气、打嗝等，常被误认为"胃病"。

（2）胆囊结石的典型症状为胆绞痛，典型表现为在饱餐、进食油腻后或睡眠中改变体位后，出现右上腹或上腹部阵发性绞痛，或持续性疼痛阵发性加剧，有时可引起右侧肩背部疼痛，有时还可伴有恶心、呕吐。

（3）首次胆绞痛出现后，约70%的患者一年内会再发作，随后发作频率会增加。

（4）肝内外胆管结石造成胆管梗阻时，可以出现反复腹痛或眼黄、尿黄等黄疸的表现，诱发急性胆管炎时，可出现寒战高热。

（5）肝内胆管结石引起胆管梗阻或胆管炎反复发作后，可导致肝硬化及门静脉高压症，出现肝功能损害，脾脏增大，严重的可导致呕血或便血。

四、胆石症有什么危害

（1）胆石症最常见的危害是造成胆道梗阻，胆汁排泄不畅或中断，引起黄疸，诱发急性胆囊炎、急性胆管炎，严重的可导致脓毒血症或感染性休克。

（2）胆结石排至胆胰管汇合或十二指肠乳头处时，可引发急性胰腺炎。

（3）胆结石患者的胆道系统恶性肿瘤的发生率是一般人群的数十倍。

五、怎么预防胆石症

（1）三餐定时，早餐必食。人空腹时胆囊中充满了胆汁，尤其经过一个晚上的睡眠，易形成胆泥。定时吃早餐，可使胆囊收缩有规律，既可以帮助消化，又能防止结石的形成。

（2）晚餐减量，少油少脂。吃得过多，尤其是晚餐或者夜宵吃的多，特别是食物中有较多的脂肪和胆固醇的情况下，就会使胆汁中胆固醇的浓度成倍增高，久而久之会促使胆固醇结石的形成。

（3）多食蔬果，补充纤维。维生素C可以抑制胆固醇转化为胆汁酸，减少形成胆结石的机会。维生素A可以促进胆道上皮修复，减少胆囊炎、胆石症的发生。

（4）每天8杯，充分补水。在夏季，尤其是天气炎热容易出汗的情况下，每天5~8杯水，不渴也要喝。同时日常生活中以茶为饮品，也可以起到预防胆结石的作用。

（5）改善情绪，充足睡眠。长期精神紧张、抑郁失眠等可导致内脏机能紊乱，促使结石。适度运动也可以减少胆固醇，促进代谢，促进胆汁流动。

六、胆石症怎么治疗

应请医生根据病情评估，对没有症状的静息性结石，可先观察不用治疗。

（1）如需治疗，对于胆囊结石，一般需要手术切除胆囊。现在的胆囊切除术已十分成熟，通过腹腔镜微创手术便可完成，手术后的小伤口用普通的创可贴就可遮盖得严严实实，既保证了安全，也保证了外表美观。

（2）肝外胆管结石可以通过内镜取石或腹腔镜下切开胆管取石。

（3）肝内胆管结石通常需要切除有结石部分的肝脏，并根据是否有胆管扩张或狭窄来决定是否进行胆道改道手术（胆管空肠吻合术）。

需要注意的是，胆结石与肾结石不同，不能通过体外碎石来治疗，另外，药物溶解排石也不适用于胆囊结石，因为这会增加结石流入胆道或胰腺的风险，进而造成更严重的疾病。

七、如何自我管理胆石症

一旦诊断患有胆石症，首先要去医院请医生判断是否需要治疗，然后是要改变自己的生活及饮食习惯。

饮食讲究荤素合理结合，尽量减少脂肪及胆固醇的摄入，不吃或少吃肥肉、动物内脏、蛋黄及油炸食品，烹调尽量少用动物油，甚至避免使用动物油。如果因口感需要可适当用一些橄榄油来烹制食品。减少摄入脂肪含量高的坚果类食物如花生、核桃、开心果等。

补充优质蛋白质，有利于修复因胆囊炎和胆石症引起的肝细胞损害，可以选择以鱼、虾、禽、豆腐及少油的豆制品等。

醋能增强胃的消化能力，还可调节肠道内的酸碱度，以利于胆汁发挥作用，促进对脂肪类食物的消化。

常饮茶，多吃蔬果也有助于食物消化和吸收。多食含膳食纤维高的食物，包括玉米、小米、甘薯、燕麦等粗粮，以促进胆汁排泄。

（王　恺）

第九节 关节炎

关节炎是指发生于人体一个或多个关节，以肿胀和压痛为主要表现，关节腔内炎症反应或者骨及软骨退化引起的关节疾病，它可以是某个系统性疾病在关节表现，也可以为独立的关节疾病。最常见的关节炎是骨关节炎、类风湿关节炎和痛风性关节炎。我国致残疾病调查数据显示关节疾病导致的残疾位居第一，远高于心脑血管疾病致死率，而关节疾病致残中类风湿关节炎又居第一，严重影响人们的生活质量和工作能力。目前，我国约有500万类风湿关节炎患者，对于类风湿关节炎我国存在知晓率低、就诊率低、治疗率低、致残率高现象。骨关节炎好发于中老年人群，65岁以上人群中有50%以上患有骨关节炎，发病率女性高于男性。痛风性关节炎，男性45岁以上为高发年龄，现在有年轻化趋势，痛风为代谢综合征的重要因素之一，致残率高，需早期诊治。

一、什么是关节炎

关节炎顾名思义就是关节的炎症，是指关节及周围组织因各种原因引起的炎症性疾病，关节表现红、肿、热、痛以及功能障碍，甚至关节畸形。

关节炎常常是风湿免疫病的常见表现，在风湿免疫病中如系统性红斑狼疮、血管炎、干燥综合征、皮肌炎等都可以关节炎为首发症状。而风湿免疫病中最常见的关节炎有类风湿关节炎、痛风性关节炎、骨性关节炎、强直性脊柱炎、反应性关节炎、银屑病关节炎等。风湿免疫病除关节炎外，常常还伴有其他表现，如发热、皮疹、口腔溃疡、皮肤溃烂、晨起时关节僵硬、肌肉酸痛、口干、眼干、雷诺现象等。所谓的雷诺现象是指手指端、脚趾端遇冷或情绪激动时发白，然后发紫、发红或麻木、疼痛。也就是说出现以上表现时要警惕是否患了风湿免疫病。反过来说，不是所有的关节炎都属于风湿免疫病，比如，感染性关节炎就是因细菌感染引起的关节炎。临床上危险最大、致残率最高的关节炎属类风湿关节炎、痛风性关节炎。下面就以这两个关节炎为例介绍关节炎的表现、危害、治疗及自我管理。

二、痛风性关节炎有哪些表现

痛风性关节炎是与因嘌呤代谢异常有关的关节炎，急性发作期主要表现为受累关节的红肿、疼痛，影响关节的运动功能，与其他类型的关节炎相比，痛风性关节炎的特点是：①起病急，从开始出现关节肿痛到疼痛达到最高峰一般不超过24小时。②缓解快，一般口服抗炎镇痛药物2周之内症状即可缓解，部分患者甚至不服用药物治疗也可自行缓解。③有无症状间歇期，也就是说在2次发作期间，关节是完全没有症状的。此外，初次发作或病程较短的患者一般每次仅有一个关节发作，以足部关节最为多见，在有长期饮酒史，喜食海鲜、动物内脏等高嘌呤食物的人群中更容易出现。

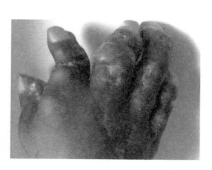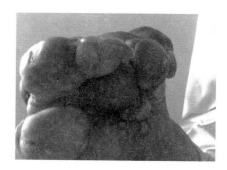

痛风性关节炎手痛风石形成及关节畸形

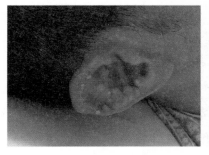
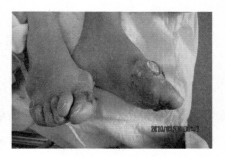

痛风性关节炎耳痛风石形　　　　　　足的痛风石破溃

三、痛风有哪些危害

痛风对人体的危害远远不止关节痛哦！痛风患者体内存在过多的尿酸盐，这些尿酸盐沉积在关节，会形成痛风石，可以侵犯周围骨质，造成关节畸形、骨折等；尿酸盐沉积在肾脏，可以引起肾结石、痛风性肾病，最终导致肾功能不全甚至尿毒症；尿酸盐沉积在胰腺及外周肌肉组织，可引起胰岛素分泌减少和胰岛素抵抗，最终可进展为糖尿病。此外，高尿酸血症和高血糖、高血脂一样，还会引起动脉粥样硬化，增加心脑血管疾病的风险。

四、痛风性关节炎怎么治疗

痛风性关节炎的治疗一般分为急性期和慢性期，在急性期，给予非甾体抗炎药治疗，如双氯芬酸钠或依托考昔，若控制不佳可联用秋水仙碱，如患者存在肾功能异常等不适合使用非甾体抗炎药的情况，可使用糖皮质激素如泼尼松治疗；在慢性期，主要就是通过别嘌呤醇、非布司他、苯溴马隆等药物降低尿酸至理想浓度，使血液中的尿酸不至于形成尿酸盐结晶而累及关节及其他脏器，从而达到治疗效果。

五、痛风性关节炎如何自我管理

（1）首先就是提倡均衡饮食，限制每日总热量摄入，重中之重就是控制饮食中嘌呤含量。因为痛风与嘌呤代谢紊乱有关，摄入高嘌呤无疑会使疾病加重，所以日常要低嘌呤饮食。避免摄入酒精，特别是啤酒；减少含果糖饮料的摄入；减少高嘌呤食物的摄入（如动物内脏、海鲜、贝类等）；保持饮水量，每日2000毫升以上；增加新鲜蔬菜的摄入。

（2）积极控制体重，适度的运动都有助于患者预防疾病。

（3）当然需要注意避免剧烈运动或突然受凉诱发痛风发作，还有要规律饮食和作息，避免疲劳等。

不同食物中嘌呤的含量

类别	每100克食物中嘌呤的含量（毫克）	食物
低嘌呤	微量<20	精制谷类、蛋类、海参、海蜇、乳类（脱脂）、蔬果类、海藻类、蜂蜜、咖啡、茶、可可
轻嘌呤	20～75	粗粮、螃蟹、青鱼、豆腐、菜豆、芦笋、菌菇类、菠菜、韭菜
中嘌呤	75～150	大部分鱼贝类、虾、牛肉、猪肉、鸡肉、干豆类
高嘌呤	150～1000	沙丁鱼、凤尾鱼、蛤蜊、荤汤、内脏、脑、虾米、鱼干

六、类风湿关节炎有哪些表现

类风湿关节炎同样表现为关节的肿胀、疼痛，但和其他关节炎相比，有自己的特点：①持续性：关节的疼痛呈持续性，一般至少持续6周以上，而非间断性疼痛。②对称性：一般同时累及双手掌指关节、腕关节、近端指间关节等，其中掌指关节和近端指间关节肿痛是类风湿关节炎的标志。③多关节受累：一般可同时累及5个以上的关节。④可动关节受累：可以活动的关节，比如四肢大小关节容易受累，而颅骨、椎间盘等不动或微动关节则不常受累。⑤破坏性关节炎：疾病晚期可出现关节软骨和骨破坏，导致关节畸形。⑥晨僵：晨起或长时间休息后，关节出现明显发僵感，像被胶粘着样的感觉，从晨起到达到最大程度缓解所需时间常需1小时以上。

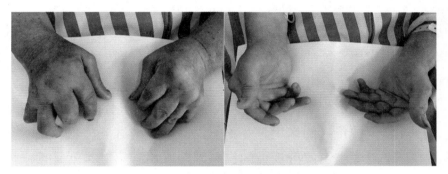

类风湿关节炎晚期手关节畸形

七、类风湿关节炎有哪些危害

类风湿关节炎是一种以关节破坏为主要表现的全身性自身免疫性疾病，除了可引起关节肿胀、畸形外，还可影响多个脏器系统，以肺间质纤维化对健康危害最大，此外皮肤、血管、心脏、肾脏、消化系统、神经系统等均可受累。由于类风湿关节炎致残率高、危害性大，曾有"不死的癌症"之称，但随着医学的发展，出现了很多疗效确切的药物，如果能做到早期诊断、规范治疗，类风湿关节炎像高血压、糖尿病一样也是可以控制的慢性病。

八、类风湿关节炎怎么治疗

（1）治疗的目的和时机：类风湿关节炎治疗的目标是缓解关节肿痛，减少关节致残，提高生活质量，如果未得到有效控制，患者2~3年内致残率达50%，5年内达70%，如果早期诊断、早期治疗，致残率会大大下降。所谓早期诊治就是要在关节还没有出现结构性破坏之前（起病半年内）实施有效治疗，才能将病情最大限度地控制。否则，预后相对较差，但"晚治总比不治好"。其次，抗风湿药物或多或少都有一定副作用，需要按照每个人的病情严重程度、并发症、合并症等进行个体化选择，切不可自作主张，以免造成严重后果。

（2）治疗的药物主要有四大类：第一类叫非甾体抗炎药，主要起到抗炎、消肿止痛的作用，并不能控制疾病的进展，也就是"治标不治本"，需要与可改善病情的抗风湿药联用。第二类就是糖皮质激素，可以迅速缓解关节肿痛，但长期应用有可能引起骨质疏松、胃溃疡、糖尿病等。老百姓普遍对这类药物有很大的误解，一部分人认为激素是"洪水猛兽"，宁愿痛得动不了也坚决不用；另一部分人却认为它是"灵丹妙药"，一吃就见效，于是长年累月吃下去，造成了严重的并发症。对于激素正确的使用原则是：小剂量，短疗程，使用期间注意胃黏膜保护及预防骨质疏松。第三类叫改善病情抗风湿药，这类药物的共同特点是可改善病情和延缓病情进展，但是不能立即缓解关节肿痛，也就是"治本"的药，但这类药物普遍起效比较慢，通常要2~4个月后才显效，病情缓解后宜长期维持治疗。第四类叫生物制剂，这是近十余年来风湿免疫领域最大的进展，如果说非甾体抗炎药"治标"，改善病情抗风湿药"治本"，那么这类药就是"标本兼治"了，而且起效迅速，疗效确切，目前已经出现十余种生物制剂，用于多种风湿免疫疾病的治疗，应用最多最广泛的仍然是类风湿关节炎。

九、类风湿关节炎如何自我管理

（1）健康的生活方式：作息要规律，注意保暖、减少寒冷刺激，避免熬夜，合理饮食，克服紧张焦虑情绪、增强对抗疾病的信心。

（2）配合医生规范治疗，定期复查，疾病活动时每月复查一次，稳定后每3个月复查一次。

（3）选择合适的锻炼项目，长期规律锻炼有助于减轻关节炎的症状，一般来说选择的项目应当可以帮助增强肌肉力量（比如负重运动）和改善心肺功能（比如散步、骑车、游泳等），一般不推荐对关节有高冲击性的活动，比如跑步。每天运动时间大约30分钟，如果无法一次性完成，也可分次完成，一周2次以上，建议缓慢开始锻炼，逐渐增加运动量和强度。

（4）保护关节，注意提拿物品的方式，如提倡双手端锅、双手拿重物品，能推的物品尽量不提，上下楼梯时注意保护膝关节等。

（王友莲　尚　可　姜丽丽）

第十节 阴道炎

阴道炎是女性最常见的一种妇科疾病，各年龄段均可发病。阴道与尿道、肛门毗邻，局部潮湿，易受污染；生育期女性性生活频繁，且阴道是分娩、宫腔操作的必经之路，容易受到损伤及外界病原体的入侵；绝经后女性及婴幼儿雌激素水平低，局部抵抗力下降，容易发生感染。阴道炎容易反复发作，让人不胜其烦。得了阴道炎不仅会给身体健康造成损伤，而且还会使正常的工作和学习受到影响。

一、什么是阴道炎

阴道炎是导致阴道分泌物异常，外阴阴道瘙痒、灼痛、刺激的一组病症。可由各种病原体感染引起，也与外部刺激、激素水平等有关。此疾病存在反复发作现象，若不及时诊治，严重影响女性生育、生活和健康。

二、哪些人容易得阴道炎

正常健康女性阴道对病原体的侵入有自然防御功能，如阴道口的闭合，阴道前后壁紧贴，使得病原体不易侵入。正常阴道内有多种微生物存在，它们之间相互依赖、相互制约，达到动态的生态平衡，并不致病。雌激素、阴道酸碱度、乳杆菌以及阴道黏膜的免疫系统对维持阴道微生态的平衡起重要作用。若这种平衡被打破，则可能导致阴道炎症的发生。

（1）婴幼儿及绝经后女性，由于雌激素水平低下，阴道酸碱度发生改变，同时外阴皮肤及阴道黏膜薄，病原体容易入侵，导致炎症感染；当幼儿阴道内有异物存在，可发生阴道继发感染，出现阴道脓性分泌物及阴道异味。

（2）频繁性交、阴道灌洗等，均可使阴道内的酸性环境被改变，不利于优势菌（乳杆菌）的生长，此时若厌氧菌过度生长，可导致细菌性阴道病。

（3）长期应用广谱抗生素，可抑制阴道内的乳杆菌生长，易导致真菌过度增殖，引起外阴阴道假丝酵母菌病（俗称霉菌性阴道炎）。

（4）怀孕、服用避孕药的女性，雌激素水平升高，糖尿病患者由于阴道上皮细胞内糖原含量超过正常水平，均可使阴道的酸度增加，真菌繁殖，从而诱发霉菌性阴道炎。

（5）外源性病原体的侵入，如阴道毛滴虫，可通过性交直接传播，也可经公共浴池、浴盆、浴巾、游泳池、坐便器、衣物、污染的器械及敷料等间接传播，导致滴虫性阴道炎。

三、阴道炎有哪些表现

阴道炎主要表现为阴道分泌物量、颜色、气味的变化，有时伴有外阴阴道瘙痒、性交时疼痛、少量阴道出血，若炎症波及尿道，可出现尿频、尿急、尿痛，或血尿。不同类型的阴道炎，其表现也不尽相同。

类型	临床表现
滴虫性阴道炎	主要表现为阴道分泌物增多及外阴痒，间或出现灼热、疼痛、性交痛等。分泌物多为稀脓性，呈灰黄色或黄绿色，泡沫状，有异味
霉菌性阴道炎	表现为阴道分泌物增多，外阴、阴道瘙痒明显，持续时间长，患者坐立不安，夜间最明显。部分患者有外阴部灼热痛，排尿刺激痛或性交痛。分泌物特点为白色稠厚，呈凝乳状或豆腐渣样

类型	临床表现
细菌性阴道病	患者多因阴道分泌物增多，白带有异味而就诊。阴道分泌物呈灰白色，均匀一致，稀薄，常黏附于阴道壁，黏度低，有鱼腥臭味
萎缩性阴道炎	多见于绝经后妇女，表现为阴道分泌物增多、外阴灼热感、外阴不适、外阴瘙痒等，可伴有性交痛。阴道分泌物稀薄，呈淡黄色，严重者呈脓血性，此时需排除生殖道恶性肿瘤的存在
婴幼儿外阴阴道炎	常见于5岁以下幼儿，因发现幼儿内裤有脓性分泌物而就诊。患儿可因外阴痒痛哭闹不停、烦躁不安或用手搔抓外阴。阴道分泌物多为脓性

四、阴道炎有什么危害

阴道炎是妇科常见疾病，多可通过药物治疗治愈，但有再发或复发的可能。阴道炎若不及时治疗，炎症可蔓延扩散。当炎症波及泌尿系统，可导致尿道炎、膀胱炎等，引起尿频、尿急、尿痛或发热等症状；波及生殖系统，准备进行宫腔手术操作或子宫切除的阴道炎患者，即使无症状也需要接受治疗，避免引起子宫内膜炎、盆腔炎性疾病及子宫切除后阴道残端感染。

（1）患有阴道炎的孕妇，不及时治疗，可导致胎膜早破、早产以及低出生体重儿等不良妊娠结局。

（2）阴道毛滴虫可以吞噬精子，影响受孕和生育。

（3）阴道炎症还可向宫颈、子宫、输卵管卵巢甚至盆腔其他部位蔓延，引起相应部位的炎症。当输卵管、卵巢严重感染，会影响卵巢的排卵、输卵管拾卵以及卵子、精子、受精卵的运输，从而导致不孕。

五、怎么预防阴道炎

由于阴道炎的发病主要与个人卫生以及相互感染有关系，故平时要注意卫生保健，避免病原体入侵，杜绝传染源并增强体质，预防复发。

（1）饮食宜清淡而富有营养，每周保持适当的身体锻炼，增强机体的抗病能力。

（2）注意个人卫生，勤洗换内裤，不与他人共用浴巾、浴盆。

（3）不穿尼龙或化纤织品的内裤，少穿紧身的牛仔裤。

（4）科学清洗外阴，正确的清洗方法应该是自前向后洗。

（5）大便后用手纸，也应自前向后擦拭肛门。

（6）不要买非正规厂家生产的卫生巾及已过保质期的卫生巾，长时间未使用的卫生巾应在阳光下暴晒后再使用。

（7）月经期间注意卫生，勤换卫生巾，避免性生活、阴道冲洗上药及盆浴。

（8）月经结束后合理安排性生活，避免性生活过频。

（9）阴道炎治疗期间禁止性生活，或可采用避孕套以防止交叉感染。

六、阴道炎怎么治疗

阴道炎患者主要通过口服或阴道局部用药治疗，不同类型的阴道炎治疗方法不同。

1.滴虫性阴道炎

滴虫性阴道炎是由阴道毛滴虫引起的，主要由性行为传播，故性伴侣需同时进行治疗。由于滴虫性阴道炎可能合并其他部位感染，因此局部用药不易治愈，多需口服药物进行全身治疗。

（1）主要治疗药物：硝基咪唑类药物（甲硝唑或替硝唑），治愈率可达90%~95%。

（2）注意事项：孕妇及哺乳期不宜用药。甲硝唑用药期间及停药24小时内、替硝唑用药期间及停药72小时内禁止饮酒。

2.外阴阴道假丝酵母菌病

治疗需根据患者情况选择局部或全身抗真菌药物，以局部用药为主。用过的内裤、毛巾等及时消毒。

（1）常用唑类抗真菌药物：如克霉唑制剂、咪康唑制剂或制霉菌素制剂，放置于阴道深部进行治疗。

（2）注意事项：未婚女性不宜采用局部用药，可选择口服抗真菌药物。严重或复发性患者治疗需要根据患者病情延长用药周期。妊娠期女性以局部用药为主，禁用口服唑类抗真菌药。无须对性伴侣进行常规治疗，但若男性有龟头炎表现，需要进行假丝酵母菌检查及治疗，以防女性被重复感染。

3.细菌性阴道炎

细菌性阴道炎是阴道内正常菌群失调所致的混合感染。无症状者无须治疗；性伴侣不用常规治疗；子宫内膜活检、宫腔镜、刮宫术等手术前发现患病者，须积极治疗。

（1）首选药物：甲硝唑，也可用克林霉素、替硝唑，可口服治疗或局部使用栓剂。

（2）注意事项：哺乳期建议局部用药，对甲硝唑无法耐受、过敏、治疗失败或孕妇，选用克林霉素。

4.萎缩性阴道炎

萎缩性阴道炎为雌激素水平降低、局部抵抗力下降引起的，故治疗原则为补充雌激素（可口服替勃龙；或阴道局部使用雌激素制剂，如雌三醇软膏）增加阴道抵抗力，使用抗生素（阴道局部给予甲硝唑或诺氟沙星）抑制细菌生长。阴道干涩者，可使用润滑剂。

5.婴幼儿外阴阴道炎

本病是因婴幼儿外阴皮肤黏膜薄、雌激素水平低及阴道内异物等所致的外阴阴道继发感染。

（1）治疗原则：①保持外阴清洁、干燥，减少摩擦。②针对病原体选择相应口服抗生素治疗，或用吸管将抗生素溶液滴入阴道。③对症处理。

（2）注意事项：有蛲虫者，给予驱虫治疗；若阴道内有异物，应及时取出；小阴唇粘连者外涂雌激素软膏后，多可松解，严重者应分离粘连，并涂以抗生素软膏。

七、如何自我管理阴道炎

（1）患阴道炎后应及时就医，根据检查结果选择对应的治疗。

（2）正确认识阴道炎属于妇科的常见病，与不良的生活习惯有关，应稳定情绪，放松心情，避免紧张和焦虑的心态。

（3）要按医嘱进行足量足疗程用药，避免治疗不彻底。阴道局部用药时，要注意手卫生，减少感染机会，使用医生建议的溶液清洗阴道后，采取下蹲位将药片送入阴道后穹窿部。

（4）在日常用药治疗过程中，要及时监测用药效果，观察症状是否缓解，同时注意药物不良反应，若阴道炎症一直不缓解，或有加重趋势，须及时就医咨询。

（刘朝霞）

第十一节 青光眼

青光眼是全球第一位不可逆致盲性眼病，具有高度隐蔽性，可发生于任何年龄，其患病率随年龄增长而增加，总人群发病率为1%～2%，50岁以上人群的患病率达4%。青光眼患者的视力、视野损害后不能恢复，关键在于早发现、早治疗。

一、什么是青光眼

青光眼是一组以特征性视神经萎缩和视野缺损为共同特征的疾病，病理性眼压增高是其主要危险因素。眼压升高水平和视神经对压力损害的耐受性与青光眼的发生和发展有关。

二、哪些人容易得青光眼

（1）有青光眼家族遗传史。

（2）近视患者，特别是高度近视患者（度数>600度）容易发展为开角型青光眼。

（3）远视患者多伴有闭角型青光眼。

（4）长期应用糖皮质激素类药物。

（5）糖尿病患者。

（6）眼部曾有外伤史的患者。

（7）高强度工作、长期疲劳用眼者。

（8）精神因素也是引起青光眼的一大原因，精神压力大、饮食作息不规律、情绪波动大的人该提高警惕。

三、青光眼有哪些表现

青光眼的症状与类型有关。青光眼一般分为原发性青光眼，继发性青光眼和先天性青光眼。原发性青光眼又可分为原发性闭角型青光眼（包括急性和慢性），原发性开角型青光眼。

（1）急性闭角型青光眼急性发作期因眼内压急剧升高可出现雾视、虹视、视力下降、眼胀痛、同侧头痛、恶心、呕吐等症状。

（2）慢性闭角型青光眼和开角型青光眼症状不明显或缺乏，或偶感轻微眼胀痛，当我们意识到视力下降、视野缺损时，通常已经到了晚期。

（3）先天性青光眼患者一般有怕光、流泪、眼睑痉挛等症状，严重者出生时就会发现角膜变大、变白、眼球增大。

四、青光眼有什么危害

青光眼常被比作"无声的光明偷盗者"，是全球第二大致盲性眼病，其危害主要是导致视力下降、视野缺损，最终失明。青光眼急性发作或急性眼压增高会出现眼红、眼痛、同侧头痛、视力下降、恶心、呕吐等症状，慢性高眼压及

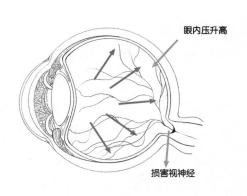

持续高眼压后期造成视神经萎缩，导致视野缺损、视力下降。

五、怎么预防青光眼

（1）定期测眼压。高危易患人群最好每年进行一次眼部检查。

（2）养成良好的用眼习惯和生活习惯。避免在暗室环境下长时间

用眼、长时间低头，劳逸结合，避免过劳。

（3）合理饮食、戒烟限酒。暴饮暴食会使眼压升高而诱发青光眼，无脂饮食可以降眼压。

（4）坚持体育锻炼。体育锻炼能使血流加快，房水循环畅通，眼压降低，尽量做有氧运动，但应避免倒立、举重、潜水等，这类运动可能会使眼压升高。

（5）保持愉快的情绪和良好的睡眠。焦虑、紧张、情绪激动容易诱发青光眼，睡眠不安、失眠容易引起眼压升高。

（6）防止便秘。便秘的人大便时常有眼压升高的现象，要养成定时大便的习惯，并多吃蔬菜和水果。

（7）食用黄花菜、佛手、桂圆、红枣、枸杞、童子鸡、花生、核桃、豆浆、茯苓、猪肉、牛肉等补益肝肾的食物，可起到防治青光眼的功效。青光眼患者不宜食用大葱、生姜、大蒜等辛辣食物。

六、青光眼怎么治疗

青光眼的治疗方式主要是药物治疗、激光治疗以及手术治疗，根据青光眼的类型、病情进展的不同阶段决定选择何种治疗方式。治疗的目的都是为了防止视神经的进一步损害，关键是控制眼压。不同类型的青光眼患者以及同一类型但病情严重程度不一样的青光眼患者首选的治疗方案都是不同的。因此，究竟一位患者应该接受哪种治疗，需要医生根据患者的病情综合判断。

1.常用降眼压药

药物降低眼压主要通过3种途径：①增加房水流出。②抑制房水生成。③减少眼内容积。其中，通过增加房水流出降低眼压最符合正常房水生理功能的维持。

（1）拟副交感神经药（缩瞳剂）：最常用的是毛果芸香碱滴眼液，是治疗闭角型青光眼的一线用药，通过兴奋瞳孔括约肌，缩小瞳孔、增加虹膜张力，解除周边虹膜对小梁网的堵塞，使房角重新开放。但此药可引起眉弓疼痛、视物发暗、近视加深等副作用，使用高浓度制剂频繁滴眼，还可能引起胃肠道不适、头痛、出汗等全身中毒症状。

（2）β-肾上腺能受体阻滞剂：通过抑制房水的生成降低眼压，不影响瞳孔大小和调节功能，但降压幅度有限，长期应用后降眼压效果减弱。非选择性 β_1、β_2 受体阻滞剂对有房室传导阻滞、窦房结病变（心跳异常）、支气管哮喘者忌用，如噻吗洛尔滴眼液。

（3）肾上腺能受体激动剂：α_2 受体激动剂可同时减少房水生成、促进房水排出，如酒石酸溴莫尼定滴眼液。

（4）前列腺素衍生物：可增加房水排出，但不减少房水生成，是治疗开角型青光眼的首选。这类药滴眼后可能出现短暂的眼部刺痛、烧灼感、痒感和结膜充血（眼红），长期用药可致虹膜色素增加、睫毛增长、眼周皮肤色素沉着（黑眼圈加重）。毛果芸香碱理论上与前列腺素制剂有拮抗作用，两种药一般不一起用。

（5）碳酸酐酶抑制剂：通过减少房水生成降低眼压，如布林佐胺滴眼液，醋甲唑胺片。口服制剂用量不宜过大且不能长期服用，因为可能会引起口唇、面部及手指/脚趾麻木，肾绞痛、血尿、全身不适等副作用。

（6）高渗剂：这类药起效迅速、作用时间短，主要用于青光眼急性发作或急性眼压增高，如50%甘油和20%甘露醇。部分患者用药后可出现头痛、恶心等不适，宜平卧休息。

2.常用抗青光眼手术和激光治疗

抗青光眼手术的原理总体而言就是减少房水产生、减少房水流出的阻力、建立房水流出通道。

（1）减少房水生成的手术：包括睫状体冷冻术、睫状体光凝术等。多用于晚期青光眼及难治性青光眼。

（2）减少房水流出阻力的手术：包括解除瞳孔阻滞和解除小梁网阻力的手术。如：周边虹膜切除术、激光虹膜切开术，一般用于早期闭角型青光眼；房角切开术、小梁切开术，一般用于先天性青光眼；

选择性激光小梁成型术主要用于治疗早期开角型青光眼。

（3）建立房水流出通道的手术：包括小梁切除术、青光眼阀及引流钉等房水引流装置植入术，主要用于中晚期青光眼及难治性青光眼。

（4）联合手术：包括青光眼白内障联合手术、难治性青光眼联合手术等。

七、如何自我管理青光眼

（1）重视随访，终生治疗。青光眼是一种伴随终身的慢性疾病，和高血压、糖尿病一样。因此青光眼患者最重要的一点是：遵医嘱定期随访。测眼压，观察视野、视神经的变化，了解用药情况。通过药物控制病情者，往往需要终身用药。

（2）保持心身健康。青光眼和心身健康密切相关，血供不足、神经营养不良、免疫系统功能紊乱、内分泌失调等都可能与青光眼的发生发展有关。适当运动、戒烟戒酒、保持愉悦的心情、拥有健康的心态对疾病的康复也很重要。

（3）养成良好的生活和用眼习惯。

（李国栋）

第十二节 龋病

龋病是人类的常见病、多发病之一，在各种疾病的发病率中，龋病位居前列。但由于其病程进展缓慢，在一般情况下不危及患者生命，因此不易受到人们重视。实际上龋病给人类造成的危害甚大，特别是病变向牙体深部发展后，可引起牙髓病、根尖周病、颌骨炎症等一系列并发症，以致严重影响全身健康。随着牙体硬组织的不断被破坏，可逐渐造成牙冠缺损，成为残根，终致牙丧失，破坏咀嚼器官的完整性。这样不仅影响消化功能，而且在童年时期可影响牙颌系统的生长发育，使人体健康素质下降。

一、什么是龋齿

龋齿，俗称虫牙、蛀牙，是在以细菌为主的多种因素影响下，牙齿发生慢性进行性破坏的一种疾病。龋齿在世界范围内普遍存在，是引起人们口腔疼痛和牙缺失的主要因素。

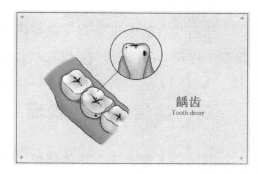

龋齿
Tooth decay

龋病的病因非常复杂，目前还没有完全搞清楚龋病的发病机制。根据目前的认识，龋病的发生有一个较长的过程，一般需1.5～2年，因此即使致龋细菌、适宜的环境和易感宿主同时存在，龋病也不会立即发生，只有上述三个因素同时存在相当长的时间，才可能产生龋坏。那些牙齿不容易清洁的地方，都是容易患龋的地方。

二、哪些人容易得龋齿

1.不重视口腔卫生

龋齿的发生与口腔卫生相关，尤其是一些早晚不刷牙或者是刷牙方式不正确的人易患上龋齿。因为不经常漱口、刷牙或者刷牙不正确，牙齿会非常容易残留一些食物残渣，这些食物残渣如果长期嵌塞会滋生很多细菌，而腐败产酸，最终发生龋齿。

2.饮食不当

饮食不当是导致牙齿龋齿的一个重要原因，喜欢吃甜食、喝碳酸饮料的人更加容易得龋齿。尤其是喝碳酸饮料的人，容易导致牙齿出现脱钙，最终形成龋齿。而一些常吃纤维类食物的人则患上龋齿的概率会有所降低，其原因在于纤维类食物需要多次咀嚼，具有擦洗清洁牙齿的作用。

3.牙齿不齐

牙齿不齐者容易出现龋齿的原因在于牙齿的食物残渣不易清洁，引发口腔细菌的产酸，从而更容易患上龋齿。

4.体质差

牙齿是否健康也侧面反映身体的健康，而反过来如果一个人的体质差、营养不良也会影响牙齿，患上龋齿的概率会更高。

三、龋齿有哪些表现

龋病的主要表现为牙体在色、形、质各方面发生变化。例如牙齿变色，牙齿缺损以及牙齿软硬程度的改变。由于龋病可以导致牙齿的崩解缺损，这样就加大了牙髓神经受到外界刺激的机会，因此容易产生疼痛。此外，X片是一个发现龋病的辅助好手段。

浅龋一般无任何感觉或不适，遭受外界刺激时亦无明显反应。龋坏较深时易形成龋洞，呈黄褐或深褐色，同时出现主观症状。对酸甜饮食敏感，过冷过热饮食也能产生酸痛，冷刺激尤为明显。此时应就诊口腔科治疗，以防龋病进一步严重。龋病严重时可见很深的龋洞，易于探查到。遇冷热和化学刺激时，产生剧烈疼痛。这时容易发展成牙髓炎或根尖周炎，建议及时就诊。

龋齿的发病从早期到最终

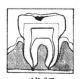
浅龋

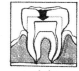
中龋

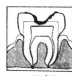
深龋

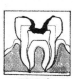
牙髓炎

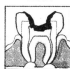
根尖炎

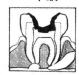
根尖周脓肿

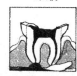
根尖周囊肿与肉芽肿

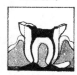
残根

四、龋齿有什么危害

龋齿在我们生活中非常常见，主要好发于儿童，可以继发牙髓炎和根尖周炎，若不及时进行治疗，严重者可使牙齿丧失。

1.成人龋齿的危害

（1）疼痛：龋齿损伤到牙髓神经时会产生剧烈的疼痛。

（2）继发感染：龋齿属于细菌性感染，如不及时治疗，可导致牙髓病与根尖周病，甚至颌骨骨髓炎。它还可作为口腔病灶，导致全身性疾病，如肾炎、心脏病等。

（3）影响消化：牙齿龋坏后，咀嚼功能降低，会影响食物的消化和吸收。

（4）牙齿缺失：当整个牙冠龋坏后，无法修复，只能拔除。龋齿是成人牙缺失的重要原因。

2.儿童龋齿的危害

（1）儿童龋齿具有和成人同样的危害。

（2）增加恒牙的患龋齿风险。龋洞内细菌聚集，将大大增加恒牙患龋齿的危险。

（3）影响恒牙萌出。龋齿继发根尖周炎后，会影响恒牙牙胚发育，影响恒牙的正常萌出。

（4）造成恒牙牙列不齐。乳牙因龋齿缺失，会造成恒牙间隙缩小，容易发生牙不齐。

（5）心理影响。多个牙齿发生龋齿时，影响正确发音和美观，给儿童造成一定心理负担。

五、怎么预防龋齿

随着时代发展，特别是饮食结构的变化，人们的患龋率逐渐上升，龋齿已成为一种常见病与多发病。对龋病的预防，应当采取综合防治的方法，最简单易行的控制方法为刷牙。刷牙时应注意刷牙的次数及效率，推荐每日3次，每次3分钟。西方经济发达国家近二十年来由于广泛开展普及口腔卫生知识，控制含糖食品，应用氟化物，加强龋病的预防措施等，在控制龋病的发生过程中取得了显著的成效，儿童患龋率有了明显下降。

（1）预防龋齿从孕期开始：发育良好的牙齿，才有坚实的抗龋基础。首先要保障胎儿期营养摄入，孕期及时补充高蛋白质、钙质、维生素等，保证胎儿牙胚的正常发育。其次孕妇要特别注意预防各种传染病的发生。

（2）良好的口腔卫生习惯：注意口腔卫生是预防龋病最关键的环节，应教育儿童从小养成良好的口腔卫生习惯，如饭后漱口、睡前不吃糖和零食等。

（3）防止牙列不齐：牙列不齐可使食物嵌塞或滞留，从而易发生龋坏，故要防止牙列不齐的发生，如替牙期应及

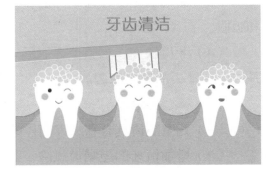

牙齿清洁

时拔除滞留的乳牙及多生牙，修复缺失牙。

（4）营养均衡，少吃甜食：食物要多样化，以提供牙齿发育所需要的丰富营养物质，还要注意多咀嚼粗纤维性食物，如蔬菜水果等，可以帮助清洁牙齿。

（5）定期进行口腔检查：早发现龋齿，早治疗，要求每3~6个月进行1次口腔检查。

（6）应用各种氟化物制品：如含氟牙膏等，有防龋作用。

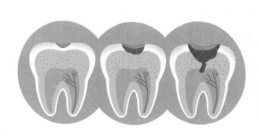

（7）实施窝沟封闭：窝沟封闭是一种切实有效的办法，能起到有效的防龋作用，可使龋齿发生率降低90%以上，让孩子免受蛀牙痛苦。

六、龋齿怎么治疗

龋病治疗的目的在于终止病变过程，阻止其继续发展并恢复牙齿的固有形态和功能。由于牙齿结构特殊，对实质性缺损无自身修复能力。除少数情况可用药物外，均需根据牙齿缺损情况采用充填术、嵌体或人造冠修复治疗，以恢复形态和功能。

药物治疗：是在磨除龋坏的基础上，应用药物抑制龋病发展的方法。适用于恒牙尚未成洞的浅龋，乳前牙的浅、中龋洞。常用药物包括氨硝酸银和氟化钠等。

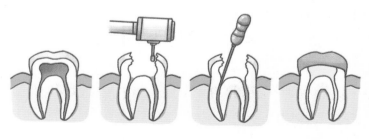

牙髓感染的牙齿　　开髓，　　　　　根管预备　　　根管充填
　　　　　　　　请理感染的牙髓　　根管消毒

充填术：对于龋坏较大已经形成龋洞的患牙，只有通过各种方法，去除龋坏，使用各种材料将龋坏人工修复，是目前应用最广泛且成效较好的方法。

银汞合金充填术：已形成实质性缺损的牙齿，其基本过程可分为两步。先去除龋坏组织，并按要求制成合理形态，然后以银汞合金填充恢复其固有形态和功能。适用于充填后牙和隐蔽部位的前牙洞。现较少用于临床。

复合树脂充填术：同银汞合金充填术类似，使用复合树脂充填。因美观性好而应用于前后牙，目前是龋齿的主要治疗方法。

嵌体修复：对于牙冠龋坏严重，残留部分无法加以充填治疗的龋齿。用金属或其他材料制成与牙齿窝洞适合的修复体，镶嵌在洞内，称为嵌体修复。

七、如何自我管理龋齿

（1）促进口腔健康，接受口腔健康教育，定期进行口腔检查。在口腔专业医生的指导下，合理使用各种氟化物防龋，进行窝沟封闭，应用防龋涂料。养成良好的口腔卫生习惯，如正确刷牙、饭后漱口、睡前不吃糖和零食等。

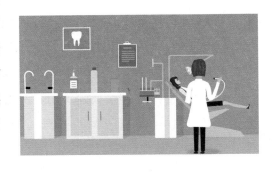

（2）早期发现，早期诊断，包括定期检查，在检查诊断基础上做早期治疗。

（3）防止龋病可能引起的并发症。尽早治疗以保存牙颌系统的生理功能，保持身体健康。

（郑治国）

第十三节 抑郁症

目前，全球范围内有超过3.5亿人患有抑郁症，中国为5400万，遍及各个年龄层，在产妇、癌症患者、脑卒中患者等特殊人群中，抑郁症的发病率则更高。全球每年因抑郁症自杀死亡人数高达100万，中国超过20万。预计到2030年抑郁症将成为世界疾病负担第一的疾病。我国抑郁症发病率高达5%~6%，但就医率不到10%，九成以上抑郁症患者没有得到专业治疗。首次抑郁发作缓解后约半数患者不再复发，但3次发作未接受维持治疗的患者，复发风险约100%。因此，抑郁症是一种患病率高、治疗率低、复发率高的精神障碍，不同的治疗方法影响治疗有效率。提高对抑郁症的认识，做到早期诊断、早期有效治疗十分重要。

一、什么是抑郁症

抑郁症主要表现是显著而持久的心境低落（高兴不起来），持续数周数月甚至数年，会对个体的工作、生活、人际交往等带来极大的不良影响。

一种相当广泛的认识是，抑郁症是"情绪病"，得了抑郁症的人，是"小心眼""想不开""爱钻牛角尖""意志脆弱"等。还有人把抑郁和抑郁症相混淆——这导致当人们谈到抑郁症时，脑中浮现的都只是日常生活的难过悲伤情绪，却不理解抑郁症实际上是一种严重的精神障碍，和感冒、肺炎一样的生理性疾病，有着自己的生理症状，它包含的不仅仅是绝望沮丧悲伤，还有丧失兴趣、疲倦、焦虑、厌食或暴食、失眠或嗜睡等症状。

二、哪些人容易得抑郁症

什么样的人容易患抑郁症，可以从以下的生理-心理-社会危险因素上分析，避免这些危险因素，可以有效地预防抑郁症的发生或复发。

遗传因素	有抑郁症近亲（如父母兄弟姐妹和孩子）的个体患此障碍的风险增加2～4倍
气质因素	自卑、悲观、谨慎，追求完美，道德感过强、焦虑、强迫，容易被压力击垮等特征的个体易患抑郁症
环境因素	儿童期遭遇暴力、忽略、虐待、性侵，丧亲，离婚，失业，失去健康，事业成败，人际关系变化，客观环境变化等，其抑郁症发作的危险率增高6倍，自杀的危险增高7倍
疾病因素	慢性中枢神经系统疾病或其他慢性病，例如恶性肿瘤，代谢性疾病和内分泌疾病（例如糖尿病），心血管疾病（例如冠心病和风湿性心脏病等），神经系统疾病（例如帕金森病、癫痫等）
药物因素	某些抗精神病药物（如氯丙嗪）、抗癫痫药物（如丙戊酸钠、苯妥英钠等）、抗结核药物（如异烟肼）、降压药（如可乐定、利血平等）、抗帕金森病药物（如左旋多巴）、糖皮质激素（如泼尼松）等，这些药物可造成部分患者出现抑郁障碍，或使原有的抑郁加重
物质滥用	精神活性物质的滥用和依赖都可成为抑郁症的危险因素，这些物质包括鸦片类物质（海洛因、吗啡）、中枢兴奋剂（咖啡因、可卡因）、致幻剂（仙人掌毒素）、酒精、镇静催眠药物等。长期饮酒者有50%或以上的个体有抑郁障碍

三、抑郁症有哪些表现

当一个人有5种或更多以下症状，几乎每天，至少2周，就可以诊断为重性抑郁障碍。

（1）抑郁心境或悲伤。

（2）对于曾喜欢的活动失去兴趣或愉悦。

（3）突然或近期体重增加、体重减轻、食欲改变。

（4）失眠或嗜睡（睡得过多）。

（5）感到不安或烦躁（例如，走来走去、搓手）或言语和运动迟缓。

（6）乏疲或失去能量。

（7）感到无价值或内疚。

（8）难以集中注意力或做决定。

（9）经常想死亡或自杀，计划自杀，或企图自杀。

必须出现最前面2个症状之一，且行为的改变引起极大的痛苦或者损害社交、职业或其他关键方面的功能。儿童和青少年可能不是悲伤，而是易激怒。

四、抑郁症有什么危害

抑郁症的危害主要包括以下几个方面：

（1）损害社会功能，影响患者正常的生活、工作、学习、社交等。因为抑郁症患者往往有心情低落、兴趣缺乏、乐趣丧失、自信心不足、思维迟缓、反应迟钝、注意力不集中、行动缓慢症状，容易造成患者学习、工作效率低下，不愿出门，不愿说话。

（2）伴有躯体不适，带来反复求医行为。常见的躯体不适包括头痛、颈部痛、背痛、肌肉痉挛、恶心、呕吐、咽喉肿痛、反酸、口干、便秘、胃胀、消化不良、视力模糊以及排尿痛等。为减轻疼痛等不适症状，患者常反复在综合医院各临床专科和急诊科就诊，不适当的接受各种检查。增加心血管疾病问题、代谢性疾病问题和内分泌疾病问题及恶性肿瘤的患病风险。

（3）增加自杀风险，自杀是抑郁症的最大危害。据调查一半以上的抑郁症患者有自杀的想法，15%~20%的患者最终以自杀结束生命。

（4）有危害社会的隐患，抑郁症患者有可能会去伤人，甚至杀人，也会给家庭和社会带来严重不好的后果和影响。

五、怎么预防抑郁症

预防抑郁症主要是提高个人适应能力和减少抑郁易感性，可以从以下几方面入手：

（1）保持一个健康的生活节奏：养成规律的生活作息，保证睡眠；平时适当安排社交活动和娱乐消遣；适当运动，经常进行户外活动，运动和阳光都能帮助排遣不良情绪。

（2）注意调节心理节奏：生活、工作中都要量力而行，不要给自己设定过高的目标，以免压力过大；遇事避免上纲上线，及时纾解不悦情绪；改变将事件的负面结果归咎于自身的思维习惯，客观全面地看待生活中遇到的各种问题。

（3）营造良好的家庭关系和社交关系：多交朋友，多和他人交流，遇到烦心的事多和家人朋友倾诉，以免不良情绪长期累积造成抑郁。

六、抑郁症怎么治疗

抑郁症治疗目标：控制症状，提高临床治愈率，最大限度减少病残率和自杀率，防止复燃及复发。

正确认识抑郁症和焦虑症

抑郁症的治疗包括药物治疗、心理治疗或物理治疗（如生物反馈，经颅磁刺激，电休克治疗等）、预防复发措施、社会支持帮助等。轻度抑郁症往往只需心理治疗，中度和重度抑郁症需要药物治疗联合心理治疗。对于有强烈自杀倾向的患者，不能迅速控制其自杀的危险，改良电抽搐治疗则能快速缓解症状。

大部分抑郁症患者预后良好，少数患者病程迁延，反复发作，所以首次抑郁发作治疗及时彻底至关重要。第一次抑郁发作且经药物治疗临床缓解的患者，药物的维持治疗时间为期6个月～1年；若为第二次发作，主张维持治疗3～5年；若为第三次或三次以上发作，应长期维持治疗。

心理治疗在减轻抑郁症状、预防抑郁症复发、改善病人依从性、获得有力的社会支持等方面，具有非常积极的作用。常用于抑郁症心理治疗方法有：认知行为治疗、正念认知疗法、支持性心理治疗、动力学心理治疗、人际心理治疗、婚姻和家庭治疗等。

七、如何自我管理抑郁症

抑郁症治疗周期长，在治疗和康复过程中患者和家属需要对抑郁症的发病原因、基本症状、治疗方法和如何预防等基本知识有一定的了解，积极配合治疗，树立战胜疾病的信心，进行有效的长期自我管理。

（1）患者及家属要了解抑郁症可能引发的因素，例如家庭的教育方式、相处方式、人际交往和人际关系等，尽量避免诱发因素的发生。

（2）加强日常情绪的监测，通过患者抑郁自评工具（9条目患者健康问卷PHQ-9)来进行病情的动态评估。每周评估一次，把每周的情况记录下来，了解自己的病情在加重还是好转，有助于医生帮助量化评估病情。

PHQ-9抑郁症筛查量表

序号	问题	没有	有几天	一半以上时间	几乎每天
1	做事时提不起劲或没有兴趣	0	1	2	3
2	感到心情低落、沮丧或绝望	0	1	2	3
3	入睡困难、睡不安稳或睡眠过多	0	1	2	3
4	感觉疲倦或没有活力	0	1	2	3
5	食欲不振或吃太多	0	1	2	3
6	觉得自己很糟，或觉得自己很失败，或让自己或家人失望	0	1	2	3
7	对事物专注有困难，例如阅读报纸或看电视时不能集中注意力	0	1	2	3
8	动作或说话速度缓慢到别人已经觉察或正好相反，烦躁或坐立不安，动来动去的情况更胜于平常	0	1	2	3
9	有不如死掉或用某种方式伤害自己的念头	0	1	2	3

【计分规则】

计算总分：

0~4分：没有忧郁症　　　　　　　　　（注意自我保重）

5~9分：可能有轻微忧郁症　　　　　　（建议咨询心理医生或心理医学工作者）

10~14分：可能有中度忧郁症　　　　　（最好咨询心理医生或心理医学工作者）

15~19分：可能有中重度忧郁症　　　　（建议咨询心理医生或精神科医生）

20~27分：可能有重度忧郁症　　　　　（一定要看心理医生或精神科医生）

（3）坚持治疗，定期随访。临床上很多患者治疗一两个月后便自行停药了，或者症状减轻后便自行减少药物剂量，这样很容易导致病情反复发作，最后变成慢性或者难治性的抑郁症。

（4）消除顾虑，接受抗抑郁剂治疗，病人可以监测自己长期服药中的问题，与医生沟通，及时处理。出现一些口干、便秘等副作用时，要多饮水、多食富含纤维素的食物，以缓解不良反应。减药停药需要在医生指导下进行，避免剂量减少太多、停药太快，产生了撤药反应。

（5）保持积极的生活态度和健康的生活方式，合理膳食、适量运动、充足睡眠，限制饮酒，参与社交活动。在疾病缓解期，有可能在生活当中的一点小事，例如人际冲突、遇到挫折和困难，就很容易导致病情波动和复发。长期的康复管理包括掌握应对挫折的方法，能够独立处理承担生活中的一些挫折或压力。

（6）抑郁症的自杀行为贯穿了整个疾病之中，出现自杀意念和行为时，最好的办法是直接求助于专业性的心理咨询或治疗机构。作为家人要了解患者的想法，及时知道其是否有自杀的念头，并与其谈心交流，缓解抑郁情绪。平时注意观察是否有自杀的先兆，将刀剪等危险品收藏起来，尤其加强药物的保管，使患者不宜获得大量的药物。患者情绪很低时或有自杀先兆的时候，一定要有人陪伴在身边，并与医生取得联系，最好住院治疗。

（余　斌）

第十四节　手足口病

手足口病属于我国法定丙类传染病。该病传染性强、易出现聚集性病例和暴发疫情。引发手足口病的肠道病毒有20多种，以柯萨奇病毒A16型和肠道病毒71型（EV-A71）最为常见；患儿和隐性感染者为主要传染源，可通过消化道、呼吸道和密切接触等途径传播；5岁以下儿童多发，给儿童健康带来了严重威胁。

一、什么是手足口病

手足口病是由肠道病毒感染引起的一种儿童常见的传染病，可在托幼机构、村庄、家庭等出现聚集性病例。孩子有口腔痛、厌食、低热，手心、足底、口腔、臀部等部位出现斑丘疹、疱疹，疱疹周围可有炎性红晕，疱内液体较少。或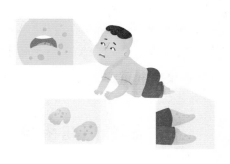伴有咳嗽、流涕，多数患儿一周左右自愈。如果仅仅局限在咽部有疱疹，诊断为"疱疹性咽峡炎"。一般病情不重，预后良好。但少数患儿可出现重症表现，病情进展迅速，可引发死亡。

二、哪些人容易得手足口病

手足口病主要发生在5岁以下儿童，占总病例数的90%。其中3岁以下儿童发病率最高。

三、手足口病有哪些表现

主要表现为急性起病，发热，可以高热；口腔黏膜出现散在疱疹，米粒大小，疼痛明显；手掌或脚掌部出现米粒大小疱疹，臀部或膝盖偶可受累。部分患者可伴有咳嗽、流涕、食欲不振、哭闹（口腔疱疹疼痛引起）等症状。重症病人可以有精神差、嗜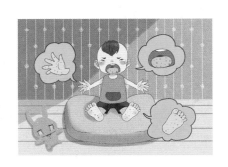睡、吸吮无力、站立不稳、头痛、呕吐、烦躁、肢体抖动、抽搐、四肢发凉、咳粉红色泡沫痰或血性液体、呼吸困难、面色发青或苍白。

四、手足口病有什么危害

重症患者起病急、病情变化快，可以出现脑膜炎、脑炎、脑脊髓炎、肺水肿、循环障碍等严重状态，救治困难引起死亡。常常由EV-A71感染引起重症，致死原因主要为脑干脑炎及神经源性肺水肿。

五、怎么预防手足口病

（1）保持良好的个人卫生习惯是预防手足口病的关键。减少到人群聚集、空气流通差的公共场所；保持家庭环境卫生，居室经常通风，勤晒衣被；勤洗手，饭前便后、外出回家后、可能接触脏东西后，用流动水和肥皂或洗手液洗手，洗手后使用的干手毛巾应尽量做到单人使用。定期清洗消毒。每日对玩具、个人卫生用具、餐具等物品的清洗消毒。不要与患病的孩子接触。注意饮食营养，不喝生水，不吃生冷食物。幼托机构、学校也要注意采取预防控制措施。

（2）EV-A71灭活疫苗可以预防EV-A71感染所致的手足口病。

接种对象为6月龄～5岁的儿童，基础免疫程序接种为2剂次，间隔1个月，最好在12月龄前完成接种。

六、手足口病怎么治疗

（1）一般治疗：普通病例在门诊治疗，居家观察，注意隔离，避免交叉感染；清淡饮食；做好口腔和皮肤护理。

（2）对症治疗：目前尚无特效抗肠道病毒的药物。若皮肤疱疹破裂，局部可涂莫匹罗星。可以使用干扰素喷雾或雾化，或喷涂于皮疹处。积极控制高热，体温超过38.5℃者，采用物理降温（温水擦浴、退热贴等）或口服退热药物，常用药物有：布洛芬（5～10毫克/千克·次），对乙酰氨基酚（10～15毫克/千克·次），两次用药的最短间隔时间为6小时。

（3）如果高热不退，或出现惊跳（全身抖动，类似惊吓样表现）则需要紧急到医院就诊，按医嘱治疗。

七、如何护理手足口病的孩子

（1）消毒隔离：需居家隔离2周。用过的玩具、餐具或其他用品应彻底消毒，常用含氯的消毒液浸泡及煮沸消毒，不宜蒸煮或浸泡的物品可置于日光下暴晒。

（2）休息饮食：饮食清淡、可口、易消化，口腔有糜烂时可以食用流质食物。禁食冰冷、辛辣等刺激性食物。

（3）皮疹护理：保持清洁，预防细菌继发感染，每次餐后应用温水漱口。衣服、被褥要清洁，衣着应宽大、柔软，经常更换。勤洗手，剪短患儿指甲，必要时包裹患儿双手，防止抓破皮疹。保持臀部清洁干燥。

（4）密切观察：注意孩子的体温、精神状态、皮疹发展情况和四肢温度，一旦出现体温增高（超过38.5～39℃）或服用退热药后体温不降、四肢发凉、面色不好、呼吸快、精神差、嗜睡、易惊、头痛、呕吐、烦躁、肢体抖动等情况，需要紧急到医院就诊。

（陈　强）

第十五节 缺铁性贫血

缺铁性贫血是儿童中最常见的营养缺乏性疾病。铁是人体最容易缺乏的营养素之一，铁缺乏以及缺铁性贫血是世界范围内最常见的单一营养缺乏病。世界卫生组织将缺铁列为与死亡有关的十大危险因素之一，我国儿童铁缺乏患病率仍然居高不下，是我国重点防治的儿科疾病。

一、什么是缺铁性贫血

缺铁性贫血是由于铁缺乏导致的贫血。铁缺乏有大概3个发展阶段，铁减少期，红细胞生成缺铁期和缺铁性贫血期。而缺铁性贫血代表着体内储存铁消耗殆尽，不能满足正常红细胞生成的需要时即发生贫血。

二、哪些人容易得缺铁性贫血

铁缺乏症是最常见的营养素缺乏症和全球性的主要营养问题之一，据估计世界1/3的人口缺铁。我国儿童铁缺乏症患病率仍显著高于发达国家。2000年，"中国儿童铁缺乏症流行病学调查"发现，我国7个月～7岁儿童铁缺乏症总患病率为40.3%，缺铁性贫血患病率为7.8%。青春期少年儿童生长发育快，也是缺铁的高发人群。因此，儿童铁缺乏症高危人群主要是6～24个月的婴幼儿和青春期少年儿童。

三、缺铁性贫血有哪些表现

孩子会出现面色苍黄，易疲乏，食欲减退，有些可出现异食癖；婴幼儿期的孩子会出现注意力不集中、记忆力差，可持续至儿童期，且铁剂治疗亦不能完全恢复损害的注意力记忆力等认知能力。

孩子会免疫功能下降，感染疾病机会增加。还可能出现肝、脾、淋巴结轻度增大，重度贫血可使心率增快，心脏扩大甚至心力衰竭。缺铁时肠道有毒重金属如铅、镉等吸收增加。血液检测指标也会发生改变。

四、缺铁性贫血有什么危害

缺铁可影响儿童生长发育、运动和免疫等各种功能。婴幼儿严重缺铁影响认知、学习能力和行为发育，甚至不能被补铁所逆转。

五、怎么预防缺铁性贫血

提倡母乳喂养，科学合理引入含铁食物；婴幼儿尽量采用铁强化配方乳，不建议单纯牛乳喂养；培养儿童良好的饮食习惯，避免出现偏食、挑食、喜吃零食、喜喝甜饮料等不良的饮食习惯；提供富含铁的食物，如动物肝脏、血、红色的瘦肉和帮助铁吸收的其他营养素（如维生素C、维生素A等）。还要及时治疗纠正引起铁缺乏的疾病，如肠道疾病、肠道寄生虫病、梅克尔憩室、青春期女孩月经过多等。

对于纯母乳喂养的早产儿应从2～4周龄开始补铁，每天每千克体重1～2毫克元素铁，直至1周岁。对疑似缺铁或缺铁性贫血的青春期女孩，可口服补充铁剂，每天30～60毫克元素铁。

六、缺铁性贫血怎么治疗

去除病因，在医生指导下补充铁剂和多种维生素。严重贫血应该住院治疗。建议1岁内婴儿每3个月筛查血红蛋白1次，1岁后每年筛查血红蛋白1～2次。对于血红蛋白在110克/升的正常低限儿童应该口服铁剂3个月。

七、如何护理患缺铁性贫血的孩子

注意休息，避免感染。注意食物的均衡和营养，膳食安排中重视富含铁的食物（如动物血、瘦肉、鸡蛋），或者强化铁的食物。纠正厌食和偏食等不良习惯，培养良好的饮食习惯。

（邹时朴）

第十六节 小儿腹泻

小儿腹泻病是儿科的常见病，根据病因分为感染性腹泻和非感染性腹泻，前者可由病毒（如轮状病毒、诺如病毒等）、细菌、真菌、寄生虫等引起；后者可由过敏性、饮食性、双糖酶缺乏、药物性、气候因素等原因引起。病程在2周以内为急性腹泻，病程在2周～2个月为迁延性腹泻，病程在2个月以上为慢性腹泻病。腹泻按脱水情况分为：轻度（无明显脱水、无中毒症状）、中度（有中度脱水和轻度中毒症状）、重度（有重度脱水及明显的中毒症状）。腹泻是造成儿童营养不良、生长发育障碍的常见原因之一。

一、什么是小儿腹泻

小儿腹泻是一组多病原、多因素引起的，以大便次数增多、大便性状改变的消化道疾病。每年有两个发病高峰，发生在夏季的主要由致泻性大肠埃希菌与痢疾杆菌引起；发生在秋季的主要由轮状病毒引起，称秋季腹泻。

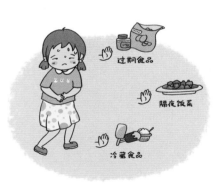

二、哪些人容易得小儿腹泻

小儿腹泻病常发生在5岁以下的儿童，以6个月～2岁的婴幼儿发病率最高，此外，当孩子有呼吸道感染、贫血、佝偻病、营养不良、人工喂养等情况时，也容易出现腹泻。少部分反复或长期使用广谱抗生素的孩子，出现肠道菌群失调时会出现腹泻。

三、小儿腹泻有哪些表现

腹泻起病可急可缓，轻型以胃肠道症状为主，出现大便次数增多，稀薄或带水，呈黄色或黄绿色，有酸味，常见白色或黄白色奶瓣或泡沫。重型胃肠道症状较重，常有呕吐，腹痛，大便每日可达十余次至数十次，含有黏液，部分可有血便；同时还有明显脱水和全身感染中毒症状，如发热或体温不升，精神烦躁或萎靡，尿量减少，嗜睡，面色苍白，意识模糊甚至昏迷、休克。根据孩子的一般情况，皮肤弹性，眼窝及前囟是否凹陷，是否口唇干、口渴，尿量，四肢温度等将脱水分为轻、中、重度。

四、小儿腹泻有什么危害

腹泻严重时会引起脱水、少尿或无尿、电解质及酸碱平衡紊乱、休克、惊厥等情况，迁延性和慢性腹泻常伴有营养不良、贫血、免疫功能低下、生长发育迟缓等并发症。可并发肠套叠，成为外科急腹症。

五、怎么预防小儿腹泻

（1）提倡母乳喂养，避免在夏季断奶，适时添加辅食。注意饮食卫生，不食生冷食物，积极防治营养不良。

（2）养成良好的卫生习惯，尽量少到公共场所，注意手卫生；注意乳品的保存和奶具、食具等的定期消毒。

（3）避免长期滥用广谱抗生素，或可加用微生态制剂，防止肠道菌群失调。

（4）轮状病毒疫苗可以有效预防轮状病毒感染引起的腹泻，在2个月龄的时候就可以进行接种。目前有单价轮状病毒疫苗（国产）（2月龄～3岁接种，每年1剂）和五价轮状病毒疫苗（进口）（共接种3剂，第1剂在6～12周龄接种，之后每两剂需间隔4～10周，第3剂必须在32周龄前完成），可以选择一种疫苗接种。口服接种轮状病毒疫苗需要在孩子身体状况比较好的情况下使用。

六、小儿腹泻怎么治疗

小儿腹泻的治疗原则为：继续喂养，预防脱水，纠正脱水，合理用药。要避免禁食，不要过多应用静脉输液，不要滥用抗生素。不同原因、不同程度的腹泻病治疗重点各有侧重。急性腹泻要注意维持水、电解质平衡，迁延性及慢性腹泻应注意肠道菌群失调及饮食疗法。口服肠黏膜保护剂（如蒙脱石散）、微生态制剂和补锌治疗。当有轻至中度脱水时，可以口服补液盐Ⅲ，最初4小时的用量为50～75毫升/千克。若有中度以上的脱水、呕吐腹泻严重、新生儿、腹胀的患儿就要及时到医院静脉输液。

七、如何护理腹泻孩子

（1）注意护理：关注大便、呕吐、发热、尿量等情况；注意手卫生和臀部清洁。保持室内通风及环境安静。

（2）继续饮食：提倡母乳喂养，人工喂养患儿可选用无乳糖或低乳糖配方乳，年龄较大的患儿饮食不加以限制，可日常饮食（如粥、面条、稀饭、肉末、新鲜果汁等）。鼓励患儿进食，如进食量少，可增加喂养餐次，避免给患儿喂食含粗纤维的蔬菜和水果以及高糖、高脂食物。

（3）预防脱水：给予口服足够量的液体以防止脱水，给予汤汁、盐米汤、口服补液盐Ⅲ。口服补液盐Ⅲ是世界卫生组织推荐的，临用前，将药按比例溶解于温开水中，随时口服。在每次腹泻后补充一定量的液体：大于6个月患儿50毫升、6个月～2岁患儿100毫升、2～10岁150毫升、10岁以上的随意服用，直至腹泻停止。这种方法安全、有效和简便。但早产儿不适用。

（4）密切观察：如果患儿在3天内临床症状不见好转，或出现腹泻次数和量增加，频繁呕吐，明显口渴，不能正常饮食，发热，大便带血等情况，应尽快到医院就诊。

（刘　洪　陈　强）

第十七节 小儿肺炎

肺炎是小儿的常见病，严重时常常危及生命，是婴儿时期主要的死亡原因。一年四季均可发病，以冬春寒冷季节及气候骤变时多发。发热、咳嗽、呼吸困难，在体检时肺部有固定的湿性啰音为主要临床表现。

一、什么是小儿肺炎

肺炎是指不同病原体（细菌、病毒、真菌、肺炎支原体等）或其他因素（如吸入羊水、奶汁、胎粪、油类或过敏反应）等所引起的肺部炎症。

二、哪些人容易得小儿肺炎

肺炎可见于任何年龄的儿童，但在2岁以下，特别是婴幼儿发病率高。如有营养不良、维生素D缺乏性佝偻病、贫血、先天性心脏病等并存症及极低出生体重儿、免疫缺陷者等易发生肺炎。此外，如家庭居住拥挤、通风不良、空气污浊也易发生本病。

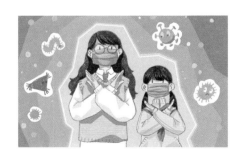

三、小儿肺炎有哪些表现

不同病原体感染引起的肺炎，其临床表现可有不同的特点。一般为发热、咳嗽、食欲不振、呼吸快、呕吐或腹泻以及烦躁及喘憋、鼻翼扇动等症状。新生儿、早产儿、小婴儿可有呛奶、面色发青、口吐白沫等。

四、小儿肺炎有什么危害

肺炎严重时，可以出现呼吸困难、高热、抽搐、昏迷，累及循环、神经和消化等系统时，出现心力衰竭、中毒性脑病、中毒性肠麻痹，以及胸腔积液、脓胸、气胸等情况，甚至出现生命危险。

五、怎么预防小儿肺炎

（1）加强护理：多晒太阳，防治佝偻病、营养不良及贫血。提倡母乳喂养，及时添加辅食，培养良好的饮食及卫生习惯。锻炼体格，提高机体耐寒能力。室内要开窗通风，注意室内卫生清洁；不要衣着或包裹过多，随气候变化适当增减衣服。

（2）避免感染：尽量减少到人群聚集、空气流通差的公共场所，或戴上口罩。注意手卫生。避免接触呼吸道感染的病人，积极治疗小儿上呼吸道感染、气管炎等疾病。

（3）接种疫苗：预防肺炎最好的方法是接种疫苗。13价肺炎链球菌结合疫苗可以预防肺炎链球菌感染的肺炎，需接种4剂，6周龄～6月龄间接种3剂，每两剂至少间隔1个月，12～15月龄加强一剂。流感疫苗可以预防甲、乙型流感病毒感染引起的肺炎，在6月龄的儿童就可接种。其他疫苗，如麻疹疫苗、流感嗜血杆菌疫苗、百日咳疫苗等，可以预防相关病原体引起的肺炎。

六、小儿肺炎怎么治疗

患肺炎时需要在医生的指导下用药，根据病情，应用化痰止喘、雾化、吸痰、给氧等综合治疗，同时要针对感染的病原体进行抗感染治疗。病情严重时静脉使用药物，待病情好转后改口服药物巩固治疗，疗程往往需要2～3周。但要注意，抗菌药物对病毒感染引起的肺炎是没有帮助的。

七、如何护理小儿肺炎的孩子

保持室内通风、环境安静、适当的室温(18～20℃)及湿度(60%左右)。供给充足水分，宜给清淡、含有较多维生素并易于消化吸收的食物。少量多餐，重症不能进食者给予静脉营养。在孩子高热时，可以选择布洛芬或对乙酰氨基酚退热，不要使用阿司匹林（或含有阿司匹林）及尼美舒利等药物作为退热药。经常翻身更换体位、拍背。尽量不用镇咳药物，以免影响痰液的排出。

（陈　强）

第十八节 儿童支气管哮喘

支气管哮喘（简称哮喘）是儿童时期最常见的慢性气道疾病。呼吸道感染（如病毒、细菌、肺炎支原体、衣原体等病原体感染）、过敏原或刺激物等原因（如环境中的粉尘螨、屋尘螨、烟雾、花粉、粉尘、空气污染颗粒物）会诱发哮喘。此外，天气变化、精神因素、剧烈运动、合并鼻炎等情况也常常引起哮喘发作。哮喘具有反复发作性、诱因多样性、时间节律性、季节性和可逆性的特点。

一、什么是支气管哮喘

哮喘是一种以慢性气道炎症和气道高反应性为特征的疾病。患儿有反复发作的喘息、咳嗽、气促、胸闷，常在夜间和（或）凌晨发作或加重。

二、哪些人容易得支气管哮喘

哮喘可以发生在任何年龄，但常见于小于3岁的婴幼儿。有哮喘家族史、湿疹、过敏性鼻炎、副鼻窦炎，或对冷空气敏感性高的孩子容易患哮喘。

三、儿童支气管哮喘有哪些表现

哮喘发作前有眼痒、鼻痒、打喷嚏、流清涕等过敏性鼻炎或感冒样症状，接着出现干咳、喘息、气促、胸闷，严重时行走或平卧时呼吸困难、张口呼吸、烦躁、鼻翼扇动、面色发青或苍白、出冷汗，语言不连贯等表现。

四、儿童支气管哮喘有什么危害

哮喘急性发作可以引起呼吸困难、呼吸衰竭、气胸，出现低氧血症；反复发作的慢性哮喘会引起肺气肿、慢性肺部疾病。

五、怎么预防儿童支气管哮喘

预防呼吸道感染，对扁桃体炎、副鼻窦炎等感染病灶应积极治疗；查找和尽量回避过敏原；母乳喂养，加强营养；适当运动，增强体质，提高机体对气候变化的适应性和耐受力；提高对哮喘预防治疗的依从性，坚持使用哮喘的预防吸入治疗药物，在医生的指导下正确使用和逐渐减量。

六、儿童支气管哮喘怎么治疗

在哮喘急性发作时需要尽快缓解症状，使用平喘、抗感染、祛痰、抗过敏等治疗，必要时给予吸氧；在哮喘缓解时就要坚持雾化吸入糖皮质激素进行预防治疗，防止症状加重或病情反复，轻度哮喘需要至少6个月，中重度哮喘需要1~3年。在专科医生的指导下，使用抗哮喘药物并进行方案的调整，不能自行随便降低治疗级别甚至停药。

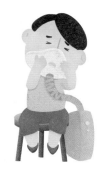

哮喘的治疗可以选择口服、雾化和静脉等途径。雾化吸入治疗是国际推荐的治疗方式。年幼儿可以在家使用雾化机吸入治疗，年长儿可以使用气雾剂或干粉剂在家预防吸入药物治疗。

七、如何护理支气管哮喘的孩子

（1）注意护理：饮食清淡营养，不要吃易引起过敏的食物；保持环境整洁，回避过敏原。

（2）坚持治疗：哮喘是慢性疾病，需要在家坚持使用布地奈德或丙酸氟替卡松雾化吸入长期预防治疗，家长或年长儿要记好哮喘日记。在医生的指导下正确使用和逐渐减量。

（3）关注发作：在咳喘发作时帮助患儿取半卧位或最舒适体位，并通过安抚，解除其恐惧与不安；可在家先雾化吸入布地奈德、特布他林或沙丁胺醇等药物治疗，减轻气喘，观察症状好转情况。

（4）及时就医：密切观察孩子的咳嗽、气喘和呼吸困难等情况。一旦出现气喘加重、面色不好、出冷汗、呼吸费力的情况要及时到医院就诊。

（陈　强）

第十九节 佝偻病

虽然曾经采用配方奶中强化维生素D或婴幼儿补充鱼肝油的举措，使佝偻病患病率下降。但据近年报道，佝偻病在发达国家有回升的趋势，可能与空气污染有关，估计全世界约有十亿人维生素D缺乏或不足，涉及不同年龄的人群，正常婴儿、儿童和青少年维生素D不足的比例较高。因此，维生素D缺乏是一世界性的健康问题，在我国依然是儿科重点防治的疾病之一。

一、什么是佝偻病

佝偻病的全称叫营养性佝偻病，是由于儿童维生素D缺乏和/或钙摄入量过低导致的一种全身慢性营养性疾病。这种疾病特点是产生以骨骼病变为特征如鸡胸、漏斗胸、X型或O型腿。维生素D和钙相辅相成，当维生素D不足或缺乏，同时伴有钙不足或缺乏，则导致佝偻病发生。

二、哪些人容易得佝偻病

佝偻病多见于户外活动少、生长发育快而又没有足量补充维生素D的婴幼儿及青春期少年；体内贮存不足的早产、双胎儿；患有影响维生素D的吸收、转运和利用的肝肾疾病、慢性腹泻等儿童。

三、佝偻病有哪些表现

在早期，特别是6个月以内的孩子，主要表现为易激惹、烦躁、睡眠不安，多汗刺激导致经常摇头，出现枕秃。如果未经治疗继续加重，会出现骨骼变形：7~8个月的孩子会出现方颅，1岁以后出现沿肋骨方向于肋骨与肋软骨交界处可及圆形隆起，从上到下如串珠样突起，叫作"佝偻病串珠"；还有胸廓下缘形成一水平凹陷，称为"肋膈沟"，是因为膈肌附着处的肋骨受膈肌牵拉而内陷；卧位时可见胸骨下1/3向前突出畸形，称为"鸡胸"；手腕、足踝部可形成钝圆形环状隆起，称为"手镯""足镯"；膝内翻（"O"型膝）或膝外翻（"X"型膝），这需要由医生来与正常儿童的生理性弯曲和正常的姿势变化，如足尖向内或向外等进行鉴别。

佝偻病除引起骨骼病变外，还可影响其他组织器官，如肌肉松弛、肌张力降低，致使运动发育延迟；免疫功能下降导致反复感染。

患佝偻病的孩子在活动期许多血液生化指标会发生改变，X线检查也会有异常变化。

四、佝偻病有什么危害

佝偻病会导致骨骼畸形，肌肉松弛、免疫力下降，不仅影响儿童正常生长发育，还可能引起与维生素D缺乏相关的成人期疾病，如糖尿病、哮喘、多发性硬化等。

五、怎样预防佝偻病

（1）多晒太阳。

（2）补充维生素D。孩子（包括母乳喂养儿）出生后2周内尽早摄入维生素D每天400IU至2岁，如果婴儿每日摄入500毫升配方奶，可摄取维生素D约200IU，如有充足的户外活动接受阳光紫外线的照射，也可以不必另外补充维生素D制剂。但对于早产儿、低出生体重儿、双胎儿出生后即应补充维生素D每天800～1000IU，3个月后改为每天400IU。

六、佝偻病怎么治疗

治疗目的是控制病情及防止骨骼畸形，治疗原则是以口服为主。在医生指导下选择维生素D和钙剂治疗。

维生素D制剂的选择、剂量大小、疗程长短、单次或多次、途径（口服或肌注）应根据患儿具体情况而定，强调个体化给药。用药后应随访，据医嘱全程治疗，避免发生骨骼畸形的后遗症。

七、如何护理患佝偻病的孩子

注意合理喂养，平衡膳食，重视乳制品的摄入。坚持每日户外活动，但要注意减少运动量。佝偻病治疗后，留下较轻的骨骼畸形随着体格生长大多数能自行矫正，严重的骨骼畸形可行外科手术矫正。

（邹时朴）

第二十节 皮肤病

一、带状疱疹的防治

1.什么是带状疱疹

带状疱疹在民间的称呼很多，如缠腰火丹，蛇盘疮，蛇丹，缠腰龙，蜘蛛疮，蛇串疮等，是由潜伏在体内的水痘–带状疱疹病毒再次激活所致，表现为沿单侧周围神经分布的簇集性小水疱为特征，常伴明显的神经痛。

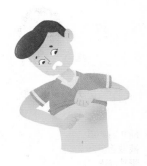

2.带状疱疹常见症状有哪些

带状疱疹一般在躯干的单侧发生，最常见于胸背部、头面部、腰腹部和骶尾部及下肢。表现为病损区的疼痛，随后出现红斑丘疹，渐渐出现成群分布的水疱。成簇的丘疱疹和水疱沿单侧神经支配的区域带状分布，一般不越过身体中线。

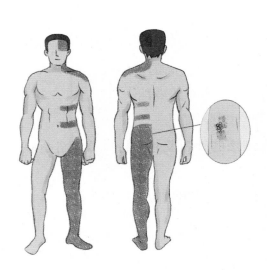

3.带状疱疹是怎么来的

带状疱疹是由水痘-带状疱疹病毒再次激活引起的。人首次感染水痘-带状疱疹病毒不会引发带状疱疹，而是表现为水痘。水痘好了以后，病毒在感觉后根脊神经节中保持潜伏。随年龄增长我们免疫系统能力逐渐下降，或者在细胞免疫缺陷、机械性创伤、精神压力大或过度劳累等影响下，病毒再激活，引发带状疱疹。

诱发因素

儿时曾患水痘

成年后病毒被激活引发带状疱疹

水痘-带状疱疹病毒潜伏

年龄是最大的危险因素，50岁以上人群发病风险高

人体免疫力下降、HIV感染或艾滋病、恶性肿瘤、使用免疫抑制药物或化疗药物等

4.带状疱疹会传染吗

与带状疱疹患者接触受传染的风险相对较低，只有机体免疫功能受损者或儿童从未患过水痘，与带状疱疹患者密切接触还是有可能被传染。

水痘-带状疱疹病毒的传播主要通过接触水疱里的液体，水疱一旦破溃，其内的液体具有较高的传染性。出现水疱之前往往没有传染性，水疱结痂之后也不再有传染性。

5.如何诊断和治疗带状疱疹

根据症状和皮疹的外观及分布特点即可进行临床诊断，通常不需要进行其他实验室检查。

治疗包括一般治疗、药物治疗、物理治疗：

一般治疗	保持皮疹的清洁和干燥；穿宽松的衣服，减少水疱破裂和摩擦的风险；避免触摸和抓挠以防止病毒传播留下瘢痕
药物治疗	抗病毒药物：泛昔洛韦、伐昔洛韦；止痛药物：加巴喷丁、普瑞巴林；局部外用莫匹罗星或夫西地酸乳膏预防感染
物理治疗	红外线、紫外线、低能量氦氖激光等治疗，促进皮疹消退

多数带状疱疹能痊愈，人可获得持久免疫，一般不会再发，部分会留下后遗神经痛等。

二、瘙痒症的防治

1.什么是瘙痒症

瘙痒症是一种无先发的皮肤损害而首先以瘙痒为主的皮肤病。瘙痒为本病特征性表现，可有烧灼感、蚁行感等。

根据瘙痒部位及范围可分为全身性和局限性瘙痒。

全身性瘙痒	往往表现为痒无定处，瘙痒程度不尽相同，常为阵发性且夜间为重
局限性瘙痒	表现为局部阵发性剧痒，好发于外阴、肛周、阴囊、小腿和头皮

2.引起瘙痒的原因有哪些

病因较为复杂，最常见的病因是皮肤干燥。此外药物影响、衣服刺激、生活习惯、居住环境、某些皮肤病和系统性疾病、神经精神因素都能引起瘙痒。

3.瘙痒的日常注意事项有哪些

①养成良好的个人习惯，注意皮肤卫生，减少真菌、寄生虫等的感染。

②避免使用碱性肥皂清洁皮肤，避免过度淋雨和热水洗烫。

③易过敏的患者避免接触致敏原。

④避免过热多汗或过冷干燥等环境变化刺激皮肤。

⑤舒缓心情，避免焦虑烦躁等情绪波动。

⑥积极寻找病因，治疗原发病。

4.瘙痒症的治疗措施有哪些

（1）外用药物：以保湿、滋润、止痒为主，使用刺激性小的外用药物，如低pH的清洁剂和润滑剂；外用糖皮质激素和免疫抑制剂等。

（2）口服药物：抗组胺药如异丙嗪、氯苯那敏等，钙剂、维生素C、硫代硫酸钠及镇静催眠等药物可缓解瘙痒，可根据病情选择。

三、荨麻疹的防治

1.什么是荨麻疹

荨麻疹俗称"风疙瘩"，是一种隆起于皮肤、黏膜的水肿性团块，可发生于任何年龄，通常在24小时内消失，但皮疹可反复发作。

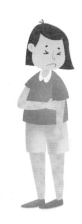

2.荨麻疹有哪些症状

突然发生皮肤瘙痒，瘙痒部位出现大小不一的红色或苍白色风团，周围多伴有红晕。数分钟至数小时内水肿减轻，风团逐渐消失不留痕迹，但新风团可此起彼伏。

伴随症状：病情严重者可伴有以下症状。

心慌，烦躁甚至血压降低等过敏性休克症状

胃肠道黏膜受累时可出现恶心、呕吐、腹痛和腹泻等

荨麻疹的症状

感染引起者可出现寒战、高热、脉速等全身中毒症状

累及喉头、支气管时可出现胸闷、呼吸困难甚至窒息

荨麻疹反复发作或病情严重者建议随身携带抗组胺药、肾上腺素笔或口服激素药。若出现呼吸困难、感觉喉咙收紧时需立即呼叫救护车。

3.为什么会得荨麻疹

病因包括各种内外源性的刺激因素。

外源性	物理刺激、食物、药物、植物、呼吸道吸入物及皮肤接触物等
内源性	感染、劳累、精神紧张、自身免疫、甲状腺疾病等

4.荨麻疹怎么治疗

荨麻疹治疗的根本是去除病因，如找不到原因，则应尽量减少各种促发和加重因素。

（1）病因治疗：

与药物相关应避免用该类药物或用其他药物替代
与食物相关应寻找可能的食物加以避免
与感染或炎症相关可考虑抗感染或控制炎症等治疗
与物理或其他因素相关，要避免相应诱发因素

（2）药物治疗：

外用药物	对症止痒为目的，可选择炉甘石洗剂或艾洛松等药膏外用
系统治疗	口服第二代非镇静类抗组胺药物如西替利嗪、氯雷他定等（一线）
	口服糖皮质激素如甲泼尼龙等（二线）
	口服免疫抑制剂如雷公藤多苷片、环孢素（二线）
	注射生物制剂如奥马珠单抗（三线）

5.荨麻疹饮食和生活方式有哪些注意事项

饮食	患者务必留意自己每次发病与所进食食物种类之间的关系，一旦明确应避免再吃。如无法确定诱发食物需尽量避免进食最常见的诱发食物，包括贝壳、虾、蟹、软体动物等水产品，鸡蛋、牛奶、花生、坚果、番茄、草莓、巧克力等；还有各种食品添加剂
生活方式	保持房屋清洁通风，被褥晾晒等。避免可疑致敏药物，避免接触甲醛、香水、动物毛发等可疑致敏物。保持规律作息和心情愉悦

四、湿疹的防治

1.什么是湿疹

湿疹是一种慢性、炎症性、瘙痒性皮肤病，是由多种内、外因素引起的剧烈瘙痒的一种皮肤炎症反应，分急性、亚急性、慢性三期。皮疹具有多形性、对称性、瘙痒和易反复发作等特点。

2.湿疹主要的症状有哪些

急性湿疹：表现为红斑基础上的丘疹、丘疱疹、水疱，糜烂及渗出，病变中心往往较重，并逐渐向周围蔓延。外围又有散在丘疹、丘疱疹，故边界不清。常因搔抓形成点状糜烂面，有明显渗出
亚急性湿疹：表现为红肿，渗出少或无，皮疹呈暗红色，可有糜烂面结痂、脱屑。自觉有剧烈瘙痒
慢性湿疹：主要表现为患部皮肤浸润性暗红斑上有丘疹、抓痕、鳞屑，局部皮肤粗糙肥厚、苔藓样变、色素沉着或色素减退。自觉亦有明显阵发性瘙痒

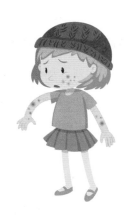

3.湿疹主要的病因和诱发因素有哪些

湿疹与机体内因、外因和社会心理因素等都有关。

机体内因	慢性消化系统疾病、失眠、过度疲劳、内分泌失调、慢性感染、新陈代谢障碍以及遗传性或获得性皮肤屏障障碍等
外因	生活环境、气候变化、食物等。外界刺激包括日光、寒冷、干燥、炎热、热水烫洗以及各种动物皮毛、植物、化妆品、肥皂、人造纤维等均可诱发
社会心理因素	紧张焦虑、情绪变化也可诱发或加重本病

4.湿疹如何治疗

本病多为慢性疾病，难彻底治愈，但通过积极治疗，日常合理预防，有助于缓解症状，减少复发，可减少对正常生活和工作的影响。

局部治疗	急性期皮损：无渗液或渗出不多时，可用糖皮质激素霜剂；大量渗出时应选择冷湿敷，如3%硼酸溶液等
	亚急性皮损：可外用氧化锌糊剂、糖皮质激素乳膏
	慢性期皮损：可外用糖皮质激素软膏、硬膏、乳剂或酊剂等，可合用保湿剂及角质松解剂，如20%～40%尿素软膏、5%～10%水杨酸软膏等
系统治疗	抗组胺药：根据患者情况选择适当抗组胺药止痒抗炎，如西替利嗪，氯雷他定等
	抗生素：对伴有广泛感染者可系统用抗生素7～10天
	维生素C、葡萄糖酸钙等有一定抗过敏作用，可以用于急性发作或瘙痒明显者
其他治疗	物理治疗：紫外线疗法包括UVA1照射、窄谱UVB照射，对慢性顽固湿疹有较好疗效
	中医中药疗法：中药可以内治也可以外治，应根据病情辨证施治。中药提取物如复方甘草酸苷、雷公藤多苷等对某些患者有效

5.湿疹患者日常生活需要怎么注意

（1）湿疹患者要养成健康饮食习惯，应以清淡、易消化、低盐少油的食物为主，避免辛辣刺激的食物及饮酒、浓茶、咖啡等。少吃乳制品、鱼类、蛋等容易引起过敏的食物。

（2）当患处瘙痒难忍时，可通过拍打患处或通过止痒药物来止痒，切不可大力抓挠患处，对控制力较差的婴儿患者，可剪短其指甲或在睡觉时给其戴上手套，防止患儿不自觉抓挠患处引发破溃和感染。

（3）适当洗浴，可每周洗澡2～3次，用38℃温水为宜，烫洗或过度清洁均会加重病情。使用pH中性肥皂或浴液，洗澡后要及时将身体擦干，并在患处涂抹润肤剂。

（4）尽量穿柔软、宽松的纯棉质或其他天然纤维制成的衣服，少穿人造纤维或毛料等衣服，以免加重症状。

（5）注意控制室内温度及湿度，过于闷热或干燥的环境可能导致湿疹病情的反复。

（6）外出时要保护好患处，避免皮肤干燥加重病情。

（7）平时要保持愉快心情，避免紧张、焦虑、抑郁、暴躁等负面情绪发生。

（刘志刚　肖　振）

第三章

常见传染病
和地方病常识

第一节 传染病常识

一、什么是传染病

传染病是由各种病原体引起的能在人与人、动物与动物或人与动物之间相互传播的一类疾病。

二、何为法定传染病

法定传染病是指《中华人民共和国传染病防治法》中规定，疾病预防控制机构、医疗机构和采供血机构须向卫生主管部门报告的，以及单位和个人需要向疾病预防控制机构或者医疗机构报告的一类传染病。目前，我国法定传染病共40种，其中甲类传染病2种，乙类传染病27种，丙类传染病11种。新型冠状病毒肺炎于2020年2月4日新增为乙类传染病。

甲类传染病（2种）：鼠疫、霍乱。

乙类传染病（27种）：新型冠状病毒肺炎、传染性非典型肺炎、艾滋病、病毒性肝炎、脊髓灰质炎、人感染高致病性禽流感、麻疹、流行性出血热、狂犬病、流行性乙型脑炎、登革热、炭疽、细菌性痢疾和阿米巴性痢疾、肺结核、伤寒和副伤寒、流行性脑脊髓膜炎、百日咳、白喉、新生儿破伤风、猩红热、布鲁氏菌病、淋病、梅毒、钩端螺旋体病、血吸虫病、疟疾、人感染H7N9禽流感。

丙类传染病（11种）：流行性感冒、流行性腮腺炎、风疹、急性出血性结膜炎、麻风病、流行性斑疹伤寒和地方性斑疹伤寒、黑热病、包虫病、丝虫病，除霍乱、细菌性和阿米巴性痢疾、伤寒和副伤寒以外的感染性腹泻病、手足口病。

三、传染病是如何传播的

传染病传播是病原体从已感染者体内排出，经过一定的传播途径，传入易感者而形成新的传染源的全部过程。不同的传染病有着不同的传播方式，根据传播方式大体可以分为介质传播、直接接触传播、媒介节肢动物传播。

（1）介质传播：包括经空气、水、食物、土壤等介质传播。

经空气传播：患者和病原携带者在咳嗽或打喷嚏时，呼吸道中含有病原体的分泌物以飞沫的形式排放到空气中，易感者吸入这种飞沫，即可被传染。如流感即经此途径传播。

经水传播：饮用被污染的水或在其中活动(游泳、洗澡等)，均可被感染。霍乱、痢疾、病毒性甲型肝炎、病毒性戊型肝炎、血吸虫病等均可经水传播。

经食物传播：食用被污染的食品感染，多数为肠道传染病，一些肠道寄生虫病亦可通过此途径传播。

经土壤传播：蛔虫、钩虫、鞭虫等寄生虫病，可通过土壤传播。

（2）直接接触传播：传染源的排泄物、分泌物污染日常用品，附着于其上的病原体经手或通过口鼻黏膜、皮肤传染易感者，如污染的公用毛巾、衣帽、玩具、文具等可传播沙眼、癣、疥疮、手足口病、白喉等。

（3）媒介节肢动物传播：这种传播途径可分两类：一类为机械性传播，即病原体在节肢动物体表或体内带往他处，节肢动物接触食物、食具或在其上反吐、排便时将其污染，人食用被污染的食物或使用被污染的食具时即可被感染，如家蝇传播痢疾；另一类为生物性传播，病原体进入节肢动物体内经发育繁殖，然后经吸血等方式在人体内造成感染，如登革热、丝虫病、流行性乙型脑炎。

四、传染病流行的基本条件是什么

传染病得以在人群中发生传播，必须具备传染源、传播途径和易感人群三个基本环节。

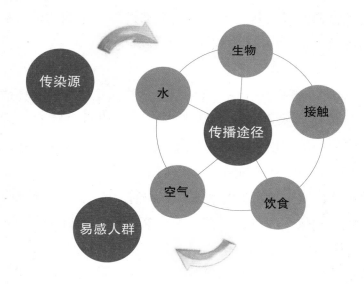

（1）传染源：在体内有病原体生长繁殖，并可将病原体排出的人和动物，如患者、隐性感染者、病原携带者、受感染动物。

（2）传播途径：指病原体自传染源排出后，在传染给另一易感者之前在外界环境中所行经的途径，如经空气传播、水传播、食物传播、接触传播、血液传播、体液传播、虫媒传播等。

（3）易感人群：对某种传染病缺乏特异性免疫力的人群称为"易感者"。对于新发传染病所有人都易感。

五、怎样预防传染病

预防传染病，关键是对传染病的三个基本环节（传染源、传播途径和易感人群）采取针对性的措施。

1.隔离传染源

及时治疗病症期的患者；避免患者与其他人员接触；做好患者所在环境、使用过物品的清洁消毒。

2.切断传播途径

切断空气传播途径：注意少去公众场所、保持室内通风、带口罩、勤洗手等。

切断水传播途径：注意饮水卫生，如不喝生水。

切断食物传播途径：不吃腐烂变质食物，饭菜要煮后再吃。食具要经常消毒，讲究个人卫生。养成饭前、便后洗手的习惯。

切断接触传播途径：加强个人卫生，改善卫生条件，养成良好的卫生习惯。

切断血液/体液传播途径：在日常生活中，注意杜绝不洁血液感染，避免母婴传播等。

切断虫媒传播途径：注意做好防蚊、蚤、螨等工作，减少被叮咬机会。

3.保护易感人群

关键是提高自身免疫力、保持良好的心态、均衡营养、睡眠充足、加强锻炼，养成良好的个人卫生习惯。针对疫苗可预防传染病，可采取接种疫苗来保护易感人群；针对有药物预防的传染病，可采取预防性服药来保护易感人群。

六、面对新发传染病，怎样做好个人预防

（1）加强学习，更新知识：及时从官方渠道了解新发传染病的相关知识，包括病原学知识、疫情动态、已知的防控措施，及时更新知识。

 讲究饮水卫生

（2）尽量减少外出活动：避免去疾病正流行的地区；减少走亲访友和聚餐聚会，尽量在家休息；减少到人员密集的公共场所活动，

尤其是空气流动性差的地方，例如公共浴池、温泉池、影院、网吧、KTV、商场、车站、机场、码头、展览馆等。

（3）注意手卫生：减少接触公共场所的公用物品和公共设施部位；从公共场所返回、咳嗽手捂之后、饭前便后，用洗手液或肥皂，流水洗手，或者使用含酒精成分的免洗洗手液。

（4）保持良好卫生和健康习惯：居室勤开窗，常通风；家庭成员不共用毛巾，保持家居、餐具清洁，勤晒衣被；不随地吐痰，口鼻分泌物用纸巾包好，弃置于有盖垃圾桶内；注意营养，适度运动。

（5）健康监测与就医：主动做好个人与家庭成员的健康监测，出现症状时要主动就医。

（刘海龙　章承锋）

第二节 呼吸道传染病

一、常见呼吸道传染病有哪些

呼吸道传染病是由病毒、细菌、支原体、衣原体等多种病原体引起的急性和慢性呼吸系统疾病。不同的呼吸道传染病临床表现不同，主要症状表现为发热、头痛、肌痛、乏力、流涕、咳嗽、咳痰等，严重者可发生并发症，病情进展快，可导致死亡。

常见的呼吸道传染病主要有季节性流感、麻疹、流行性腮腺炎、水痘、风疹、猩红热、流行性脑脊髓膜炎、肺结核等。当下在世界范围流行的新型冠状病毒肺炎也是一种呼吸道传染病。

二、什么是新冠肺炎，如何预防

新型冠状病毒肺炎是人感染新型冠状病毒后出现的以呼吸系统症状为主的呼吸道疾病，以发热、干咳、乏力为主要表现，少数患者伴有鼻塞、流涕、咽痛、肌痛和腹泻等症状。重症患者多在发病一周后出现呼吸困难，严重者可快速进展为急性呼吸窘迫综合征、脓毒症休克、难以纠正的代谢性酸中毒和出凝血功能障碍及多器官功能衰竭等。轻型患者仅表现为低热、轻微乏力等，无肺炎表现。多数患者为中轻症，预后良好，少数患者病情危重。

公众预防新型冠状病毒肺炎应做好以下几点：

（1）避免去疾病正在流行的地区，减少到人员密集的公共场所活动，尤其是空气流动性差的地方，不聚集，特别是疫情期间应减少外出活动。

（2）注意个人防护和手卫生。外出前往公共场所、就医和乘坐公共交通工具时，佩戴一次性医用口罩或医用外科口罩；减少接触公共场所的公共物品和部位；从公共场所返回、咳嗽手捂之后、饭前便后，用洗手液或肥皂流水洗手，或者使用含酒精成分的免洗洗手液；不确定手是否洁净时，避免用手接触口鼻眼；打喷嚏或咳嗽时，用手肘衣服遮住口鼻。

（3）做好健康监测与主动就医。主动做好个人与家庭成员的健康监测，自觉发热时要主动测量体温。若出现可疑症状，应主动戴上口罩及时就近就医；若出现新型冠状病毒感染可疑症状，及时到医疗机构就诊；尽量避免乘坐地铁、公共汽车等交通工具，避免前往人群密集的场所，配合医生开展相关治疗。

（4）保持良好卫生和健康习惯。居室勤开窗，经常通风；家庭成员不共用毛巾，保持家居、餐具清洁，勤晒衣被；不随地吐痰，口鼻分泌物用纸巾包好，弃置于有盖垃圾箱内；注意营养，适度运动。

（5）不要接触、购买和食用野生动物；尽量避免前往售卖活体动物的市场；去农贸市场、海鲜市场等场所时，应带好口罩，勤洗手。

三、什么是肺结核病，如何预防

肺结核俗称"痨病""肺痨"，是结核杆菌侵入人体肺部后引起的慢性呼吸道传染病。肺结核主要通过呼吸道飞沫传播，肺结核病人在咳嗽、咳痰、大声说话或打喷嚏时喷出大量含有结核杆菌的飞沫，被健康人吸入后，导致肺结核感染。肺结核病人把含结核杆菌的痰吐在地上，痰液干燥后，痰中的结核杆菌与尘埃混在一起，飞扬在空气中，被健康人吸入后也会引起感染。

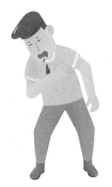

肺结核主要症状是连续咳嗽、咳痰超过2周，或痰中带血；还可能伴有胸痛、盗汗、午后低热、食欲减退、全身乏

力等症状。机体免疫力低下的人群普遍容易感染肺结核，特别是婴幼儿、老年人、青春后期发病率高，糖尿病患者、恶性肿瘤患者、孕期妇女、艾滋病患者也易诱发结核病。

如果出现连续咳嗽、咳痰超过2周等症状，应及时到当地结核病定点医院就诊，并在医生指导下规范治疗。肺结核患者的密切接触者也应及时到定点医院进行相关检查。预防肺结核，应加强锻炼，均衡饮食，合理膳食；保持室内空气流畅和环境卫生；养成良好的卫生习惯，勤洗手、不随地吐痰，勤晒衣服和被褥。

肺结核主要通过飞沫传播

四、什么是流行性感冒，如何预防

流行性感冒是由流感病毒引起的一种急性呼吸道传染病，一般表现为急性起病、发热（部分病例可出现高热，达39~40℃），伴畏寒、寒战、头痛、肌肉和关节酸痛、极度乏力、食欲减退等症状，常有

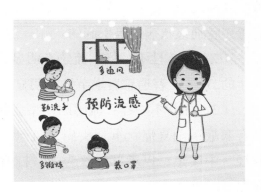

咽痛、咳嗽，可有鼻塞、流涕、胸骨后不适、颜面潮红，结膜轻度充血，也可有呕吐、腹泻等症状。流感病毒容易变异，传播迅速，每年可引起季节性流行，在学校、托幼机构和养老院等人群聚集的场所常暴发疫情，故应引起重视。

预防流感个人应做好以下措施：

（1）接种流感疫苗是目前预防流感最有效的手段，可显著降低罹患流感和发生严重并发症的风险。

接种流感疫苗

（2）个人日常防护：保持室内通风；注意良好的个人卫生习惯，勤洗手，不用手触碰眼、口、鼻；在流感流行季节，尽量避免去人群

聚集场所；均衡饮食、适量运动、充足休息，避免过度疲劳；家庭成员出现流感患者时，尽量避免相互接触，尤其是家中有老人与慢性病患者时；当家长带有流感症状的患儿去医院就诊时，应同时做好患儿及自身的防护（如戴口罩），避免交叉感染。

（3）学校、托幼机构等集体单位中出现流感样病例时，患者应居家休息，减少疾病传播。

（4）患有流感时，症状出现的48小时内若在医生的指导下服用抗病毒药物，能有效缓解疾病症状、缩短症状的持续时间。

五、普通感冒和流行性感冒的区别

（1）致病原不一样：流感是由流感病毒引起的；普通感冒是由鼻病毒、普通冠状病毒等引起的。

（2）季节性不一样：流感有明显的季节性（我国南方多为12月至次年的3月）；普通感冒季节性不明显。

（3）症状不一样：流感的典型症状为发热，可高达39～40℃，可伴有寒战；全身症状重，头痛，肌肉痛，乏力。普通感冒一般不发热或轻、中度热；以鼻部症状为主，打喷嚏，流涕，鼻塞；全身症状轻或无。

（4）危害性不一样：流感一般发病3～4天后体温逐渐消退，全身症状好转，老年人、儿童、慢性病患者、孕妇可合并肺炎、中耳炎、心肌炎等并发症，流感可发展为重症甚至死亡；普通感冒并发症少见，一般5～7天痊愈。

六、什么是禽流感，如何预防

禽流感是由禽流感病毒引起的一种急性传染病，一般感染禽类，某些情况下突破种属屏障，获得感染人的能力，进而感染人类（如人感染H5N1、H5N6、H7N4、H7N9、H9N2、H10N8等禽流感）。禽流感病毒属于甲型流感病毒，分为高、中、低/非致病性三级，禽流感病毒与其他流感病毒一样怕阳光、怕热，普通消毒剂很容易将其杀灭。通过加热（56℃时加热30分钟、60℃加热10分钟、70℃加热数分钟即可丧失活性）或普通消毒剂（福尔马林、碘复合物等）均可消灭病毒。人感染禽流感主要是通过直接接触病禽或间接接触病毒污染物以及被禽流感病毒污染的禽类环境而造成感染，禽流感病毒也可以通过气溶胶传播。目前，尚无禽流感具有有效的人传人相关证据。人感染禽流感后潜伏期一般为7天以内。早期症状与流感非常相似，主要表现为发热、流涕、鼻塞、咳嗽、咽痛、头痛、全身不适，部分患者可有恶心、腹痛、腹泻等消化道症状，少数患者可见眼结膜炎。一般及时治疗患者愈后良好，但是年龄较大、有基础性疾病、治疗不及时的患者病情往往会迅速发展成肺炎，严重者会出现急性呼吸窘迫综合症和全身器官衰竭，甚至死亡。

日常生活预防禽流感，应做好以下几点：

（1）应尽量避免直接接触活禽类或其粪便，尤其是病（死）禽；若已接触，须尽快用肥皂及流动水洗手。

（2）避免购买活禽自行宰杀；不接触、不食用病（死）禽、畜肉；不购买无检疫证明的鲜、活、冻禽畜及其产品。

（3）生禽、畜肉和鸡蛋等要烧熟煮透，不吃生禽和生蛋。

（4）在食品加工、食用过程中，要做到生熟分开，避免交叉污染，处理生禽、畜肉的案板、刀具和容器等不要用于熟食；在加工处理生禽畜肉和蛋类后要彻底洗手。

（5）养禽场工作人员应注意个人卫生，工作时戴口罩、穿工作服、戴手套，接触禽类粪便等污染物后要洗手，并保持工作环境空气流通。

（6）禽类养殖场和家庭散养户应做好家禽免疫。

（7）加强体育锻炼，多休息，避免过度劳累；勤洗手，注意个人卫生，打喷嚏或咳嗽时掩住口鼻。

（8）如果出现发热、头痛、鼻塞、咳嗽、全身不适等症状，应当戴上口罩，立即到医院就医，切记要告诉医生发病前有无外出旅游或与禽类接触史，并在医生指导下进行正规治疗。

七、什么是麻疹，如何预防

麻疹在江西又称"出花"，是麻疹病毒通过呼吸道进入人体后引起的一种传染病。在没有麻疹疫苗接种的年代，几乎每个小孩在其成长过程中都会得一次这种病。

得了麻疹后，首先出现发热、流涕、咳嗽、口腔麻疹黏膜斑、眼充血、怕光等症状，一般3~4天后出现全身性皮疹。不同部位的出疹时间不一样，首先是耳后、发际，接着是前额、脸、颈，然后是胸、腹、背和四肢，最后是手掌和足底，2~3天后皮疹遍布全身。皮疹出齐后1~2天内，体温开始下降，皮疹按出现的先后顺序依次消退。严重的麻疹病人还可能出现肺炎、中耳炎、脑炎等并发症。

由于出疹前、后4天具有很强的传染性，麻疹病人要进行隔离，未得过麻疹和未打过麻疹疫苗的人尽量不要与其密切接触。必须接触时可尽早接种含麻疹成分的疫苗，注意戴好口罩，勤洗手，房间多开窗通风。

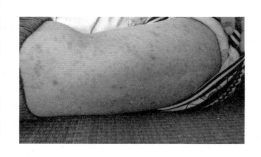

对小孩来说，最关键和有效的预防措施是要在8月龄和18月龄时，及时去预防接种门诊打"麻腮风"疫苗。

八、什么是风疹，如何预防

风疹是风疹病毒通过呼吸道进入人体后引起的传染病。

得了风疹后，首先出现发热、流涕、咳嗽等症状，一般1~2天后出现皮疹，首先见于面颈部，迅速扩展到躯干、四肢，1天内布满全身，手掌和足底一般无皮疹。1~4天后，皮疹逐渐消退，体温也逐渐恢复正常。除了皮疹，还会出现耳后、枕部淋巴结肿大，轻压会感觉疼痛。值得注意的是，孕妇感染风疹病毒后可通过胎盘传染给胎儿，导致先天性风疹综合征，胎儿所有的器官都可发生程度不一的病变，甚至导致早产、流产、死产等。

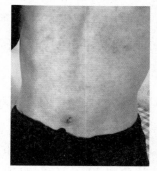

风疹病人应隔离至皮疹出现后5天。尽量不要与风疹病人密切接触，必须接触时可尽早接种含风疹成分的疫苗，注意戴好口罩，勤洗手，房间多开窗通风。

特别提醒：孕妇（特别在孕早期）不论以前是否患过风疹或是否打过含风疹成分的疫苗，都要尽可能避免与风疹病人接触。

对小孩来说，最关键和有效的预防措施是要在8月龄和18月龄时，及时去预防接种门诊打"麻腮风"疫苗。

九、什么是流行性腮腺炎，如何预防

流行性腮腺炎，简称"流腮"，俗称"痄腮"，是由腮腺炎病毒引起的急性呼吸道传染病，腮腺肿大前7天至肿大后9天传染性最强，主要通过飞沫传播，也可通过被病毒污染的食品、玩具或其他物品传播。全年均可发病，以冬、春季节高发，多发生在儿童和青少年间，易在托幼机构或学校等集体环境中传播。患病后腮腺肿痛明显，常伴有脑膜炎、胰腺炎及睾丸炎等并发症。

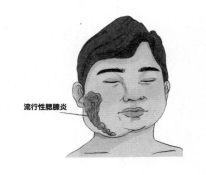

流行性腮腺炎

得了流腮以后应及时进行隔离，直到腮腺肿胀消退，以免传染给他人。未得过流腮或未打过相应疫苗的人尽量不要与病人密切接触，若必须接触应注意戴好口罩，勤洗手，房间多开窗通风。

接种腮腺炎疫苗是预防流腮最主要的方法。目前，我国免疫规划疫苗中含腮腺炎成分的疫苗为"麻腮风"疫苗，在8月龄、18月龄各接种1剂次，可起到有效的保护作用。

十、什么是水痘，如何预防

水痘是由水痘–带状疱疹病毒感染引起的急性出疹性传染病。水痘传染性强，可通过呼吸道飞沫或直接接触感染者的皮肤损伤处传染，发病前1~2天至皮疹完全结痂止均有传染性。水痘全年均可发生，冬春季多见，易在托儿所、幼儿园、中小学校等集体环境中聚集流行。主要发生在儿童，但成人也可发病，以发热及成批出现的全身性丘疹、疱疹及痂疹为特征。水痘通常症状较轻微，具有自限性，小水泡逐渐结硬皮并于7~10天后消失，但也可能出现细菌感染（如蜂窝织炎、肺炎）和神经系统并发症（如脑炎）等严重甚至致命的并发症。

水痘的预防措施：

（1）接种疫苗是预防水痘最有效的方法。适龄儿童和一般人群可在医生的指导下有针对性地进行预防接种。

（2）保持良好的卫生习惯，勤通风，勤晒衣被，勤洗手。

（3）水痘高发季节，家长尽量少带孩子到人群聚集的地方或公共场所去。

（4）得了水痘后，尽量居家休息，避免接触他人；按医嘱进行治疗；从出疹开始到全部疱疹结痂为止，所使用物品及呼吸道分泌物均应消毒处理；防止儿童及孕妇接触患者。

（傅伟杰　章承锋　胡　嘉　郑　敏　何旺瑞　赵玉芹　曾志笠　郑建刚）

第三节 肠道传染病

一、常见肠道传染病有哪些

肠道传染病，是细菌、病毒、真菌、寄生虫等病原微生物经口侵入肠道，并能由粪便排出的一类传染病。主要引起消化道症状，亦可引起其他脏器及全身性感染。肠道传染病可以通过水、食物、日常生活接触和苍蝇、蟑螂等媒介进行传播。常见的有霍乱、伤寒和副伤寒、细菌性痢疾、感染性腹泻、脊髓灰质炎、甲型肝炎、戊型肝炎、手足口病等。

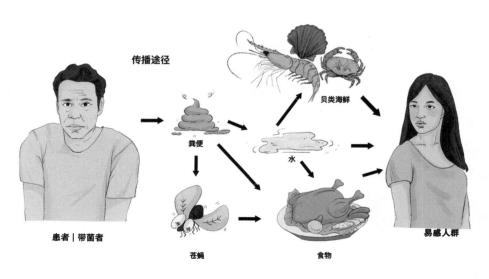

传播途径

贝类海鲜

粪便

水

患者|带菌者

苍蝇

食物

易感人群

二、什么是霍乱，如何预防

霍乱，是由霍乱弧菌引起的急性肠道传染病，主要通过饮用或食用被霍乱弧菌污染的水或食物，或者通过接触霍乱患者、带菌者排泄物污染的手和物品而感染。大多数霍乱患者表现为起病急，以剧烈的无痛性水样腹泻开始（每日大便多达十几次），继而出现呕吐。一般无发热，少数可有低热。感染霍乱后，如果治疗不及时或不恰当，会引起严重脱水，进而导致死亡。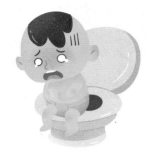

霍乱传染性很强，是我国《传染病防治法》规定的两种甲类传染病之一，也是国际检疫传染病之一，俗称"二号病"。预防霍乱的关键是"把好一张口"，做到"五要五不要"。

五要：饭前便后要洗手，买回海产要煮熟，隔餐食物要热透，生熟食品要分开，出现症状要就诊。

五不要：生水未煮不要喝，无牌餐饮不光顾，腐烂食品不要吃，暴饮暴食不可取，未消毒（霍乱污染）物品不要碰。

三、什么是痢疾，如何预防

痢疾，分为细菌性痢疾和阿米巴痢疾。细菌性痢疾简称"菌痢"，是由痢疾杆菌引起的肠道传染病。人感染了痢疾杆菌后，起病急，有畏寒、发热（体温可高达39℃）症状，并出现腹痛、腹泻(每日排便十余次至数十次)，粪便有黏液、脓血。菌痢常年散发，夏秋多见，儿童和青壮年是高发人群。

阿米巴痢疾，别名"溶组织阿米巴病"，由阿米巴原虫引起，其症状类似菌痢。该病起病慢，一般不发热或者低热，腹泻(每日排便3~10次)，粪便为黏液血便，呈果酱色。阿米巴包囊能感染所有的人群，但儿童和婴儿发病机会较少。

细菌性痢疾和阿米巴痢疾主要经粪-口途径传播。预防措施相似，主要做好：一是管理好传染源，所有的患者和携带痢疾杆菌或阿米巴包囊的人员主动配合隔离治疗，粪便检测阴性方可出院；二是特殊职业人群（如餐饮服务人员、学校、幼儿园的教职工、水源管理人员等）患病或带菌（虫），要主动调离工作岗位进行正规治疗；三是养好良好的卫生习惯，特别注意饮食和饮水卫生。

四、什么是甲肝，如何预防

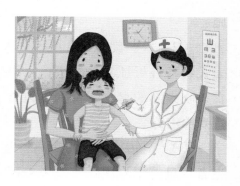

甲肝全名为"甲型病毒性肝炎"，由甲型肝炎病毒引起的以肝脏炎症病变为主的传染病。多数易感人群在感染甲型肝炎病毒后15~40天出现症状，早期有发热、畏寒、恶心、呕吐、厌食等症状，随后出现黄疸，如小便深黄、皮肤巩膜黄染等，有的甲肝病人还会出现腹泻、肝区疼痛等症状。

甲肝病毒主要通过粪–口途径进行传播，健康人通过食用被甲肝患者或隐性感染者粪便污染的食物、水源，或者接触被污染的手、物品、餐具等而被感染。

把好"入口"关，保证水源和食品安全对预防甲肝很重要。接种甲肝疫苗是预防甲肝特有的，也是最经济有效的方法。目前江西省适龄儿童可以免费接种甲肝减毒活疫苗，在18月龄接种1剂次；其他人群（12月龄以上人群）可自愿自费接种甲肝灭活疫苗，需要接种2剂次，每剂次间隔6个月。

五、什么是感染性腹泻，如何预防

感染性腹泻是由各种病原体（如细菌、病毒、真菌、原虫）引起的，以腹泻为主要表现的一种肠道传染病。根据《中华人民共和国传染病防治法》，感染性腹泻包括甲类传染病的霍乱，乙类传染病的细菌性和阿米巴性痢疾、伤寒和副伤寒。上述以外的感染性腹泻称之为

"其他感染性腹泻"，属于丙类传染病。

目前，儿童病例在感染性腹泻病例中所占比重较大，主要由轮状病毒、诺如病毒、腺病毒、大肠杆菌等病原微生物引起，儿童感染性腹泻已成为发展中国家儿童患病和死亡的主要疾病之一。日常生活中，我们须注意个人卫生，做好个人防护。

（1）做好手卫生：保持良好的手卫生是预防感染性腹泻的有效措施。

（2）水、食物安全：喝开水，不喝来源不明的水；不吃凉菜、不去无经营许可证的食品店；水果要冲洗干净，或者去皮食用；不吃生食，吃煮熟的食物，特别是肉类、海产品类；儿童餐具、奶瓶定期进行煮沸消毒。

（3）与传染源保持距离：避免接触病人的排泄物及呕吐物，腹泻患者尽量使用专用厕所或者专用便器，粪便用84消毒液进行处理；清理呕吐物或排泄物的人员要戴口罩、乳胶手套，清理结束后进行手卫生处理。

（4）接种疫苗：目前，世界卫生组织推荐使用一些腹泻病疫苗，包括轮状病毒疫苗接种等，可以有效预防部分婴幼儿感染性腹泻。

（金　媛　章承锋　黄　河）

第四节 虫媒及自然疫源性传染病

一、常见虫媒及自然疫源性传染病有哪些

虫媒传染病是由蚊子、跳蚤、虱子和蜱螨等病媒生物传播的疾病，主要包括疟疾、乙型脑炎、登革热、斑疹伤寒、丝虫病和恙虫病等。

自然疫源性疾病是野生动物携带，而又能传染给人的疾病，主要包括鼠疫、森林脑炎、钩端螺旋体病、肾综合征出血热、炭疽、狂犬病、莱姆病、布鲁氏菌病。

二、什么是鼠疫，如何预防

鼠疫又叫"黑死病"，是由鼠疫杆菌引起的一种传染性极强、传播速度很快、病死率高的烈性传染病，被列为国际检疫传染病，也是我国法定传染病中居首位的甲类传染病。临床表现为发热、严重毒血症、淋巴结肿大、肺炎、出血倾向等。鼠疫为自然疫源性传染病，主要在啮齿类动物间流行，老鼠、旱獭等为鼠疫自然宿主，传播媒介主要是蚤类。

公众预防鼠疫主要有：

（1）严格实行"三不""三报"制度。"三不"是指不私自猎捕疫源动物、不剥食疫源动物、不私自携带疫源动物及其产品出疫区，"三报"是指发现病（死）旱獭和其他病死动物要报告、发现疑似鼠疫病人要报告，发现不明原因的高热病人和疑似病人要报告。

（2）尽量避免去鼠疫流行的疫区，如果前往，应采取对啮齿类动物和跳蚤的防护措施，避免与旱獭等疫源动物密切接触。

（3）家中或单位发现死老鼠，应立即向所在地疾病预防控制机构报告；如出现不明原因的高热，淋巴结肿大、疼痛，咳嗽，咳血痰等症状，应立即到医院就诊。

三、什么是登革热，如何预防

登革热是登革病毒经蚊子叮咬传播的一种急性虫媒传染病，主要表现为急性起病、突发高热、明显疲乏、厌食、恶心等，常伴有较剧烈的头痛、眼眶痛、全身肌肉痛、骨关节痛等症状，可伴面部、颈部、胸部潮红，结膜充血等。

登革热主要是通过白纹伊蚊（俗称"花蚊子"）叮咬传播，流行季为5～10月。预防措施主要是防蚊灭蚊、孳生地清理。

防蚊灭蚊：

（1）个人防护：外出时尽量穿长袖衣裤；使用蚊虫驱避剂，按照产品说明上的使用剂量、频次涂抹于皮肤外露的部位，或在衣服上喷洒，避免被蚊虫叮咬。

（2）家庭防护：家庭提倡使用蚊帐、安装纱门纱窗等防蚊措施；可使用蚊香、气雾剂等家用卫生杀虫剂进行防蚊、灭蚊。

孳生地清理：

（1）清除闲置、废弃的容器，暂时闲置未用的容器应当逐一翻转倒放，防止形成积水。

（2）清除卫生死角和垃圾。

（3）饮用水容器或功能性容器蓄水要严密加盖，每5～7天换水一次，不能定期换水的可放养食蚊鱼等。

（4）种养水生植物的花瓶，每5～7天换水一次，冲洗植物根部，彻底洗刷容器内壁；大型莲花缸、池，可放养食蚊鱼等。

四、什么是布鲁氏菌病，如何预防

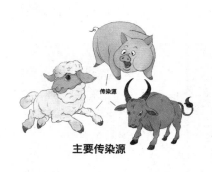

主要传染源

布鲁氏菌病是由布鲁氏菌引起，以发烧、多汗、乏力、关节和肌肉疼痛为主要临床表现的人畜共患传染病，俗称"懒汉病"，主要通过羊、牛、猪等家畜传播。

家庭预防布鲁氏菌病：不吃不清洁的食物，饭前洗手，不喝生水，不食用生肉、生奶等。家庭用的菜刀、菜案，要生熟分开，避免污染其他餐具。

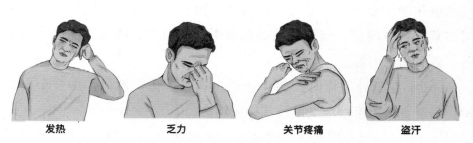

发热　　　　　乏力　　　　　关节疼痛　　　　　盗汗

人患病的主要表现

养殖户预防布鲁氏菌病：饲养家畜要圈养，不得散放、串街、混放，圈养应避开水源。人畜分居，无论是成畜还是幼畜，都不要放入室内饲养。不要用人用的盆或碗去喂养家畜，无论大人和小孩都不要和羊羔玩耍。饲养过牲畜的场所应进行消毒。出现牲畜流产时，一定要避免直接接触流产物和死胎，应立即对其进行彻底消毒处理。注意个人卫生防护。照料牲畜、清洁圈舍等劳动时，要佩戴手套、口罩等防护用品，劳动后要彻底清洗。

五、什么是肾综合征出血热，如何预防

肾综合征出血热又叫"流行性出血热"，由汉坦病毒引起的发热、出血和肾脏损伤为主要临床表现的传染病，主要传染源是老鼠。该病典型表现为：三痛（头痛、腰痛、眼眶痛），皮肤黏膜三红（脸、颈、上胸部发红），三高（体温、血红蛋白、白细胞高），一低（血小板）。

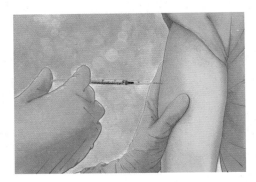

（1）防鼠灭鼠是预防流行性出血热的主要措施。家庭灭鼠首选粘鼠板，次选鼠夹或鼠笼，使用时将其放置在墙根、墙角等鼠类经常走动的地方，诱饵选油性大的油条、面包和花生等。

（2）在野外工作时，要穿袜子，扎紧裤腿、袖口，加强个人防护，不要直接用手接触老鼠及其排泄物。

（3）如果您在出血热高发地区，建议接种出血热疫苗来达到预防的目的。流行性出血热疫苗适合16~60岁人群接种，需接种3剂次才能完成免疫程序。

六、什么是狂犬病，如何预防

狂犬病是由狂犬病毒感染引起的急性传染病，一旦发病后，几乎100%死亡。典型临床表现是极度恐惧、恐水、怕风、咽肌痉挛、呼吸困难、排尿排便困难及多汗流涎等。狂犬病潜伏期通常为1～3个月，1周以内发病或者1年以上再发病的情况极为罕见。全球范围内，99%以上的人类狂犬病是因犬类导致的。

在流行地区，大规模的犬只免疫达到70%的免疫覆盖率，可阻断

狂犬病在动物中的传播，从而拯救人类生命。因此，我们呼吁文明养犬，及时给家养的狗和猫接种疫苗，不要轻易遗弃；出门遛猫狗要拴绳，减少对他人的伤害。学会与猫狗友好相处，了解猫狗的肢体语言。如果被猫狗咬伤，要及时到犬伤门诊，进行狂犬病暴露预防处置。

七、如果被狗咬伤，应该怎么办

如果咬伤较为严重，需要及时前往医院诊治和处理。

如果咬伤轻微，建议第一时间自行处理伤口，可以用肥皂水（或其他弱碱性清洗剂）和一定压力的流动清水（如自来

人被猫狗抓咬后尽快注射疫苗

水）交替清洗咬伤和抓伤的伤口，反复冲洗时间不少于15分钟，然后及时到犬伤门诊（也叫狂犬病暴露预防处置门诊）进行暴露后处置和疫苗接种等处理。犬伤门诊一般设在医院的急诊科，或者预防接种门诊，或者是独立设置。各地卫生行政部门或者疾控机构会在官网上公布信息。

（宗　俊　章承锋　黄星魁　夏光辉　黄鸿山）

一、常见血液及性传播传染病有哪些

血源性传染病是通过血液传播的疾病，可以通过医疗过程中的体液交换、共用注射器、患者用过的针头刺破皮肤等导致传播。常见血源性传染病有艾滋病、乙肝、丙肝、梅毒等。

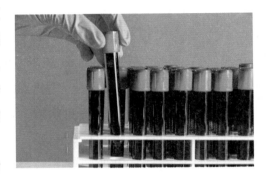

性传播传染病是通过性行为或性活动传播的疾病。常见的性传播传染病有艾滋病、梅毒、淋病、尖锐湿疣、生殖器疱疹、生殖道沙眼衣原体感染、滴虫性阴道炎、乙肝和丙肝等。

二、什么是艾滋病，如何预防

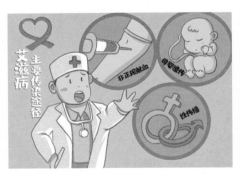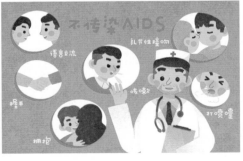

艾滋病是由艾滋病病毒（也称"人类免疫缺陷病毒"，HIV）感染

引起的后天免疫缺乏症候群。艾滋病病毒通过性接触、血液和母婴3种途径传播，日常学习、生活接触和蚊虫叮咬是不会传播艾滋病。

人类天生具有免疫功能，艾滋病病毒攻击的正是人体免疫系统，致使人体丧失对细菌、病毒等的抵抗能力，从而使人体发生多种严重的感染和肿瘤，最终导致感染者死亡。

目前，没有发现治愈艾滋病的方法，也无预防艾滋病的疫苗；但可以有效的预防，预防方法有：①洁身自爱，遵守性道德是预防艾滋病的根本方法。②进行安全的性行为，每次发生性行为时都要全程正确使用安全套。③及时、规范地治疗性病可大大降低感染艾滋病的可能。④避免不必要的输血和注射，进行穿破皮肤的行为（如纹眉、纹身、穿耳、口腔诊疗等）时，应保证用具经过严格的消毒。⑤拒绝毒品，不共用注射器注射毒品。⑥通过母婴阻断方式避免母婴传播。⑦发生无保护的性行为后72小时内尽早使用艾滋病阻断药可降低艾滋病病毒感染的风险。

艾滋病是不能通过一个人的外表来判断是否感染，要早检测、早诊断、早治疗。国家实施免费艾滋病抗病毒治疗，经规范系统治疗，可以有效抑制患者体内艾滋病病毒载量，提高生活质量。我们要关心、帮助、不歧视艾滋病感染者和患者。

三、怎样正确使用安全套

（1）使用前检查保质期和规格，确保安全套不过期和大小合适。

（2）小心撕开包装，检查安全套是否完好，分清外面和里面，卷边是外面。

（3）每个安全套只能使用一次，且全程都要使用安全

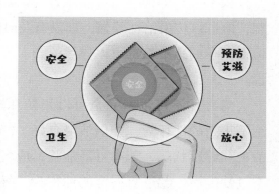

套：即在阴茎接触阴道、肛门或口腔之前，就要戴上安全套。

（4）安全套只能使用水基润滑剂。凡士林、液体石蜡、搽脸油、食油等会加速安全套破裂。

（5）安全套应在勃起的阴茎上自龟头部分顺势向下展开，套上龟头前应捏住安全套前端的小气囊去除其中的空气。

（6）射精后应在阴茎疲软前用手指按住安全套底部连同阴茎一起抽出；取下安全套时不可让精液流出，也不要让安全套外面的分泌物接触身体。

（7）将用过的安全套装入塑料袋扔进垃圾筒，并冲洗双手。

（8）使用安全套时发现破损或滑脱，应该立刻停止性交，使用消毒剂清洗生殖器或去相关机构进行咨询检测。

四、什么是梅毒，如何预防

梅毒，旧称"花柳病"，由梅毒螺旋体感染引起的性行为传播疾病，因出现像杨梅疮样的溃疡表现，故取名为"梅毒"。

梅毒主要损害人体的毛细血管系统，可以引起全身各个系统病变。早期引起生殖器、肛肠、口咽等发生性交行为部位皮肤黏膜溃破，随后扩散引起全身皮肤红斑丘疹，手心脚心长疹子多见。晚期加重皮肤黏膜损害，还可以侵犯眼、心血管、脑等重要器官，甚至危及生命。

大部人感染梅毒后可能没有任何症状，不接受血液检测无法被发现，但可以传染给性伴侣，如没有及时治疗，约1/3的人会进展为晚期梅毒。孕妇感染梅毒可以导致流产、死产、早产、低体重儿和胎传梅毒。

梅毒并不可怕，完全可以预防和治愈。主要预防方法有：①杜绝不正当的性行为，提倡洁身自好。②对性伴侣，应全面了解其性生活史和健康状况，若有可疑症状，应督促其检查治疗，性病治疗期间不过性生活。③进行安全的性行为，每次发生性行为时都全程正确使用安全套。④发生了可能感染的性行为，或出现生殖器部位溃疡、手心脚心皮疹等症状，应及时到正规医院检查治疗，做到早检测、早诊断、早治疗，防止发生并发症和后遗症。

五、什么是淋病，如何预防

淋病是最古老的性病之一，由淋球菌感染引起的性行为传播疾病，因出现流脓等症状，被形象地称为"淋病"。

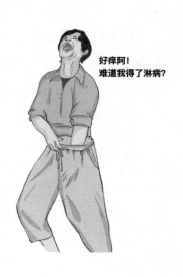

好痒啊！
难道我得了淋病？

淋病主要损害人体黏膜上的柱状上皮细胞，可以引起人体生殖泌尿系统病变。早期，在生殖器、肛肠、口咽等性交部位出现黏膜红肿、疼痛、流出黄白色分泌物，尿频、尿急、尿痛多见。晚期，在生殖泌尿系统内上行感染，可引起男性附睾炎和女性盆腔炎，导致不孕症、异位妊娠、慢性盆腔痛等不良后果。

部分人群感染淋病可能没有任何自觉症状，但可以传染给性伴侣，也可进展到晚期。孕妇感染淋病可引起新生儿淋菌性眼结膜炎。

淋病并不可怕，完全可以预防和治愈。主要预防方法参见梅毒预防方法。

六、什么是乙肝，如何预防

乙肝，全名"乙型病毒性肝炎"，是由乙肝病毒感染引起的一种传染病，得了乙肝后会出现乏力、食欲减退、恶心、呕吐、厌油等症状，部分患者出现发热和黄疸；少数患者转为慢性，或发展为肝硬化甚至肝癌；严重的患者可发展为重型肝炎；还有一些人感染了乙肝病毒但没有出现任何症状，称为"乙肝病毒携带者"。

接种乙肝疫苗是预防乙肝最经济有效的方法。目前，我国使用的乙肝疫苗为基因重组乙肝疫苗，很安全，全程接种3针可起到有效的保护作用。

另外，由于乙肝主要通过血液传播、母婴传播和性接触传播，所以不要轻易接触带血物品，创伤性美容（如纹身）要去正规的机构，注射要用一次性注射器，要洁身自好不乱性。如果孕妇是乙肝病毒感染者，宝宝出生时要尽早接种乙肝免疫球蛋白和乙肝疫苗。

如果破损的皮肤、黏膜或伤口不小心接触到了乙肝病毒感染者的血液，应首先在伤口周围轻轻挤压，排出伤口中的血液，再对伤口用生理盐水冲洗，然后消毒。如果接种过乙肝疫苗，且抗–HBs阳性（两对半检查中的第二项），可不进行处理。如果没接种过乙肝疫苗，或接种过乙肝疫苗，但抗–HBs是阴性或抗–HBs情况不清楚，应立即注射乙肝免疫球蛋白和乙肝疫苗，然后1个月和6个月后再接种第2针和第3针乙肝疫苗。

（杨　晴　刘家虹　卢飞豹　伍凤云　何旺瑞）

第六节 寄生虫病和地方病

一、钩虫病

钩虫病是由于钩虫寄生在人体肠道所引起的以消化道功能紊乱和贫血为主要症状的肠道寄生虫病。

钩虫成虫细长呈线状，长约1厘米，寄生于人的小肠，雌雄成虫交配后产卵，虫卵随粪便排出体外，在土壤中发育为感染期幼虫（丝状蚴）。当人赤手或赤脚与含有幼虫的土壤接触后，幼虫钻入皮肤，通过体内移行到达小肠，发育为成虫。雌虫平均每日产卵0.5万~3万个，成虫在人体内可存活5年以上。

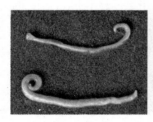 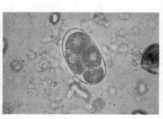 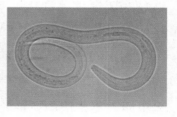

钩虫成虫　　　　　粪便中的钩虫卵　　　　感染人的丝状蚴

人主要通过皮肤接触途径而感染钩虫，主要方式是人们使用含有钩虫虫卵的新鲜粪便给农作物或蔬菜施肥，虫卵在土壤中发育为有感染力的幼虫（丝状蚴），当人赤脚下地种田、种菜，赤手或赤脚玩土、走路，幼虫就会通过皮肤或指(趾)缝间，侵入人体。此外，生吃被幼虫污染的蔬菜，也可经口感染，另有研究表明，幼虫可通过胎盘进入胎儿体内，造成婴儿钩虫病。

钩虫幼虫和成虫均可致病，但人体感染钩虫是否出现临床症状，除与感染数量有关外，也与人体的营养条件、健康状况及免疫力有密切关系。

（1）幼虫致病。幼虫侵入人体皮肤可引起钩蚴性皮炎，病人可感到局部皮肤有烧灼、针刺或奇痒等感觉。多见于手指、足趾间皮肤嫩、薄处，也可见于手、足背部等，俗称"粪毒"。幼虫移行至肺部后，病人可出现咽痒、咳嗽、畏寒、发热、哮喘样发作等全身症状。

（2）成虫致病。钩虫对人体的危害主要是引起病人慢性失血而导致不同程度的贫血。成虫寄生于小肠可引起消化、吸收等功能障碍，以持续性、弥散性腹痛为常见症状，上腹部和脐周尤为剧烈。重度感染者还可出现黑色粪便和营养不良等。少数患者有喜欢吃生米、生豆、泥土、碎纸、碎布等常人不能吃的东西的怪异行为，称"异嗜症"。

（3）婴儿钩虫病。患儿会突发急性腹泻，大便呈黑色或柏油样，面色苍白。其他还可能出现精神不振、食欲减退、呕吐等症状。

诊断钩虫病比较简单，可到医疗机构或寄生虫病防治专业机构进行粪便检查，查获虫卵即可确诊。治疗钩虫病主要采用药物驱虫治疗，常用药物有阿苯达唑、甲苯咪唑、噻嘧啶、三苯双脒等。

钩虫病主要预防方法有：

（1）搞好粪便无害化处理，修建无害化厕所或粪坑密封加盖，杀灭虫卵，不要使用新鲜粪便施肥，保证生活用水清洁。

（2）避免赤手裸足劳动，注意局部皮肤防护，如下地劳动穿鞋、带手套，或在手足皮肤上涂抹1%的碘酊或25%的明矾水等。

二、蛲虫病

蛲虫病是以因蛲虫寄生在人的肠道引起肛门、会阴部瘙痒为特征的一种寄生虫病。该病分布遍及全世界，是儿童常见的寄生虫病，常在幼儿园、小学、家庭等儿童集居的环境中传播。

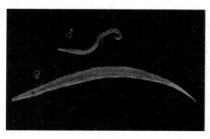
蛲虫成虫

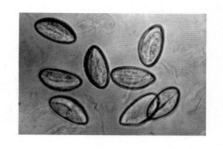
蛲虫卵（透明胶带法）

　　蛲虫成虫长1~2厘米，像白色细线头，寄生在人的大肠，宝宝们在晚上睡觉的时候，雌虫会爬出肛门，在肛门周围产卵，引起肛门瘙痒，宝宝们经常因此挠屁股，所以蛲虫又称"屁股虫"。蛲虫主要通过手–口途径感染。蛲虫在幼儿园儿童间容易传染，主要是患儿因为肛门及会阴部瘙痒抓挠，手沾染了虫卵，再通过接触玩具、座椅或门把手等将虫卵扩散到孩子容易碰到的地方，其他孩子很容易碰触已被沾染虫卵的玩具、桌椅等物品，再通过口进入新的个体。在一个幼儿园只要有一名感染者，就可能在短时间内，传染给其他儿童。

　　蛲虫病主要影响儿童身心健康。患儿表现为烦躁不安、失眠、食欲减退、夜间磨牙、消瘦、肛门皮肤搔破可继发炎症。此外，蛲虫引起的异位寄生会导致蛲虫性阑尾炎和泌尿生殖系统炎症。

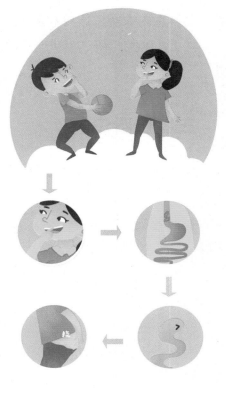
蛲虫生活史

1.如果怀疑感染了蛲虫应该怎么办

（1）到医院或专业寄生虫病防治机构进行检查诊断。由于蛲虫不在肠道内产卵，因此，粪便检查效果不佳。患儿家长可以在孩子清晨排便前用透明胶带粘贴肛门周围收集虫卵，送到医院或寄生虫病防治机构检查。或在夜间患儿睡不安宁，手挠屁股的时候，观察肛门周围是否有白色线头样小虫，可用镊子夹入盛有70%酒精的小瓶内送检。

（2）在医生指导下积极治疗。口服药物阿苯达唑或甲苯达唑片剂对蛲虫病均有效。肛门瘙痒者可用10%氧化锌软膏、10%鹤风油膏涂抹肛门周围，有止痒和杀虫作用，需一直涂到治愈。

（3）防止重复感染。患儿内衣裤、床单、被褥应蒸煮或开水浸泡后日晒杀虫，连续10天。

2.预防要点

（1）教育儿童养成饭前便后洗手的习惯，不吸吮手指，勤剪指甲，勤换洗内衣裤、床单和被褥，清洗玩具。

（2）在托儿所、幼儿园做好环境卫生及衣被、玩具、食具的消毒。

三、肝吸虫病

肝吸虫病是由肝吸虫寄生于人体肝胆管所引起的寄生虫病。肝吸虫囊蚴寄生在淡水鱼或虾体内，人因生吃或半生吃含有肝吸虫囊蚴的鱼、虾而感染。轻度感染者可无症状，重度感染者可出现消化不良、上腹隐痛、腹泻、精神不振、肝肿大等临床表现，严重者可发生胆管炎、胆结石以及肝硬化等并发症，世界卫生组织将肝吸虫定为胆管细胞癌明确致癌物。

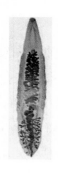
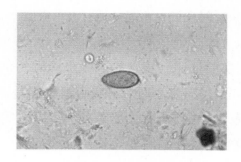

肝吸虫成虫　　　　　　　　粪便中肝吸虫虫卵

　　寄生在人胆管内的成虫产出的虫卵随胆汁进入消化道并随粪便排出，虫卵进入水中可被淡水螺吞食，在螺体发育为尾蚴，尾蚴从螺体逸出释放到水中，侵入淡水鱼肌体等组织中，发育成囊蚴。因生鱼片中可能含有活的囊蚴，被人食入后，囊蚴在肠道经消化液作用后，尾蚴从囊内逸出，进入肝胆管内经1个月左右后发育为成虫，成虫在人体的寿命可长达20~30年。因此，吃生鱼片容易感染肝吸虫。

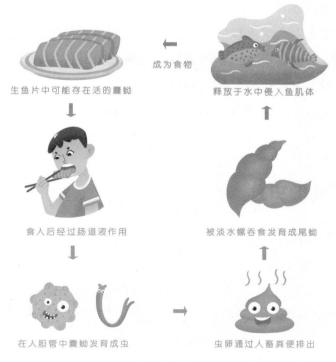

成为食物

生鱼片中可能存在活的囊蚴　　　　　释放于水中侵入鱼肌体

食入后经过肠道液作用　　　　被淡水螺吞食发育成尾蚴

在人胆管中囊蚴发育成虫　　　虫卵通过人畜粪便排出

肝吸虫生活史

1.吃生鱼片时蘸调料不能杀死肝吸虫囊蚴

吃生鱼片时多喝白酒，添加芥末、大蒜、酱油等调料不能杀死肝吸虫囊蚴。实验证明，将含有肝吸虫囊蚴的鱼片绞碎，放入用60度白酒混合姜、蒜、醋1个小时后肝吸虫囊蚴都是活的，囊蚴在食用醋可存活2小时，酱油中经5小时才能杀死。而在食用新鲜的生鱼片过程中，在佐料中蘸一下，与蘸料发生作用的时间很短。因此，吃生鱼片感染肝吸虫的风险很高。

杀死肝吸虫囊蚴最好的办法是高温加热，肝吸虫囊蚴在75℃热水中3分钟能有效被杀死，90℃热水中只需1分钟即可。

2.怀疑自己得了肝吸虫病该怎么办

到医院或疾病预防控制中心（寄生虫病防治机构）咨询医生，进行诊断和治疗。粪便中检获虫卵是确诊的依据。超声、CT、MRT等影像学诊断或免疫学检查有辅助诊断价值。治疗肝吸虫病的常用药物为吡喹酮和阿苯达唑。

3.预防要点

（1）改变生食淡水鱼的习俗，不吃生的或未熟透的鱼、虾。

（2）注意饮食卫生，生熟刀具、砧板要分开使用。

（3）不用生鱼喂猫、狗等动物。

（4）加强人和动物粪便管理，粪便不能用于养鱼，也不能直接流入池塘。

四、弓形虫病

弓形虫病是由刚地弓形虫感染引起的人畜共患寄生虫病。人主要因食入未煮熟的含弓形虫的肉制品、蛋品、乳品或接触猫等宠物粪便中卵囊污染的食物和水感染，且多为隐性感染。发病者临床表现复杂，其症状和体征又缺乏特异性，易造成误诊，主要侵犯眼、脑、心、肝、淋巴结等，可引起视网膜脉络膜炎、脑炎、脑膜脑炎、癫痫和精神异常、淋巴结肿大等病症。此外，弓形虫是孕期宫内感染导致胚胎畸形的重要病原体之一，也是艾滋病的重要并发症之一。

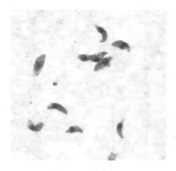

弓形虫速殖子

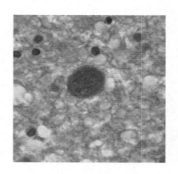

弓形虫包囊

弓形虫病的主要危害是对孕妇和胎儿的影响。弓形虫感染可导致育龄妇女不孕不育症。感染弓形虫的初孕妇女，可经胎盘血流将弓形虫传播给胎儿。在孕前3个月内感染，可造成流产、早产、畸胎或死胎。但如果孕妇在怀孕前已经感染过，就不再有传染胎儿的危险。因此，弓形虫病检测是怀孕前必须检测的项目之一。

猫是弓形虫的终宿主和中间宿主。弓形虫包囊可以在猫肠道内发育卵囊，并随着猫的粪便排出体外，受感染的猫每天可排出卵囊1000万个，持续10~20天，孕妇容易接触被卵囊污染的食物和水而致感染。

弓形虫是一种机会致病性原虫，正常人群感染多为隐形感染，人的免疫系统可诱导产生特异性抗体，产生保护作用。但恶性肿瘤患者、因长期接受免疫抑制剂和放射治疗等引起的医源性免疫受损者或先天性免疫缺陷者，艾滋病患者，都可以使隐形感染转变为急性或亚急性发作，从而出现严重的全身性弓形虫病，其中多因并发弓形虫脑炎而死亡。

预防弓形虫感染须注意以下几点：

（1）注意饮食卫生。肉类要充分煮熟，防止生肉污染熟食，严格执行生熟炊具分开。不吃生的肉食、蛋，不喝未消毒的牛奶和其他奶制品。

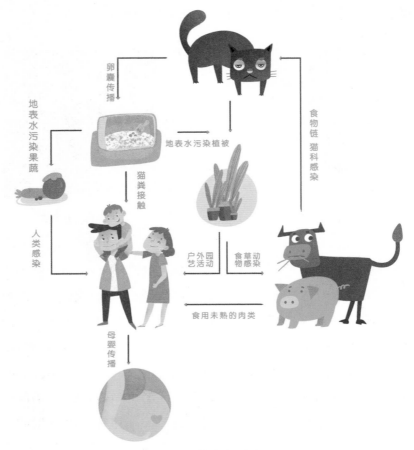

弓形虫的生活史

（2）注意日常卫生。每天清除猫的粪便，接触动物排泄物后要认真洗手。清洗蔬菜和水果要彻底去除其上残留的土及其他污染物。

（3）加强对宠物的管理。猫要养在家里，喂熟食或成品猫粮，不让它们在外捕食。宠物饭碗应与其他器具分开，尽量不要与宠物过分亲密接触，如同桌共餐、同床共眠。尽量不让宠物舔人手及脸，定期为宠物进行免疫注射和驱虫。

（4）孕妇避免与猫的粪便接触。除非血清检查证明已经有过弓形虫感染，否则备孕期间和妊娠期尤其是妊娠前3个月要避免接触猫及其排泄物。

（5）如果感染弓形虫引起临床症状，到医院或专业寄生虫病防治机构进行就诊，在医生指导下进行治疗。

五、血吸虫病

血吸虫病是由血吸虫寄生于人或其他哺乳动物血管所引起的寄生虫病，主要分为6种，在我国特指日本血吸虫病，血吸虫病发展到了晚期，部分患者的肚子逐渐胀大、积水。因此，有些地方把这种病叫作"大肚子病"。

对于初次感染者，可出现发热、腹痛、腹泻、黏液血便、肝脾肿大等急性期症状。急性期病人未经治疗可转为慢性感染，可无明显临床表现或出现慢性腹泻、肝脾肿大。慢性感染进一步发展到晚期，出现明显肝脾肿大、肝腹水、腹壁静脉曲张，甚至出现肝昏迷。

血吸虫的传播和感染依赖于中间宿主钉螺的存在。感染了血吸虫的患者或家畜的粪便污染水体，粪便中的虫卵孵出毛

尽量避免接触疫水

蚴，毛蚴钻入钉螺体内通过繁殖产生并释放大量尾蚴，人通过皮肤接触含有尾蚴的水（成为"疫水"）而感染，主要方式为有两类：一类是生产性接触疫水感染，如开展无防护措施的捕鱼捞虾、打草种田、防洪救灾等水上作业；另一类是生活性接触疫水感染，如在水中游泳嬉水、洗衣洗物等。

血吸虫病的流行具有地方性特点，与钉螺的分布相一致，曾经流行于湖南、湖

血吸虫生活史及其危害

北、江西、安徽、江苏、四川、云南、浙江、广东、广西、福建、上海等12个省、直辖市、自治区。目前，主要流行于湖南、湖北、江西、安徽、江苏等五省湖区的沿长江洲滩及与长江相通的大小湖泊，尤其是鄱阳湖和洞庭湖地区。

1.怀疑自己得了血吸虫病怎么办

如果在血吸虫病流行区生活或游玩，接触过疫水，自身出现皮疹、发热、腹泻、腹痛、乏力、肝区不适等症状时，就应该警惕自己

是否得了血吸虫病，可以到当地血吸虫病防治机构（血防站或疾控中心）进行检查和治疗。

2.预防要点

接触疫水是感染血吸虫的唯一途径，要预防血吸虫病，应尽量避免接触疫水，养成安全用水的习惯，杜绝在有钉螺的水域进行嬉水游泳、洗衣洗物、打草放牧、捕鱼捞虾等活动。在不得不接触疫水的情况下，应穿戴长筒胶鞋、下水裤、胶手套等防护用具或涂抹防蚴霜等防护药品。此外，非洲和东南亚地区是血吸虫病流行的重灾区，在这些地区务工或旅游要注意预防，避免感染。

六、疟疾

疟疾，俗称"打摆子""打皮寒"，是经蚊子叮咬或输血而感染疟原虫所引起的，以周期性寒战、高热和出汗、退热为主要临床症状的虫媒传染病。

发病开始先是浑身发冷、寒战，随后发热，体温可达40℃以上，面色发红、口渴、头痛，有时恶心、呕吐，甚至说胡话。经过3~4小时后，出一身大汗，热就退掉，患者感到轻松一些，如不进行根治，还会反复发作。长期多次发作后可引起肝脾肿大、贫血症状，甚至出现剧烈头痛、昏迷、全身衰竭而死亡。

疟疾主要是通过蚊子叮咬而感染的。蚊子叮咬疟疾患者，疟原虫在蚊子体内繁殖增多，当这种带有疟原虫的蚊子再叮咬健康人，疟原虫就进入人体内而感染发病。目前，全球疟疾流行区主要分布在非洲地区、东南亚地区、东地中海地区、西太平洋地区和中南美洲地区等地区。其中撒哈拉沙漠以南的非洲地区疟疾发病率最高。因此，到这些国家和地区的务工和旅游人员感染疟疾的风险较高。

1.如果怀疑得了疟疾该怎么办

如果从非洲或东南亚等疟疾流行区回来，怀疑自己得了疟疾，应及时到当地医疗机构和疾病预防机构进行诊断和治疗，看病时一定要告诉医生自己曾有境外疟疾流行区旅居史。

2.预防要点

预防疟疾的关键是防止蚊子叮咬。在疟疾流行区，室内外环境应保持干净整洁，减少蚊子孳生。在疟疾流行高峰期，采用高效杀虫剂进行室内外灭蚊，降低蚊虫密度。在蚊子活动高峰期（黄昏与黎明之间），应尽量避免野外活动，如必须在户外作业，应穿长袖衣和长裤，如有皮肤暴露，需涂抹蚊虫驱避剂，防止蚊子叮咬。室内可安装纱门、纱窗，使用蚊帐、蚊香、灭蚊灯等，进行防蚊灭蚊。

七、碘缺乏病

碘缺乏病是机体因缺碘而对人身体和智力发育造成的全部不良影响（病态），主要表现为地方性甲状腺肿（俗称大脖子病）和地方性克汀病（俗称呆小症）。碘缺乏病主要病因是环境缺碘，人体摄取碘不足所致。本病分布广泛，国内多省区均有分布。该病主要多见于远离沿海及海拔高的山区，流行地区的土壤、水和食物中含碘量极少。

1.危害和症状

（1）碘缺乏可导致甲状腺肿，早期无明显临床症状，或甲状腺轻、中度弥漫性肿大，质软，无压痛。极少数明显肿大者可出现压迫症状，如呼吸困难、吞咽困难、声音嘶哑、刺激性咳嗽等。胸骨后甲状腺肿可有食管或上腔静脉受压症状。

（2）碘缺乏影响儿童智力和生长发育，导致呆小症，表现出较明显的智力缺陷，具有典型的痴呆表情，他们身材矮小，甚至有聋哑等残疾。

（3）碘缺乏还可导致胎儿死亡、畸形、聋哑或流产、早产。

2.如何判断自己有没有缺碘

人体内环境碘缺乏可以从尿碘和有没有患甲状腺肿大两个方面判断。

（1）尿碘：正常人尿碘低于100微克/升，孕妇和哺乳期妇女尿碘低于150微克/升就要进行补碘。

（2）甲状腺肿：儿童体内碘缺乏持续3~4个月之后，甲状腺就会出现明显的肿大。

3.预防要点

（1）食用合格碘盐。只要我们能够吃到合格碘盐，就能够保证我们的碘营养，不需要再吃任何含碘保健品和碘强化食品。

（2）多吃含碘丰富的食物，主要是海带、海鱼和紫菜等含碘量高的海产品。

（3）高碘地区的人群以及因治疗需要（特别是甲状腺疾病）或对碘敏感的人群，不能食用碘盐。

八、地方性氟中毒

地方性氟中毒，是由于一定地区的地理环境中氟元素过多，而导致生活在该环境中的居民经饮水、食物和空气等途径长期摄入过量氟所引起的以氟骨症和氟斑牙为主要特征的一种慢性全身性疾病，又称为"地方性氟病"。分3种类型：长期饮用含氟量过高的水引起的饮水型地方性氟中毒、燃烧含氟量过高的煤引起的燃煤污染型地方性氟中毒、长期饮用含氟量过高的茶引起的饮茶型地方性氟中毒。地方性氟中毒对人体有以下危害：

1.氟斑牙

氟损害牙齿最常见的表现就是氟斑牙。氟中毒导致牙变色、变脆，变色为像粉笔样的白色、棕色，还会出现缺损、严重的磨损或者过早脱落。这种氟斑牙主要危害7~8岁以下的儿童，一旦形成就会残留终身。轻则影响美观，对患者造成了心理上的负担和伤害；重则影响咀嚼及消化功能，危害健康。

2.氟骨症

氟对骨骼的损害会引起氟骨症。人的身体中如果长期摄入过量的氟，随着年龄的增加，至18岁以上就会逐渐出现行动不便，严重的至

40岁就瘫痪在床上。氟骨症的主要症状和特征是腰背部及膝、髋关节疼痛明显，严重的不能下蹲，四肢麻木，抽筋，颈椎活动不变，弯腰驼背，脊柱弯曲可达90度，重症的氟骨症病人瘫痪在床上，生活不能自理。

3.其他危害

过量的氟除了对牙齿、骨骼的等硬组织损害以外，还会对神经系统、内分泌系统以及肌肉、肾脏等软组织造成损害。

4.预防要点

地方性氟中毒病因清楚，是由于居住环境中氟元素含量过高而使生活在这里的人们长期摄入过量的氟所致。因此，预防和控制本病的根本措施就是控制氟源，减少摄氟量。另外，减少氟的吸收，促进氟的排泄，增强人体的抗病能力等，都可起到预防和控制地方性氟中毒的作用。经常食用含有钙、维生素C、维生素E、微量元素硒的食物，可增加人体抵抗力，抵消高氟对身体的危害。

（葛　军　刘晓青　李宜锋　龚艳凤　毛战球　周炳华）

第四章

肿瘤防治

第一节 认识肿瘤

一、什么是肿瘤

我们的机体每天都有细胞死亡，也有新的细胞生长，比如皮肤破了会愈合、头发掉了会有新头发生长补充等。正常情况下，细胞死亡和生长保持平衡状态。在某些病理情况下，机体失去了正常的调控能力，表现为细胞过度增殖形成的新生物。由于这种新生物多数呈肿块状隆起，因此被称为肿瘤。

二、肿瘤就是癌症吗

肿瘤和癌症的概念不完全相同。一般来说，肿瘤包括良性肿瘤和恶性肿瘤两大类。虽然良性肿瘤和恶性肿瘤都是因为细胞死亡和新细胞生长的不平衡所导致，但良性肿瘤生长缓慢，不会发生远处转移，除生长在要害部位外，对健康和生命没有危害。恶性肿瘤的新生细胞无限制生长并且速度快，可能转移到原发部位以外的其他组织器官，破坏正常器官组织结构；还能与机体争夺营养、产生有害代谢产物，危害健康，甚至威胁人的生命。恶性肿瘤又可以分为癌和肉瘤，一般把来源上皮组织的恶性肿瘤称为癌症，来源于间叶组织的称为肉瘤，但是习惯上也把所有的恶性肿瘤都称为癌症。

三、什么是早期肿瘤和晚期肿瘤

患者在确诊为恶性肿瘤后，都想知道自己的肿瘤是早期还是晚期。

肿瘤的分期比较复杂，有各种各样的分期系统，但最常见的是按 TNM 分期，T 代表原发肿瘤的大小，N 代表淋巴结转移，M 代表远处转移。T、N、M 确定后就可以得出相应的总分期，即 I 期、II 期、III 期、IV 期等。一般来说，原发肿瘤比较小、没有淋巴结和远处转移者，可以称为早期肿瘤；已经发生远处转移的肿瘤一般称为晚期肿瘤。肿瘤分期不同，治疗方法和治疗效果差别都非常大。

四、为什么会得恶性肿瘤

罹患肿瘤，是一个多因素、多步骤的过程。在致病因素的作用下，正常细胞的基因发生多次突变，导致生长不受机体控制，无限增殖形成肿瘤。了解致病因素对预防和减少肿瘤的发生具有重要意义。肿瘤的病因一般分为外界因素和内在因素两大类。

外界因素包括化学因素、物理因素和生物因素。目前发现的化学致癌物质有数十种，常见有农药、煤焦油、沥青、亚硝胺类、黄曲霉素等。物理致癌因素包括紫外线、电辐射以及机械刺激等。生物致癌因素包括病毒、细菌及寄生虫，如鼻咽癌、伯基特淋巴瘤与 EB 病毒相关，宫颈癌与人乳头瘤毒（HPV）感染有关，肝癌与乙型肝炎病毒有关，胃癌与幽门螺杆菌感染相关，膀胱癌高发与埃及血吸虫感染有关。

内在因素包括遗传因素、内分泌因素、免疫因素。事实上，遗传性肿瘤只占极少部分，大部分和遗传因素相关是指肿瘤的遗传易感性，即某些基因的突变或多态性与肿瘤的高发病风险相关。肿瘤发生与体内激素水平有关，较明确的有雌激素和催乳素与乳癌有关、雌激素与子宫内膜癌有关。肿瘤的发生还与机体免疫功能密切相关，先天或后天免疫缺陷者易发生恶性肿瘤。

五、癌症会传染吗

肿瘤细胞不会释放传染因子，因此肿瘤本身并不具有直接传染性。

然而，一些感染性因素可能引起肿瘤或增加肿瘤发病风险。如 HPV 病毒感染可以导致宫颈癌发病，乙肝病毒感染可以导致肝癌发生，EB 病毒感染可以导致淋巴瘤、鼻咽癌发病。这些感染性因子是可以在人群中传染的，预防和治疗这类感染因素，可以减少相关恶性肿瘤的发生。

六、癌症会遗传吗

肿瘤是多基因和环境因素协同作用引起的复杂性疾病，因此具有一定的遗传易感性，肿瘤与遗传的相关性可分为两类。

一类是完全由遗传基因决定的肿瘤，约占肿瘤发病数的 5%，称为遗传性肿瘤，主要见于某些儿童肿瘤。

另一类占据绝大多数，肿瘤发生是环境与遗传因素交互作用的结果，表现为不同人对肿瘤的易感性不同，即有一定遗传易感性。比如直系亲属有乳腺癌病史的女性，乳腺癌的发病率比无家族史者高 2 ～ 5 倍。家族性多发性结肠息肉病具有家族聚集性，其中一大部分会恶变为结肠癌。

第二节　发现肿瘤

一、癌症的早期症状有哪些

一般而言，恶性肿瘤在早期的症状很少或不典型，随着疾病进展，逐渐出现典型症状。常见的恶性肿瘤十大症状包括：身体任何部位，如乳腺、颈部或腹部的肿块，尤其是逐渐增大的；身体任何部位，如舌头、颊黏膜、皮肤等处没有外伤而发生的溃疡，特别是经久不愈者；中年以上的妇女出现不规则阴道流血或分泌物；进食时胸骨后闷胀、灼痛、异物感或进行性加重的吞咽不顺；久治不愈的干咳或痰中带血；长期消化不良、进行性食欲减退、消瘦，又未找出明确原因者；大便习惯改变，或有便血；鼻塞、鼻衄、单侧头痛或伴有复视；黑痣突然增大或有破溃、出血，原有的毛发脱落；无痛性血尿。

二、什么是癌前病变

癌症不是突然发生的，它的发生发展一般可以分为癌前病变、原位癌及浸润癌三个阶段。认识和积极治疗癌前病变，是癌症预防的重要措施。典型的癌前病变包括以下几种：

（1）腺瘤性肠息肉：大肠腺瘤性息肉属公认的癌前病变。研究数据显示，直径大于1厘米的息肉恶变率显著增加，大于2厘米的腺瘤恶变的概率接近50%。预防腺瘤性息肉发展为肠癌最简单易行的方法就是及时将其摘除，癌变风险也就随之消除。

（2）乳腺纤维囊性增生症：乳腺囊性增生症的女性，乳腺癌发病风险增加，尤其是不典型增生者，乳腺癌发生率增加2～4倍。乳腺囊性增生者应定期到医院检查，视情况可接受药物治疗、穿刺或手术活检。

（3）肝硬化：肝硬化是肝癌的癌前病变。肝癌的发生一般经过肝炎、肝硬化、肝癌三个阶段。约 70% 的原发性肝癌是在肝硬化的基础上发生，肝硬化又绝大部分发生是由乙肝病毒感染导致，如果患有慢性乙肝感染，应该通过抗病毒治疗降低肝硬化和肝癌的发生率。定期做腹部 B 超和甲胎蛋白检查筛查肝癌，以便早期发现肝硬化的恶变。

（4）慢性萎缩性胃炎：慢性萎缩性胃炎可能是胃癌的癌前病变，慢性萎缩性胃炎主要致病因素为幽门螺杆菌感染，在萎缩性胃炎发展阶段，经过合理的抗幽门螺杆菌治疗和饮食调节，可以降低萎缩性胃炎转化为胃癌的可能性，定期的胃镜检查可以发现早期的癌变。

（5）宫颈柱状上皮异位伴上皮非典型增生：宫颈柱状上皮异位俗称宫颈糜烂，是一种正常的生理现象，但如果这种异位和恢复交替的现象经常发生，同时伴有 HPV 感染，发生上皮的非典型增生，就可能发展为鳞状细胞癌。如不给予治疗，有 10% ~ 15% 的轻、中度不典型增生和 75% 的重度不典型增生会转变为浸润癌。可以通过手术等办法切除相关病灶。

（6）交界痣：是黑色素瘤的癌前病变。部分交界痣和混合痣在某些因素的刺激下可发生恶变，成为恶性黑色素瘤，刺激因素包括反复的摩擦、针挑等刺激，不完全的切除、用药物腐蚀及自身的内分泌紊乱等。最合适的处理方法是手术切除。

三、什么是肿瘤筛查

筛查指对未出现症状的健康人群进行检查，以发现早期癌症，从而能够及时治疗，取得最佳的治疗效果。不是所有的癌

积极参加癌症筛查

症都需要进行筛查，一般来说，一种肿瘤发病率比较高，又具有简单、可靠的筛查方法，而且筛查出的早期病例具有有效的治疗手段时才需要通过筛查减少死亡率。

四、哪些肿瘤需要进行癌症筛查

目前积累的数据显示，对以下肿瘤的筛查可以有效降低疾病特异性死亡率：

1. 肺癌

筛查的适应人群：年龄 40 岁及以上且具有以下任一危险因素者：吸烟量每年大于 400 支，或曾经吸烟量每年大于 400 支，戒烟时间少于 15 年；有环境或高危职业暴露史（如石棉、铍、铀、氡接触者）；合并慢阻肺、弥漫性肺纤维化或既往有肺结核病史者；有恶性肿瘤或有肺癌家族史者，尤其一级亲属家族史。

筛查方法：肺部低剂量螺旋 CT。

2. 胃癌

筛查的适应人群：年龄 40 岁及以上，且符合下列任意一条者：胃癌高发地区人群；幽门螺杆菌感染者；既往患有慢性萎缩性胃炎、胃溃疡、胃息肉、手术后残胃、肥厚性胃炎、恶性贫血等胃的癌前疾病；胃癌患者一级亲属；存在胃癌其他风险因素（如摄入高盐、腌制饮食，吸烟、重度饮酒等）。

筛查方法：血清学筛查（血清胃蛋白酶原、胃泌素 17、HP 抗体检测）和胃镜筛查，最终确诊需要病理证实。

3. 结直肠癌

筛查的适应人群：人群筛查与伺机筛查有机结合。人群筛查对象是 50 ~ 75 岁人群，无论是否有报警状态。伺机筛查无症状一般个体，参照人群筛查年龄范围，可酌情放宽；有症状特别是有结直肠癌报警症状者，不做年龄限制。

筛查方法：粪便隐血免疫化学检查，每年 1 次；粪便 DNA 检测，每 1 ~ 3 年 1 次；结肠镜检查，每 5 ~ 10 年 1 次。

4. 肝癌

筛查的适应人群：乙型肝炎病毒和（或）丙型肝炎病毒感染、过度饮酒、非酒精性脂肪性肝炎、长期食用被黄曲霉毒素污染的食物、各种其他原因引起的肝硬化以及有肝癌家族史等人群，尤其是年龄大于40岁的男性。

筛查方法：血清 AFP 和超声检查。

5. 食管癌

筛查的适应人群：从 40 岁开始，至 75 岁或预期寿命小于 5 年时，同时有下列条件之一：出生或长期居住于食管癌高发地区；一级亲属有食管癌病史；本人患有食管癌前疾病或癌前病变；本人有头颈部肿瘤病史；合并其他食管癌高危因素。如热烫饮食、饮酒、吸烟、进食过快、室内空气污染、牙齿缺失等。

筛查方法：内镜及内镜下病理活检。

6. 乳腺癌

筛查的适应人群：45 ~ 69 岁的一般风险女性，进行规律性筛查；40 ~ 44 岁的一般风险女性；年龄大于 69 岁的一般风险女性，身体健康且预期寿命大于 10 年，如有意愿，可以接受筛查；存在早发乳腺癌家族史且自身携带有乳腺癌致病性遗传突变的高风险女性，筛查起始年龄可提前至 35 岁。

筛查方法：乳腺 X 线及彩超检查。

7. 宫颈癌

筛查的适应人群：从 21 岁至 65 岁的女性；感染 HIV 或存在免疫功能缺陷，小于 21 岁的女性也可以考虑筛查。

筛查方法：宫颈细胞学和 HPV 病毒检测。

五、防癌体检和健康体检有区别吗

肿瘤筛查通常是群体性筛查，针对的是已经证实通过筛查可降低病死率并有卫生经济学效益的癌症种类。对于个体人群而言，可以通过防癌体检发现早期癌症，而不是等到有症状后再去医院检查确诊。防癌体检和健康体检是两个概念。通常的健康体检，往往注重常规检查项目的全面性，筛检手段相对简单，并不一定包含针对某一特定癌症的专项检查手段。防癌体检的目的是发现早期或没有症状的癌症，已然成为一种专业化体检，并越来越显示出独立性和重要性。

六、怎么诊断恶性肿瘤

恶性肿瘤的诊断，需要依据临床表现，进行实验室检查和影像检查，最后经过病理检查确诊，是一个复杂的过程。

1. 肿瘤的临床表现

肿瘤发展到一定的阶段，就会出现相应的临床表现。如食管癌临床表现为吞咽食物时有哽噎感并伴有骨后闷胀不适，食管内有异物感或上腹部疼痛；胃癌可表现为上腹部不适或有疼痛，服镇痛、抑酸药物不能缓解，持续消化不良。肺癌症状有刺激性咳嗽，经抗感染、止咳等治疗不能缓解且逐渐加重，或痰中带血和胸痛发生；乳腺癌的症状包括乳房肿块、乳头血性溢液，乳头凹陷不对称；宫颈癌的症状表现为阴道异常出血，尤其是在性交后出血；直肠癌的症状有腹部不适、隐痛、腹胀，大便习惯发生改变，黏液血便，继而出现贫血、乏力、腹部摸到肿块。根据以上的临床表现，选择适当的检查进行进一步诊断。

2. 实验室检查

实验室检查包括常规检查、血清学相关检测、免疫学检查（肿瘤标志物）、基因检测。①常规检查：包括血、尿及粪便常规检查：消化系统肿瘤患者可有大便隐血阳性或黏液血便。泌尿系统肿瘤可见血尿。恶性肿瘤患者常可伴红细胞沉降率加快、贫血。②血清学检查：用于判断肿瘤患者一般情况、某些肿瘤的早期发现和肿瘤的疗效评价。如骨转移癌血清碱性磷酸酶可升高，恶性淋巴瘤血清乳酸脱氢酶增高，经过有效的治疗，这些指标会相应地降低。③免疫学检查：常用的有癌胚抗原（CEA）、甲胎蛋白（AFP）、血糖链抗原（CA）系列（CA125、CA153、CA199、CA724 等）、神经元特异性烯醇化酶（NSE）、细胞角蛋白 19 片段抗原 21-1（CYFRA21-1）、前列腺特异性抗原（PSA）等。

对判断原发肿瘤部位、评价抗癌治疗效果有重要的参考价值。④基因检测：从基因水平对癌症进行诊断、检测肿瘤的进展、恶性化程度以及抗癌药的耐药性等。常用的基因诊断包括 EGFR、HER-2、K-ras 检测等。

3. 影像学检查

临床常用的影像学检查包括 X 线、电子计算机 X 线断层扫描成像（CT）、磁共振成像（MRI）、超声检查、单光子发射计算机断层扫描仪（ECT）、正电子发射型计算机断层显像（PET）及 PET/CT 检查。

（1）X 线检查：①平片：平片是检查骨肿瘤的首选方法；钼靶 X 线可检查乳腺癌，比较可靠地鉴别出乳腺的良性病变和恶性肿瘤，也可以早期发现乳腺癌。②造影检查：如钡剂做钡餐与灌肠，主要用于消化道器官造影；注入碘剂等对比剂，可观察肾盂、输尿管、胆囊、胆管、胰腺管的形态；血管造影能显示患瘤器官或肿瘤的血管图像。

（2）CT 检查：查出密度差异大的器质性占位病变，常用于头部、胸部、腹部实质脏器的占位病变，如脑肿瘤、头颈部癌、肺癌、肝癌等；也可用于脊柱、脊髓、盆腔、胆囊、子宫等部位的肿块检查。

（3）ECT 检查：能直观地显示脏器的形态、位置、大小，重建多维空间图像。人体全身骨骼及各种脏器都可以用 ECT 检查，但目前常用于骨肿瘤、骨转移瘤的诊断及疗效评价。

（4）MRI 检查：对脑部肿瘤、腹部肿瘤、脊髓肿瘤、纵隔内肿瘤、骨肿瘤等都可以明确诊断，尤其对脑部肿瘤的诊断优于 CT。

（5）超声检查：比 X 线、CT、MRI 等检查方法方便、经济，不依赖放射线，检查时患者不必担心受辐射损害。目前常用超声检查协助诊断的恶性肿瘤有：肝癌、胰腺癌、子宫癌、卵巢癌、肾癌、膀胱癌、前列腺癌、甲状腺癌等。

（6）PET/CT 检查：将 CT 与 PET 融为一体，可获得全身各方位的断层图像。PET/CT 能对肿瘤进行早期诊断和鉴别诊断，鉴别肿瘤有无复发，对肿瘤进行分期和再分期。

4. 内镜检查

内镜检查能直接了解肿瘤的形态、范围、性质等，更重要的是可以取活组织进行病理诊断。目前临床常用的内镜检查方法包括：鼻咽镜、支气管镜、胃镜、肠镜、胸腔镜、纵隔镜、腹腔镜、子宫镜、膀胱镜等。

5. 病理学检查

病理学检查是诊断肿瘤最准确、最可靠的方法，分为细胞病理学和组织病理学两部分，还包括对肿瘤组织进行免疫组化、基因检测等。常用的病理诊断取材方法包括脱落细胞学检查、经皮穿刺活组织病理检查、手术切除活组织检查。

6. 恶性肿瘤的分期诊断

恶性肿瘤的诊断还应包括分期诊断，临床常用的是美国癌症联合委员会（AJCC）TNM 分期系统。各种肿瘤通常根据不同的 TNM 组合分为 Ⅰ 、Ⅱ 、Ⅲ 和Ⅳ期。肿瘤分期根据是否手术又可分为临床分期和病理分期，临床分期以 cTNM 表示，病理分期以 pTNM 表示。术前治疗后的肿瘤分期以前缀 y 表示，临床分期以 ycTNM 表示，病理分期以 ypTNM 表示。

第三节　预防肿瘤

一、肿瘤可以预防吗

现有的数据统计表明，恶性肿瘤中约三分之一是可以预防的，三分之一是可以治愈的，三分之一是可以通过治疗改善症状的。随着医学科学研究的发展和时间经验的积累，目前癌症的预防无论从理论上和实践上都积累了大量经验。采取有效的措施，癌症必然会得到更好的预防。

二、什么是肿瘤的三级预防

国际癌症研究机构根据恶性肿瘤病理发展的不同时期，将肿瘤预防分为一级预防、二级预防和三级预防。一级预防指病因预防，消除或减少可能致癌的因素，防止恶性肿瘤的发生，降低发病率；二级预防指癌症的早期发现与治疗，以提高生存率，降低死亡率；三级预防指癌症诊治后的康复，提高生存质量，减轻痛苦，延长生命。

三、肿瘤预防的主要方法有哪些

普通人群理解的肿瘤预防，是指的病因预防，主要包括以下措施：

（1）远离致癌病原体：目前有多种病原体认定有致癌性，包括幽门螺旋杆菌；乙肝病毒、丙肝病毒、人乳头状瘤病毒（HPV）、EB病毒、人类免疫缺陷病毒；泰国肝吸虫、华支睾吸虫（肝吸虫）、埃及血吸虫。

（2）防晒，减少皮肤癌风险：阳光照射是导致皮肤癌的最大风险因素。黑素瘤和非黑素瘤皮肤癌均与紫外线辐射有关。

（3）减少不必要的医疗放射：所有的电离辐射都有致癌性。医用电离辐射与多种癌症相关。

（4）减少室内建筑材料辐射：室内建筑装修材料中含有的氡、甲醛、苯都被认为是致癌物质，装修新家入住前，应进行一次室内环境检测，根据检测结果决定能不能入住。家中多通风，可以降低这些有害物质的浓度。

（5）戒烟：研究数据显示，吸烟与多种癌症的发病率升高有关，戒烟可显著降低癌症的发病率。而且对任何年龄阶段的人都有益，如果40岁以前戒烟，可以显著延长预期寿命。

（6）限酒：国际癌症研究机构将酒精归为致癌物。过量饮酒可造成身体多方面不良影响，与多种癌症有关。建议饮用白酒每次不要超过50克，啤酒每次不要超过一瓶，红酒每次限制在一红酒杯左右。

（7）控制体重：肥胖不仅会增加患心脏病、糖尿病、骨质和关节疾病的风险，还会增加患癌症的风险。超过20种不同类型的癌症与肥胖有关，其中最显著的有直肠癌、子宫内膜癌和食管腺癌。

（8）健康饮食：减少红肉的摄入量，限制食用加工肉类、保持食物多样性，做到平衡饮食以及通过饮食控制保持健康的体重有助于降低癌症发病风险。

（9）运动：体育锻炼不仅有助于减肥或保持体形，而且对癌症也有预防作用。每天至少进行30～60分钟的中等到高强度体育锻炼的人患癌症的风险会降低，尤其是患乳腺癌和结肠癌的风险。建议成年人每周至少应进行150分钟中等强度有氧运动，或75分钟高强度运动，或等量的两种运动组合。

第四节　治疗肿瘤

一、癌症是不治之症吗

恶性肿瘤不是不治之症。人类为战胜癌症已经付出了巨大的努力，并取得了巨大的成果，世界卫生组织已经把癌症定义为"慢性疾病"。很多早期肿瘤如宫颈癌、乳腺癌、结直肠癌等，经过治疗5年生存率都已接近或超过90%。即使中、晚期肿瘤，通过积极恰当的综合治疗，也有相当比例可以获得临床治愈或者长期带瘤生存。

二、恶性肿瘤的治疗方法有哪些

恶性肿瘤需要综合治疗，综合治疗的主要方法包括手术治疗、放射治疗、化学治疗、靶向治疗、免疫治疗、内分泌治疗、中医中药治疗等。每一种恶性肿瘤的具体治疗方法不同，要根据不同的肿瘤选择合适的治疗方法。另外，每一种肿瘤在不同的分期阶段采用的治疗方法也有所不同。对具体的某一患者而言，根据其所患肿瘤的类型及分期，制订规范的综合治疗方案，再按照方案确定的方法和顺序安排治疗，才能获得最佳疗效。

三、肿瘤患者都需要做手术吗

外科手术是治疗肿瘤最有效和最重要的方法之一。但肿瘤是一大类疾病，可发生在人体的不同部位，还有良、恶性之分，类型多样，并不是所有肿瘤都需要手术治疗或可以通过手术治疗。一般而言，对良性肿瘤，如果肿块较大、压迫邻近器官、影响功能、发生并发症或可能恶变时，应该手术切除。对于可切除的实体恶性肿瘤，都应选择手术，以手术为主的综合治疗往往是这类肿瘤患者唯一的治愈措施。但是也有一部分肿瘤患者不能或没有必要施行手术。比如：非实体瘤或全身性肿瘤，包括白血病、恶性淋巴瘤、骨髓瘤等，不能通过手术切除；晚期肿瘤或合并有严重的心、肝、肾、肺疾病等手术禁忌证的患者，不宜手术；一些对放疗或化疗高度敏感的肿瘤，如鼻咽癌、生殖细胞癌，通过放疗或化疗可达到治愈目的，不必采用手术治疗。

四、放疗和化疗会把好细胞杀死吗

放疗是利用放射线的电离辐射作用治疗肿瘤的方法。肿瘤组织和正常组织对放射线的生物效应不同，能耐受的剂量不同。加上采用的适形、调强放疗，在保证肿瘤组织所必需的治疗剂量的同时，尽可能减少了正常组织的剂量放疗，把周围正常组织的剂量控制在可耐受的范围内。这样就能在杀死肿瘤细胞的同时，最大程度减少对正常细胞的损伤。

化疗通过使用化学药物杀灭癌细胞达到治疗目的。化疗药物进入体内会杀灭特定的细胞，尤其是快速增殖的细胞。由于癌细胞的快速增殖特性，使得癌细胞被杀死的最多。人体少数正常细胞，尤其是生长旺盛、经常更新的骨髓造血干细胞、胃肠黏膜上皮细胞等也会受到不同程度的损伤。但通常化疗对正常人体组织的影响是暂时的，停药后可快速恢复，癌细胞的恢复是缓慢的且比正常细胞更困难。在下一次化疗开始时，人体正常细胞已恢复而癌细胞还没有恢复，这样，经过多周期的治疗后，癌细胞就可以被杀灭，而正常细胞的损伤可大部分或全部恢复。

五、什么是肿瘤的靶向治疗和免疫治疗

肿瘤靶向治疗是以肿瘤细胞的受体、抗原、细胞信号调控分子、关键的基因、血管等为靶点的治疗。由于肿瘤的靶向治疗是以肿瘤细胞的特征性改变为靶点，针对癌细胞的特异性分子水平的变化，在发挥更强的抗肿瘤活性的同时，减少了正常细胞的毒副反应，是肿瘤治疗发展的方向。

正常情况下人体免疫系统可以识别并清除肿瘤细胞，但肿瘤细胞能够采用不同策略，使人体的免疫系统受到抑制，从而得以幸存并不断增殖。肿瘤免疫治疗就是通过重新启动并恢复机体正常的抗肿瘤免疫反应，从而控制与清除肿瘤的一种治疗方法。包括单克隆抗体类免疫检查点抑制剂、治疗性抗体、癌症疫苗、细胞治疗和小分子抑制剂等。目前有多种肿瘤免疫治疗药物已经获批临床应用。

六、肿瘤患者需要忌口吗

关于肿瘤患者的饮食，总的原则是营养均衡、荤素搭配、食谱多样化，没有特别的忌口。所谓"发物"的说法并无科学依据，事实上，至今为止并无证据表明某种营养物质能够促进肿瘤的生长或复发转移。

有人想当然的认为肿瘤细胞需要营养，患者吃的营养物质会被肿瘤吸收，从而加速肿瘤的生长。但事实是，针对患者进行营养支持，不会促进肿瘤生长，还能够改善患者体质，增强免疫力，对肿瘤治疗是有益的。

当然，对已经证明具有致癌性的一些饮食，如烟熏烧烤的食物、加工的红肉、腌渍菜、酒精饮料，要少吃或不吃。烟草与多种癌症有关，肿瘤患者更要戒烟。

针对不同类型的肿瘤患者，饮食上也有一些需要注意的地方。例如，乳腺癌与性激素有关，日常饮食要尽量不吃含激素类的食物和保健品。

消化道的肿瘤患者需要保持排便的通畅，建议多吃一些粗纤维的蔬菜，例如茄子、萝卜、白菜等。

七、什么是肿瘤的 5 年生存率，是不是得了肿瘤只能生存 5 年

肿瘤患者经常可以从各种媒体听到肿瘤患者的 5 年生存率的概念，所谓的 5 年生存率是指肿瘤患者治疗后存活至少 5 年的可能性。一种恶性肿瘤的 5 年生存率高，说明这种肿瘤的治疗效果比较好。但 5 年生存率不是说明肿瘤只能生存 5 年时间。一般来说，肿瘤治疗后有可能会出现复发或者转移，但一半以上的复发、转移出现在治疗后 3 年之内，绝大多数的复发和转移出现在治疗后 5 年之内。如果肿瘤治疗后超过 5 年没有出现问题，再出现复发、转移的可能性就比较小，医学上认为肿瘤已经临床治愈，患者生存时间不会因为肿瘤而受到影响。

第五节 常见肿瘤

一、肺癌

原发性支气管肺癌，简称肺癌，起源于气管、支气管黏膜或腺体，是最常见的肺部原发性恶性肿瘤。

1. 肺癌的症状

肺癌的常见症状包括咳嗽、痰中带血或咯血、胸痛、发热、胸闷气短，可有乏力、食欲减退、体重减轻等全身症状。

2. 肺癌的治疗

小细胞肺癌较早发生转移，主要以化疗为主的综合治疗，对局限期的小细胞肺癌，可采用化疗联合放疗。非小细胞肺癌早期为局限性病变。对可手术患者进行外科手术，多需要联合放化疗，EGFR突变者可联合靶向治疗；对不可手术患者，可给予根治性放化疗，或同步放化疗，治疗后达到可完全切除者也可考虑手术；晚期患者以化疗为主，EGFR突变者给予靶向治疗。

3. 肺癌的预防

远离烟害。不要抽烟，就避免了罹患肺癌的主要危险因素，多年吸烟者，戒烟也可降低患肺癌的风险。此外，还要避免二手烟和致癌物，比如采取预防措施，以防止接触有毒化学品。在饮食中增加蔬菜、水果、谷物量，避免服用大剂量的维生素。生活中注意休息、适当运动。定期体检可以发现早期肺癌而得到及时治疗。

二、胃癌

1. 胃癌的症状

早期胃癌多无症状，随着疾病进展，出现上腹部不适和疼痛、恶心呕吐、呕血和黑便、乏力消瘦，发生转移后可出现锁骨上淋巴结肿大，腹水，腹胀等症状。

2. 胃癌的治疗

对早期不伴淋巴结转移的患者可采用内镜下治疗或手术治疗；对局部进展期或伴淋巴结转移的患者采用手术为主的综合治疗，联合术前或术后的辅助放、化疗。晚期患者采用以化疗为主的综合治疗，可在恰当的时机给予姑息手术、放疗、介入治疗、营养支持治疗等。

3. 胃癌的预防

胃癌的预防重点在于三个方面。第一，避免长期口服对胃刺激性较大的药物。第二，改善生活方式，尽量避免引起胃癌的诱发因素，进食多种维生素、微量元素硒和绿茶可能具有一定预防作用。第三，定期筛查，及时发现癌前病变并给予治疗。

三、食管癌

1. 食管癌的症状

早期无明显症状，或胸骨后烧灼感、异物感，或进食时有滞留感；中晚期则表现为进行性吞咽困难、胸骨后疼痛或背痛、明显消瘦。

2. 食管癌的治疗

极早期患者在内镜下进行黏膜切除或消融术；早期患者可采用外科手术治疗；对于中晚期食管癌患者，以手术治疗为主联合放疗、化疗等综合治疗；对于不可手术的中晚期患者，采用放、化疗为主的综合治疗模式；对于复发或远处转移性食管癌的患者，采取化疗或者靶向治疗为主的综合治疗。

3. 食管癌的预防

避免食管癌的高危因素，如吸烟、重度饮酒；防霉、去除亚硝胺，改变不良饮食生活习惯和改良水质，改善营养卫生；对高发区高危人群进行食管癌筛查可以早期发现食管癌或癌前病变，起到早诊早治和预防的作用。

四、结直肠癌

结直肠癌又称为"大肠癌"，包括结肠癌与直肠癌，病理类型以腺癌最为常见，极少数为鳞癌。在我国，以直肠癌最为常见，其次是结肠癌。

1. 结直肠癌的症状

早期结直肠癌无明显症状，或出现一些排便习惯的改变及大便性状改变的非特异性症状。其中直肠癌的主要临床症状为便血、排便习惯及大便性状改变。左半结肠癌多表现为腹痛，腹胀，肛门无排气、无排便，或便血、腹泻。右半结肠癌主要临床症状为腹部包块、贫血、消瘦及腹痛，合并贫血时，出现疲劳、乏力、气短等症状。

2. 结直肠癌治疗

结直肠癌的主要治疗方法有手术、化疗、放疗、免疫治疗。早期结直肠癌通过外科手术治疗可以达到根治目的，部分也可采用内镜治疗。中晚期大肠癌，多以手术为主的综合治疗，术后应用辅助化疗及靶向治疗、放疗等方法。对于不能手术的中晚期大肠癌患者，可根据病情选用先辅助放、化疗，再结合手术，以改善患者生存。复发或者伴远处转移性大肠癌的患者，可以采取化疗或者靶向治疗，延长患者的生存期限。

3. 结直肠癌预防

首先，需要调整生活方式，戒除吸烟、酗酒等不良嗜好。其次，优化饮食习惯，以高纤维饮食为主，避免高脂肪饮食。再次，要适当锻炼。最后，是接受筛查或定期体检，早期发现并治疗早期癌症或癌前病变。

五、肝癌

1. 肝癌的症状

早期通常没有症状,常在体检和筛查时发现。部分患者有食欲减退、腹胀、恶心、呕吐、腹泻等消化道症状。病情进展后表现为肝区疼痛,多为持续性隐痛、胀痛或刺痛。伴食欲减退、腹胀、恶心、呕吐、腹泻等。发热,其特点是用抗生素往往无效,而口服吲哚美辛等常可退热。体检可发现肝大、黄疸、腹水等。

2. 肝癌的治疗

小肝癌或可切除的大肝癌首先考虑手术切除。不可手术切除的小肝癌可采用射频治疗、注射无水乙醇或肝移植手术。对不可切除的大肝癌,可采用介入性肝动脉化疗栓塞、介入性肝动脉化疗栓塞加无水乙醇注射、射频治疗、放疗等。对于无手术指征的肝癌,可给予分子靶向药物治疗、化疗等。中医药治疗主要用于改善手术后并发症,减轻放、化疗的不良反应。

3. 肝癌的预防

接种乙肝疫苗,预防慢性乙型肝炎以预防肝癌的发生;慢性乙肝和慢性丙肝患者应接受规范的抗病毒治疗;避免吃发霉的食物,减少黄曲霉毒素暴露;避免饮用含有微囊藻毒素的水;高危人群每6个月至少进行一次检查。

六、宫颈癌

1. 宫颈癌的症状

早期可能没有任何症状,随着疾病的进展,会表现为接触性出血、异常阴道流血、异常阴道排液等。晚期肿瘤侵犯到了邻近组织或器官,出现尿频、尿急、肛门坠胀感、下腹和腿部肿痛,锁骨上和腹股沟的淋巴结肿大等症状。

2.宫颈癌的治疗

早期宫颈癌可行手术治疗或放疗。ⅠA1期多选用手术治疗，包括宫颈锥形切除术或子宫切除术，不适合手术的ⅠA1期或ⅠA2期的患者可以选择放射治疗。ⅠB1至ⅡA期患者可以采用根治性子宫切除术和盆腔淋巴结切除术，或行根治性放疗，肿块较大的患者首选同步化、放疗。局部晚期（ⅡB至ⅣA期），同步应用铂类为主的化疗和放疗。晚期（ⅣB期）患者的治疗可包括姑息性化疗、靶向治疗、免疫治疗等。

3.宫颈癌的预防

改变生活方式，注意生殖道健康与卫生，避免不洁性生活，减少性伴侣，戒烟，运动，增强抵抗病毒感染能力。适龄女性接受HPV疫苗接种。世界卫生组织建议HPV疫苗应用的主要目标人群为9～14岁未发生性行为的女孩，15岁以上女性或男性为次要目标人群，目前，双价、四价和九价HPV疫苗已获得中国上市许可。定期筛查和处理癌前病变对预防宫颈癌也非常重要。

七、乳腺癌

1.乳腺癌的症状

常见乳房肿块、乳房皮肤异常、乳头溢液、乳头或乳晕异常等。肿块多质硬，边缘不规则，可牵拉皮肤形成"酒窝征"。癌细胞阻塞了淋巴管，可造成乳房皮肤"橘皮征"改变。炎性乳腺癌，乳房皮肤表现为红肿、增厚、变硬。乳头湿疹样癌，表现为乳头、乳晕及其周围皮肤瘙痒，皮疹，渗出结痂或脱屑。侵犯淋巴管表现为同侧腋窝、锁骨上淋巴结肿大。

2.乳腺癌治疗

乳腺癌需要综合治疗，包括手术、放疗、化疗、内分泌治疗和靶向治疗。手术方式的选择应综合评估乳腺癌分期和患者意愿，选择保乳手术、乳房切除手术、乳房切除加即刻乳房重建等手术方式。临床腋淋巴结阴性患者应行前哨淋巴结活检术，前哨淋巴结阴性者不需要行腋淋巴结清扫术。术后辅助放疗适用于淋巴结阳性或肿瘤直径大于5厘米的患者。化疗药物以蒽环和紫衫类为主。激素受体阳性乳腺癌应接受内分泌治疗。对 HER2 阳性乳腺癌，给予抗 HER2 靶向治疗。

3. 乳腺癌的预防

通过调整生活方式，可减少乳腺病的患病风险。如健康饮食。推荐低脂饮食，选用优质蛋白（鱼、瘦肉、蛋、坚果、大豆等），多吃蔬菜水果、全谷物，少吃精制谷物、红肉和加工肉、甜点、高脂牛奶和油炸食品，限制饮酒，慎用含雌激素的保健品。坚持定期的体育锻炼，控制体重。适龄女性定期参加乳腺癌筛查，或定期进行乳房自我检查，乳房出现异常迹象，应及时就诊。

八、白血病

白血病是一类血液系统的恶性肿瘤，按累及的白细胞类型和疾病进展快慢分为：急性淋巴细胞白血病、急性髓系白血病、慢性髓系白血病、慢性淋巴细胞白血病以及极少见类型的白血病。

1. 白血病的症状

急性白血病的临床表现包括贫血、发热、出血、浸润四大症状。贫血为中到重度。发热可为低热，也可高达 39 ~ 40℃。出血可发生在全身各个部位，以皮肤瘀斑、鼻出血、牙龈出血、月经过多常见，颅内出血可威胁生命。浸润表现为淋巴结和脾肿肿大，骨骼和关节疼痛，眼球突出，牙龈肿胀或出血，局部皮肤隆起、呈紫蓝色结节。浸润中枢神经系统，可出现头痛、恶心、呕吐，甚至抽搐、昏迷。

慢性髓系白血病的慢性期一般为 1 ~ 4 年，有乏力、低热、多汗或盗汗、体重减轻等症状。最显著体征是脾脏肿大。在疾病加速期，常有发热、虚弱、进行性体重下降、骨骼疼痛，逐渐出现贫血和出血，加速期可维持几个月到数年。

慢性淋巴细胞白血病起病缓慢，多无自觉症状，多在体检或因其他疾病就诊时发现。早期可表现为乏力、疲倦,而后出现食欲减退、消瘦、低热、盗汗，头颈部、锁骨上淋巴结肿大。轻至中度的脾肝肿大。晚期患者可出现贫血、血小板减少和粒细胞减少。

2. 白血病的治疗

治疗包括针对疾病本身的治疗和对症支持治疗。针对疾病本身的治疗包括化疗、靶向治疗和外周血造血干细胞移植。对症支持治疗包括输血、输血小板、抗感染等。急性白血病的化疗包括诱导缓解治疗、巩固治疗、维持治疗几个阶段。出现中枢神经系统侵犯患者可采用鞘内注射化疗药物。造血干细胞移植是可治愈急性白血病的有效方法。慢性粒细胞性白血病采用化疗、干扰素治疗、靶向治疗、造血干细胞移植。慢性淋巴细胞早期没有症状可暂不治疗，一旦出现相关症状及时给予化疗、靶向药物等治疗。

3. 白血病的预防

避免暴露在与白血病相关的化学物质环境中，例如苯及相关化学制品。戒烟。针对具有白血病家族史及血液疾病病史的人群，应定期进行体检。

九、淋巴瘤

根据组织学类型不同，淋巴瘤主要分为霍奇金淋巴瘤和非霍奇金淋巴瘤两大类。

1. 淋巴瘤的症状

无痛性淋巴结肿大。常见颈部、锁骨上、腹股沟淋巴结，累及皮肤可出现红肿及破溃。深部的淋巴结肿大。可引起相关压迫症状，如纵隔、肺门淋巴结肿大可导致胸闷、胸痛、呼吸困难等症状，腹腔内淋巴结肿大可引起腹痛、肠梗阻等症状。肝脾肿大也是淋巴瘤的常见症状。淋巴瘤累及淋巴结外的其他器官可以产生相应症状。也可能出现发热、盗汗、体重下降等全身症状。

2. 淋巴瘤的治疗

淋巴瘤的治疗根据不同组织学类型、分期、预后因素及治疗目的确定治疗原则。化疗是主要治疗手段，其他治疗包括放疗、造血干细胞移植术、分子靶向治疗等。霍奇金淋巴瘤主要采用化疗加放疗的综合治疗。非霍奇金淋巴瘤病理类型多，异质性强。根据不同的病理类型采用相应的化疗、放疗、分子靶向治疗，造血干细胞移植等治疗。

3. 淋巴瘤的预防

避免和减少病毒感染；生活有规律、养成良好的生活和运动习惯，以增强抵抗疾病的能力；避免辐射和接触杀虫剂等有毒物质；戒烟戒酒。

十、鼻咽癌

1. 鼻咽癌的症状

常见颈部淋巴结肿大，涕中带血、鼻出血、鼻塞，耳鸣、听力下降，头痛，肿瘤侵犯脑神经后可能出现复视、面麻、伸舌偏向一侧等症状。

2. 鼻咽癌的治疗

放疗是主要的治疗手段，也是早期鼻咽癌患者的标准治疗方法。而中晚期鼻咽癌可考虑放疗联合化疗。近年来，免疫治疗逐渐应用于临床，取得了一定的疗效。手术治疗多用于放疗后出现颈部复发患者。

3. 鼻咽癌的预防

注意气候的变化，预防感冒，保持鼻腔及口腔卫生；尽量避免有害烟雾的吸入，并积极戒烟、戒酒；保持饮食均衡，多食蔬菜水果及维生素含量高的食物，适量补充 β－胡萝卜素及硒，少食用熏、烤、腌制品；保持良好心态，注意休息，劳逸结合，增强身体抵抗力。

（李金高　孙正魁）

第五章

急诊急救常识

第一节　突发心搏骤停如何急救

　　心脏是人体最重要的器官，它对于人体的重要性相当于发动机之于汽车，当心脏搏动突发停止时，全身各个器官因失去血液供应会迅速出现损伤，其中脑部组织最为敏感，当心脏停搏后 3 ~ 5 分钟就会出现脑组织不可逆性的损伤。也就是说,若脑部供血没有得到及时恢复，即便心跳恢复，意识也难以恢复。心肺复苏是针对心脏和呼吸骤停采取的一种救命的技术，目的是为了恢复患者的呼吸和心跳，同时保证心跳呼吸骤停后全身重要器官的血液供应。因此，在发病现场实施心肺复苏术至关重要，这项技术需要全民普及。然而，国内的现状是大众普遍缺乏对突发心脏骤停急救的认识，在患者发病后第一时间想到的是将患者送到医院抢救，错过了最佳的现场抢救时机，酿成一个又一个悲剧。

一、心跳骤停的常见病因有哪些

　　（1）心脏因素导致的心跳骤停：常见于冠心病、各种心肌炎和心肌病、心律失常、先天性心脏病、高血压性心脏病、心腔内肿瘤、心脏瓣膜病、心脏压塞、心脏相关手术及操作意外等。

　　（2）心脏以外因素导致的心跳骤停：常见于外伤、中毒、脑卒中、电击伤、重症肺炎、溺水及气道异物等原因引起的严重的低氧血症，各种原因引起的大出血，各种严重的电解质紊乱如低血钾、高血钾等。

二、突发心搏骤停如何识别

识别心跳骤停最重要的依据是意识丧失和大动脉搏动消失，一般情况下只要患者突然意识丧失、呼吸停止或叹气样呼吸即可确定或怀疑是心搏骤停，非医学专业目击者即可开始进行胸外按压，专业人员可进一步通过触摸大动脉搏动并判断搏动消失后开始胸外按压。需要注意的是，千万不能看到人倒地就立马开始胸外按压，因为部分疾病如晕厥、脑卒中、癔症及癫痫等发作的患者尽管呼叫刺激均无反应，但呼吸心跳是正常的，这时按压反而会增加不必要的胸部外伤的风险。准确地识别心跳骤停有以下几个步骤：

（1）意识的判断方法：目击者用手拍患者的肩部，大声呼喊对方，如毫无反应说明意识丧失。

（2）呼吸的判断：让患者平躺，目击者蹲下身体，保持视线与患者胸部呈同一水平线，观察患者胸部是否有上下起伏，如无起伏说明呼吸停止。

（3）大动脉搏动的判断：让患者平躺，目击者用食指和中指触摸喉结外侧约 1 厘米处的颈动脉，时间不能超过 10 秒，如无搏动说明心跳停止。

三、怎样做心肺复苏

（1）心肺复苏前应首先判断现场环境是否安全，如遇毒气泄漏或有触电等风险的环境时应先设法将患者转移至安全的环境，然后将患者身体以去枕仰卧位置于硬质地面上，疑似外伤者摆放体位时应将患者头、肩和躯干作为整体同步翻转。开始心肺复苏前应通知旁人协助并呼救。心肺复苏程序：连续 30 次胸外按压 – 开放气道 – 连续进行 2 次人工呼吸 – 连续 30 次胸外按压，反复进行上述 5 个循环后判断复苏的效果，如果现场有自动除颤仪，应先使用除颤仪电击除颤后再开始胸外按压。

（2）胸外按压方法：急救者双手掌根重叠，十指交叉紧扣，以一手掌根放于患者胸部两个乳头之间连线的正中胸骨上，指尖翘起，两手臂伸直，上肢呈一直线，确保整根手臂与患者胸骨平面垂直，借助肩部和上半身的力量垂直向下按压，要保证手掌根部的全部力量压在胸骨上。为达到有效按压效果，按压深度成人需 5 ～ 6 厘米，按压后放松压力，使下陷的胸壁依靠自然弹性恢复至原位，放松压力时手掌根部不能移动，应固定于胸壁上，双手位置保持固定，按压频率100 ～ 120 次 / 分，按压与放松间隔时间各占 50%。

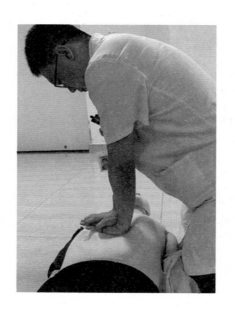

（3）开放气道：连续进行 30 次胸外按压后，应立即开放气道，常用的方法有仰头举颏法和托下颌法。仰头举颏法：急救者一手置于患者前额，向后加压，使头后仰，另一手的中指和食指置于患者的颏部，托其上抬；托下颌法：疑似颈部有外伤患者首选此法，急救者蹲于患者头的后方，双手的第 2、3、4 指置于患者下颌缘处，向前上方抬起下颌，同时用双手拇指推开患者的口唇，用掌根部和腕部力量使患者头后仰。开放气道前需检查口腔内有无异物或分泌物，若有则需先把患者头部偏向一侧，用手指清除。

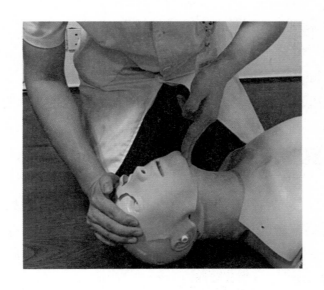

（4）口对口人工呼吸：急救者确认患者呼吸道开放良好后，一手托起患者下颌，另一手的拇指和食指捏住患者鼻孔，平静地吸一口气后用口唇严密包盖患者口部，用适当的力量向患者口腔内吹气，持续时间至少1秒，吹气时用余光观察患者胸廓是否起伏，如无起伏说明气道未开放或有漏气，应重新开放气道，吹气结束后，移开口唇，同时放松捏住患者鼻子的手指，待被动呼气后紧接着按同样方法进行第二次人工呼吸，结束两次连续人工呼吸后继续进行胸外按压。

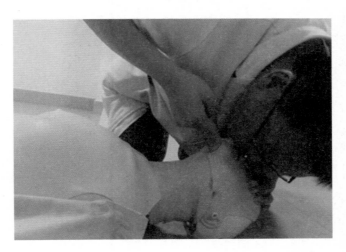

（5）复苏效果的判断：连续进行5个按压－通气周期（30：2）后

进行复苏效果判断，判断指标通常包括患者意识反应、呼吸运动、大动脉搏动、口唇及面色、瞳孔对光反射等。心跳恢复者

心肺复苏指南

进入复苏后处理程序，复苏无效者重复进行新一轮的心肺复苏。

四、复苏后怎样处理

对于心肺复苏后恢复心跳及呼吸的患者应整理好衣被，避免受凉，注意密切监测患者的意识、心跳、呼吸和血压等情况，有条件时可以给予吸氧、心电监护及开通静脉通道补液扩容，烦躁者可适当给予镇静，仍昏迷者可给予头部冰帽降温，同时尽快转运至医院进行进一步的救治。

（占 钻 刘 坚 刘振玉 刘 勇 黄 亮）

第二节　常见急症的急救

一、突发高热怎么办

高热是指各种原因导致人体体表温度超过39℃时的症状。生活中高热现象很常见，部分高热患者出现惊厥（俗称"抽筋"）及神志不清时非常危险，尤其是婴幼儿及高龄患者。高热常预示着严重疾病的可能，应引以重视并及时处理。现实生活中部分人对高热症状缺乏科学了解，发病时不及时就医，采取一些不合理的处理方法，结果耽误治疗，导致病情加重。

1. 高热的常见病因有哪些

（1）感染性发热：为各种病原体感染人体引起的发热，常见的病原体包括：病毒、细菌、真菌、支原体、衣原体、立克次体、寄生虫等。

（2）非感染性发热：顾名思义是指其他原因而非病原体感染引起的发热，常见病因包括：肿瘤、结缔组织病、外伤、手术、血液系统疾病、过敏反应、药物热、中暑、甲亢、癫痫等。

2. 突发高热可采取哪些急救措施

（1）降温处理：物理降温可将冷毛巾或冰块置于额部、颈部、腋窝及腹股沟等部位冷敷，也可使用温水擦浴等方法降温。药物降温：常用的药物包括对乙酰氨基酚、布洛芬、双氯芬栓钠等解热镇痛药物，部分中药如柴胡、羚羊角粉、安宫牛黄丸等也有退热作用，地塞米松等激素类药物也有很好的退热效果，但不应作为常规退热方法使用。补液：补液对于部分患者亦可起到降温作用，如中暑后高热患者，通过静脉大量输注常温生理盐水或适当输注稍低温生理盐水均有助于体温下降。

（2）对症治疗：对于高热后出现惊厥和神志不清的患者，应立即将其置于去枕平卧体位，畅通呼吸道，头偏向一侧，同时呼叫并等待医务人员前来现场进行急救，若条件允许，现场降温处理的同时可肌肉注射地西泮 5 ~ 10 毫克控制惊厥症状。

（3）病因治疗：高热原因很多，明确高热后应尽量避免滥用抗生素，及时将患者送至医院完善检查，明确病因，针对病因进行治疗。

注意：①高热患者多有三个分期，即体温上升期、高热持续期及体温下降期，在体温上升期可出现怕冷打抖症状，此时不宜降温，而应保温，进入高热持续期后上述症状消失可开始降温。②在进入高热持续期切不可采用"捂汗"的措施，以免影响散热。③存在血压偏低时最重要的是要补充液体，可以通过口服，也可以通过静脉输液，但不能随意用退热药，以免药物使用后大量出汗导致休克。

二、突发晕厥怎么办

突发晕厥是指因全脑血流供应不足而出现的短暂性意识丧失的症状。这种症状尽管发生率不高，但发作时患者意识不清，若所处现场环境不安全时会非常危险。同时，该症状易反复发作，相关的病因有轻有重，及时明确病因避免再次发作至关重要。

1. 晕厥的常见病因有哪些

临床上很多原因可导致晕厥。最常见的是反射性晕厥，这类患者发病前多有特定诱因，比如情绪紧张激动（恐惧、疼痛、恐血症等）；或是在咳嗽、打喷嚏、胃肠道刺激、排尿、运动后、饱餐后等情境下发作；颈部受到压迫如穿着颈部过紧的衣服及刮胡须等情况时亦可发作。其次是体位性低血压，部分有基础性原发性自主神经功能衰竭、服用特殊药物如氯丙嗪、患有糖尿病及出血等疾病的患者从卧位或坐位改变为站立位时血压降低，难以满足脑部供血需求时会发作。第三是心源性晕厥，见于各种心律失常性疾病及心血管器质性疾病如急性心肌梗死、肺栓塞等。

2. 晕厥主要有哪些表现

突发晕厥主要表现为突然的意识丧失，但意识可在短时间内自行恢复。不同病因导致的晕厥临床特点各不相同，如：心源性晕厥发作前可有胸闷、胸痛、眼前发黑、心跳过缓或过快等症状；反射性晕厥发作前具有情绪激动、咳嗽、排尿等固定诱发因素；体位性低血压多在体位变为站立时发病，当站立 3 分钟后出现血压下降，与平卧位相比收缩压（高压）下降大于或等于 20 毫米汞柱，或舒张压（低压）下降大于或等于 10 毫米汞柱可判断。

3. 突发晕厥可采取哪些急救措施

晕厥发作时应立即扶住患者，避免突然倒地受伤，将患者置于去枕平卧位，呼叫 120 前来急救，现场可适当抬高下肢，解开衣领，同时畅通呼吸道，检查患者呼吸和心跳，如胸廓无起伏且脉搏搏动消失，立即开始心肺复苏（详见突发心搏骤停章节）。如呼吸和心跳均正常，可暂行观察意识能否恢复。现场的其他处理主要根据发作时具体情况而定，如晕厥发作后溺水应及时将患者转移上岸，清除口腔及气道内异物，畅通呼吸道，有心跳呼吸停止时立即行心肺复苏术；发作时有外伤或活动性出血应及时清洗、包扎、止血、固定受伤部位；如现场有呕吐症状可将患者头偏向一侧避免呕吐物误吸入气道。

患者意识恢复正常后需根据不同病因做相应后续处理，不同病因的晕厥存在的风险高低不一，反射性晕厥诊断明确后一般不需特殊治疗，可现场做好健康教育，叮嘱患者规避可能的诱发因素，让其居家观察。对考虑体位性低血压及心源性晕厥的患者应尽快将患者转运至综合性医院行进一步的危险评估及后续治疗。

三、癫痫发作怎么办

癫痫，俗称为"羊癫疯"或"羊角风"，是以大脑神经元异常放电导致的反复发生的短暂性脑功能障碍为主要表现的临床综合征，是常见病，以儿童及青春期发病居多，20 岁以后发病率降低，老年后发病率又有上升趋势。

1. 癫痫发作的常见原因有哪些

癫痫发病原因复杂多样，主要分为原发性和继发性。原发性癫痫也可称为遗传性癫痫，与遗传有关，癫痫患者亲属中，癫痫的患病率高于普通人群。继发性癫痫是由于一些特殊原因导致脑神经受损后引发的癫痫，主要包括：产前或围生期造成的颅脑损伤、颅脑外伤、颅内占位性病变、感染、脑血管病、代谢障碍及中毒性脑病、脑缺氧等。

2. 癫痫发作主要有哪些表现

癫痫发作的主要表现包括以下几种：大发作，患者突然惊叫一声不省人事倒地，伴着两眼上翻，口吐白沫，舌咬伤，四肢抽搐，尿失禁，瞳孔散大，持续数十秒或数分钟后痉挛发作自然停止，进入昏睡状态，全身松弛，意识逐渐恢复，醒后短时间感到全身乏力、肌肉酸痛、头疼、嗜睡。部分患者在意识恢复过程中出现意识错乱，精神失常。对发作过程不能回忆，若发作持续不断，一直处于昏迷状态者称"大发作持续状态"，常危及生命。小发作，多见于儿童，突发性短暂的意识丧失，发作时正在进行的活动中断，一脸茫然呆视，有的有短暂的双眼上翻，伴眼睑、口角和脸部阵发性抽动，一次发作数秒至十余秒；部分性发作表现为某一局部或一侧肢体的抽动或感觉异常发作，持续时间短暂，发作时意识清楚，发作后患肢可有暂时性瘫痪；精神感觉性为精神运动性及混合性发作，多有不同程度的意识障碍及明显的思维、知觉、情感和精神运动障碍，可有神游症、夜游症等自动症表现，有时在幻觉、妄想的支配下可发生伤人或自伤等暴力行为。自主神经性发作，可有头痛型、腹痛型、肢痛型、晕厥型或心血管性发作。

3. 癫痫发作可采取哪些急救措施

癫痫发作的急救处理主要做好以下几点：

保持好的体位，如果在户外，要让患者远离泥塘、水田、悬崖等危险区域，尽量避免周围有异物、尖锐物品损伤到患者，保持周围空气流通，身体转到侧位或侧俯卧位。

迅速解开勒在颈部的衣物或领带，清除口腔内分泌物，保证呼吸道通畅。在患者张口时，可将折叠成条状的毛巾或手帕等塞入上下臼齿之间，以免舌咬伤。

癫痫发作时，可适当保护肘关节、膝关节等大关节，尽量不要用力按压患者，对抗患者，也不要掐人中，这种情况很容易出现骨折、脱臼或造成新的伤害；如果患者短期内意识恢复，呼唤以后能正确地回答问题，明确回答自己所在的位置、时间，保证患者安全的情况下，不需要呼叫120急救。如果患者发作超过3分钟以上，或发作以后持续3分钟以上没有清醒，应尽快拨打120，请求专业的医疗人员来救助并送往医院进行后续治疗。

四、心绞痛发作怎么办

1. 心绞痛有哪些主要表现

心绞痛是由胸部不适和疼痛症状组成的临床综合征，典型症状为胸痛，常因体力活动、寒冷刺激、精神紧张、情绪激动、进食过饱等诱发。常位于胸部正中后方，部分为胸部左边，可波及心前区，并向左肩、左臂内侧及无名指、小指放射，也可累及颈、后背、喉部、下颌、上腹，范围为拳头或巴掌大小。疼痛的性质为钝痛或不适感，呈压迫、紧缩、憋闷、窒息、堵塞、沉重或烧灼感，很少表现为尖锐痛。发作由轻逐渐加重，一般10～20秒达到高峰，全过程数分钟，重者可达10～15分钟，一般不超过30分钟，含服硝酸甘油1～5分钟或停止诱发症状的活动数分钟内可缓解。部分患者尤其是老年人的心绞痛症状不典型，可无胸部不适症状，而表现为恶心、呕吐、上腹部不适、出汗、乏力，或仅有颈、肩、下颌、牙齿、上肢不适，生活中应引起重视。

2. 心绞痛是如何发生的

心绞痛发生的原因通常与冠状动脉异常导致的一过性心肌缺血有关，由于心肌对氧的需求增加超过冠状动脉供血能力或由于冠状动脉供血不足所致，也可两者并存。心脏的正常生理功能需要足够的血液供应，心脏的血液供应主要来自于冠状动脉。因此，冠状动脉有病变，常见的如冠状动脉粥样硬化斑块形成且斑块不稳定或冠状动脉痉挛，引起冠状动脉供血不足，当心肌耗氧量增加时出现心肌缺血，容易引发心绞痛。目前，心绞痛在国际上主要分为劳力性心绞痛、自发性心绞痛和混合性心绞痛。劳力性心绞痛特点是疼痛由体力活动或者其他增加心肌耗氧量的情况诱发，为心肌需氧量增加超过病变冠状动脉供血能力时引发的心绞痛，临床比较常见。自发性心绞痛是由于冠状动脉病变或痉挛引起冠状动脉动力学狭窄、冠脉供血减少导致心肌缺血，心绞痛发作与心肌需氧量的增加无明显关系。与劳力性心绞痛相比疼痛持续时间较长、程度较重，有些自发性心绞痛患者在发作时出现心电图暂时性 ST 段抬高，称为变异性心绞痛。混合型心绞痛是指劳力或休息时均可发生心绞痛，患者多在冠脉病变的基础上有冠脉痉挛因素参与。实际临床中习惯性将心绞痛分为稳定性心绞痛、不稳定性心绞痛和变异性心绞痛，以根据不同冠脉病理特点、发病机制，判断预后及决定下一步治疗原则有重要的意义。临床上不稳定性心绞痛是介于心绞痛与心肌梗死之间的缺血状态，易发展成为急性心肌梗死或猝死，应及时救治。

3. 心绞痛发作有哪些急救措施

许多患者心绞痛的发作都是在劳累或是情绪激动的状态下发生的，因此，一旦发病，要在第一时间安抚患者的情绪，使其平静下来。不要随意搬动患者，而是让患者就近平躺，或者是半卧状态，以其感到疼痛最轻的体位为宜。马上取一片硝酸甘油或速效救心丸，让患者舌下含服，只要是心绞痛而不是心肌梗死，一般在 2 分钟左右就能够减轻疼痛。解开患者的衣领扣子、领带和腰带，使其呼吸道保持畅通。迅速拨打急救电话，说清楚地址以及患者的病情，以便救护人员能够尽快携带正确的急救设施赶到现场。在等待救护车到来的过程中，应时刻关注患者的生命体征，如果发现有心搏骤停、呼吸停止，应立即实施人工呼吸和心脏按压。

五、哮喘发作怎么办

1. 哮喘发作的主要表现有哪些

哮喘是"支气管哮喘"的简称，是与气道高反应性相关的气道慢性炎症性疾病，通常出现广泛多变的可逆性气流受限，并引起反复发作性的喘息、气急、胸闷或咳嗽症状。常在夜间和（或）清晨发作、加剧，多数患者可自行缓解或经治疗缓解。哮喘发作的时候，典型的表现是发作性伴有哮鸣音的呼气性呼吸困难，或发作性胸闷和咳嗽。严重者被迫采取坐位或呈端坐呼吸，干咳或咳大量白色泡沫痰，甚至出现发绀等，有时候咳嗽可为唯一的症状（咳嗽变异性哮喘），哮喘症状可在数分钟内发作，持续数小时至数天，用支气管舒张药或自行缓解。某些患者在缓解数小时后可再次发作，在夜间及凌晨发作和加重是哮喘的特征之一。

2. 哮喘发作有哪些常见诱因，如何预防

诱发哮喘患者哮喘发作的因素有很多，主要有：吸入变应原及职业性有害物质，包括接触过敏原（花粉、毛发、尘螨等）以及城市空气质量下降、现代建筑材料的广泛应用、各种化学物质释放的大量有害物质等；呼吸道感染，主要包括病毒和细菌感染，常见的感冒及上呼吸道感染等；其他如运动及气候、饮食、精神、内分泌等影响。其中变应原、病毒、细菌、职业性有害物质是主要激发因素，它们既可以成为首次发作的"扳机"，也可在哮喘病程中直接导致哮喘的发作，其余则为附加诱导因素。

引起哮喘发病的危险因素目前公认与个体过敏体质和外界环境影响有关，因此哮喘的预防至关重要。

避免接触过敏因素，如尘螨、猫狗等动物的皮垢、花粉、牛奶、禽蛋、蚕丝、羽毛、飞蛾、棉絮、真菌等；避免接触非特异性理化因子，如吸入烟、尘和植物油、汽油或油漆等气味以及冷空气；减少微生物感染，感冒和上呼吸道感染是最常见的诱因，冬春季节或气候多变时更为明

显；避免过度劳累，突击性的强烈运动或长时间的体力劳动，紧张的竞技性运动都可诱发哮喘；减少精神因素影响，情绪波动诸如忧虑、悲伤、过度兴奋甚至大笑也会导致哮喘发作；注意保暖御寒，寒冷季节容易受凉而导致呼吸道感染，天气突然变化或气压降低，都会激发支气管哮喘发作。

3. 哮喘发作怎么急救

哮喘发作时应采取以下急救措施：

当患者在野外或是其他地方哮喘发作时，最好让患者采取端坐体位或半卧位，把患者最接近颈部的纽扣解开，因为颈部被束缚得过紧，不利于患者呼吸；当患者感觉呼吸很困难的时候，可以用手帮助按摩患者背部的肌肉，以帮助改善患者的呼吸；如果条件允许，要尽量及早给患者吸氧，因为吸氧可以缓解患者的缺氧状态，如果周围围观的人群很多，要尽早疏散，以免因为人员过多而影响患者呼吸到新鲜空气；周围的环境要尽量保持安静，要尽量避免由于嘈杂而导致患者出现焦虑和不安的情绪；如果患者身边备有支气管扩张喷雾剂，要尽早给患者使用，因为这种药物可以有效地扩张支气管，从而缓解由于支气管痉挛而造成的患者呼吸困难；在急救患者的同时，如果患者的病情比较严重，我们要尽早拨打 120，因为如果患者的病情得不到及时缓解，患者的支气管长期处于痉挛状态，超过一定的时间后，还有引起死亡的可能。

六、咯血怎么办

1. 咯血有哪些常见病因

咯血是指喉及其以下呼吸道或肺组织出血，经口腔咳出。出血部位多局限于（支）气管和肺，咯血量的多少随病因和病变性质不同，与病变的严重程度也不完全一致，少则痰中带血，多则大口涌出，一次可达数百或上千毫升血液。咯血多见于呼吸系统疾病，也可由循环系统疾病、外伤以及其他系统疾病或全身性因素引起，呼吸系统疾病有肺结核、支气管扩张、肺脓肿、肺癌、肺炎、矽肺等。引起咯血的常见循环系统疾病有风湿性心脏病二尖瓣狭窄、高血压性心脏病、肺动脉高压、主动脉瘤、肺梗死及肺动静脉瘘等。引起咯血的外伤有胸部外伤、挫伤、肋骨骨折、枪弹伤、爆炸伤，医疗操作（如胸腔或肺穿刺、活检、支气管镜检查等）也偶可引起咯血；全身出血倾向性疾病常见的如白血病、血友病、再生障碍性贫血、肺出血型钩端螺旋体病、流行性出血热、肺型鼠疫、血小板减少性紫癜、弥散性血管内凝血、慢性肾衰竭、尿毒症等患者也可表现为咯血；其他较少见的疾病或异常情况如替代性月经（子宫内膜异位症不从阴道出血）、氧中毒、肺出血肾炎综合征、鼻窦炎、内脏易位综合征等。

2. 咯血如何判断评估

咯血患者首先要评估是否为咯血，咯血主要需与呕血鉴别，一般困难不大，但当大量呕血时，血色鲜红，口腔及鼻黏膜沾满鲜血，或大咯血时部分血咽下，在伴有呕吐时有呕出，导致咯血、呕血混淆。确诊咯血后，需判断咯血量，临床上根据咯血量的多少，将其分为少量咯血、中量咯血和大量咯血。一般认为，24 小时内咯血量少于 100 毫升为少量咯血，100 ~ 500 毫升为中量咯血，大于 500 毫升或一次咯血量大于 100 毫升为大量咯血。其次评估咯血原因，青壮年咯血多见于肺结核、支气管扩张、某些心脏病等，40 岁以上有长期吸烟史的需考虑肺癌可能。

3. 大咯血的急救措施有哪些

咯血的急救治疗重点在于及时制止出血，保持呼吸道通畅，防止气道阻塞，防止失血性休克，维持患者的生命功能，同时进行病因治疗。少量咯血，如痰中带血一般无须处理，适当减少活动量，对症治疗即可。中量咯血应卧床休息，咯血最主要的并发症及死亡原因是窒息，应及早识别和抢救。大咯血患者应绝对卧床休息，积极做好体位引流，大咯血窒息者，立即抱起患者下半身，俯卧位倒置，使躯干与床呈 45° ~ 90°，由另一人轻托患者头部向背部屈曲并拍击背部，倒出肺内积血，防止血液淹溺整个气道；及时清理口鼻咽部血块，并刺激咽喉部，使患者用力咯出堵塞于气管内的血液（块）。同时，立即拨打

120 转送专业医疗机构进一步救治。

七、消化道出血怎么办

1. 消化道出血有哪些常见病因

（1）消化道出血大多情况下是由于消化道本身的疾病引起的，如胃溃疡、急性胃黏膜病变等。

（2）消化道邻近器官患病，如长期饮酒或肝炎引起的肝硬化、胰、胆的炎症或肿瘤等引起消化道出血。

（3）少数全身性疾病如某些血液病（再障性贫血、血友病等）、慢性肾病尿毒症期、心脏病合并严重心衰等疾病也可引起消化道出血。

（4）一些常用的药物如阿司匹林等非甾体类药物、口服激素等也能造成消化道出血。

2. 如何判断消化道出血

（1）患者在出血前，常伴有恶心、上腹部不适或疼痛。

（2）出血量多者可出现头昏、眼花、出冷汗、全身乏力、面色苍白、脉搏细速和血压下降等。

（3）呕血往往呈暗红色并混有食物残渣（如出血急、量多，也可呈鲜红色），大便呈咖啡色或柏油样，但要排除患者食用动物血等食物以及棕色药或铁剂引起的"黑便"。

3. 消化道出血可采取哪些急救措施

（1）出现消化道出血时，应先实施家庭救护，家属不要流露出紧张的神色，应安慰患者，解除其紧张恐惧的情绪，稳定患者的病情。

（2）保留部分患者的呕吐物或者粪便并且粗略估计总量，同时向120 求救。

（3）等待救助的过程中，要减少搬动患者，更不能让患者走动，家属要帮助患者取平卧头低脚高位，可在脚部垫枕头，与床面呈 30 度，这有利于下肢血液回流至心脏，从而保证大脑的血供。

（4）呕血时，患者的头偏向一侧，以免血液吸入气管。

（5）注意保暖，严密观察患者的意识、呼吸、脉搏，禁止吃东西及饮水。

（6）如果患者出血量较大，出现神志不清等休克表现者，应及时帮助其清除口腔内的积血，防止血液吸入气管而造成窒息。

（占　钻　刘　坚　刘振玉　刘　勇　黄　亮）

第三节　常见意外伤害的急救

一、发生骨折如何急救

骨折通俗地讲就是骨头（包括骨头和骨关节）的完整性在受力后发生变化。随着交通及意外事故的不断增多，骨折的发生率正逐渐升高，四肢骨折和脊柱骨折是其中发生率较高的骨折类型。

1. 骨折常见于哪些情况

（1）从高处跌倒。

（2）被车辆撞伤或压伤。

（3）被重物压伤，如房屋倒塌，土方、树木及大石块倒压。

（4）身体某个部位被人用木棍、铁棒等砸伤。

（5）其他意外事故。

2. 骨折有哪些表现

（1）疼痛：主要是受伤部位疼痛明显，疼痛达到一定程度会使人不想活动。

（2）肿胀：主要是受伤部位明显肿胀，且在接下来的一段时间会出现肿胀程度的扩大。

（3）功能障碍：主要是局部的肿胀感加上剧烈疼痛使患者更加不敢活动，轻微的骨折可在肿胀和疼痛短暂消退后完全恢复，而较为严重的骨折，可能会持续较长的时间。

（4）出血：当骨折断端穿破周围的肌肉、血管及皮肤时，受伤部位会有不同程度的出血；当骨折部位发生在股骨或者骨盆等重要部位时，断裂的骨头会刺伤该部位的大血管，导致较多的出血，多时可达2000毫升以上；大量的失血会使患者出现心慌、乏力、头晕甚至昏迷等不同程度的症状。

（5）发热：骨折后组织和血肿的吸收会出现低热表现，但一般情况下不会超过 38.0℃，这时也不用太过担心，可适当补水或用湿毛巾冷敷降温。但若此时体温超过 38.0℃以上，就要注意有无骨折后伤口裸露造成的伤口感染，这时应马上去医院进行处理。

（6）骨擦音或骨擦感：骨折后，骨折的两端相互活动时，可以听到骨头摩擦的声音或有摩擦的感觉。

3. 骨折可采取哪些紧急处理措施

（1）首先要判断受伤者有无心跳停止、窒息、大出血、呼吸困难等情况，当出现以上情况时，应立即拨打 120 急救电话，并立即进行现场急救，待病情稍平稳后再进行骨折的处理。

（2）出血的处理：一般使用加压止血法，用干净的纱布或布条加压包扎伤口。

（3）伤肢的固定：有效的固定可以减轻疼痛，保护受伤肢体。可就近取长木条或木板固定伤肢的上下关节；上肢也可贴胸固定，下肢可固定在对侧健肢。

（4）快速的转运：待 120 救援队到来后，就可以对伤者进行转运，转运过程务必做到轻抬轻放，多人配合转运要做到动作一致，避免对患者造成二次伤害。一般的转运可使用门板或长宽木板进行转运，也可多人同时平托转运。这里需指出的是，颈椎骨折患者需由专业人员携带颈托或简易颈托行固定处理后方可进行搬运。

二、发生创伤出血怎么办

外伤，简单地说就是我们身体由于外界物体的打击、碰撞等造成的身体部位不同程度的损伤。常见的外伤主要包括：①运动外伤：擦伤、摔伤、扭伤、拉伤等。②暴力外伤：撞伤、刀刺伤等。

1. 如何识别和评估外伤

①表皮伤：简单的擦伤及摔伤。②皮下伤：伤及神经、肌肉、血管、

韧肌腱等。③出血：损伤血管后伤口破裂出血、血肿生成、青紫等。④软组织损伤：扭伤、拉伤等。⑤骨折：外伤致骨折、骨裂等。⑥关节脱位：摔伤引起肩关节、肘关节脱位等。⑦脑震荡：头摔伤后可出现头晕、头疼、恶心、呕吐等症状。⑧内脏破裂：尖锐器物刺穿内脏，严重摔伤后内脏破裂等。

2. 外伤可采取哪些急救措施

外伤的急救包括止血、包扎、固定、搬运四步，有效的急救措施不仅能挽救患者的生命，还能起到改善患者以后生活质量的作用。

（1）止血：止血技术是外伤急救技术之首，现场止血方法常用的有四种，可以视情况选择其中的一种或多种进行。

手指压迫止血法：用一个或几个手指压迫在伤口上起到止血的方法，主要用于头部或四肢较小伤口的止血。

加压包扎止血法：适用于四肢、头部、躯干等体表血管伤时的止血，用敷料或其他洁净的毛巾、手绢等覆盖伤口，加压包扎达到止血目的。

填塞止血法：适用于颈部、臀部或其他部位较大而深，难于加压包扎的伤口等。用消毒纱布、干净的布料等填塞在伤口内，再用加压包扎法包扎。

止血带止血法：上止血带的部位在上臂上 1/3 处、大腿中上段，适用于出血量较大或以上方法难以止住时。

注意：扎止血带时间一般小于 1 小时；止血带下方应加消毒纱布或干净的布块，以防勒伤皮肤；禁止用电线、绳索、铁丝等粗硬物体包扎肢体。止血的同时及时拨打 120 急救电话，以寻求专业的救治。

（2）包扎：就地取材，如干净的毛巾、长布条等，它可以起到快速止血、保护伤口、防止污染、减轻疼痛的作用，有利于转运和进一步治疗。

（3）固定：通常是指骨折后的固定，凡是考虑有骨折可能的我们都应先按骨折处理，先给予固定。可就近选取材料进行固定。对外露的骨折端暂不应送回伤口，对畸形的伤部也不必复位，固定要牢靠，松紧要适度，限制受伤部位的活动度，避免再伤，便于转运，减轻在搬运与运送中带给伤者的痛苦。

（4）搬运：这一过程注意动作要轻巧、迅速，避免强拉硬拽和不必要的震动，担架是搬送伤者最常用的工具，可以就地选取可用之物，如门板及足够长宽的木板等，当这些都没有时，也可多人同时平托搬运。

三、有人触电了怎么办

电击伤俗称"触电"，是指人体与电源直接接触后电流进入人体，造成机体组织损伤和功能障碍，通常表现在电击部位的局部损伤，严重时也可引起全身性损伤，主要是心血管和中枢神经系统的损伤，严重的可导致心跳、呼吸停止。超过 1000V（伏）的高压电还可引起烧灼伤。闪电损伤（雷击）也属于高压电损伤范畴。

1. 如何判断和评估电击伤

（1）电击伤（触电）：当人体接触电流时，轻者立刻出现惊慌、呆滞、面色苍白，接触部位肌肉收缩，且有头晕、心跳加速和全身乏力。重者出现昏迷、持续抽搐、心室纤维颤动、心跳和呼吸停止。

（2）电热灼伤（电烧灼伤）：电击局部可出现点状或大片状严重烧伤，超高压电流在皮肤入口处灼伤程度比出口处重。受伤肢体可出现暂时瘫痪，极少数人可出现精神障碍、失明、耳聋等症状。

（3）闪电损伤（雷击）：闪电为一种直流电，电压可达百万伏特以上。因此，闪电瞬间温度极高，可迅速将组织烧成炭化。当人被闪电击中，心跳和呼吸常立即停止，还常伴有心肌损害。皮肤血管收缩呈网状图案，认为是闪电损伤的特征。少数人还可能伴有电击伤的精神障碍、失明、耳聋等异常表现。

2. 电击伤的急救措施有哪些

（1）立即切断电源，这是我们首先要做的并且是至关重要的一步。切断电源的方法一般有关闭电源开关、拉闸、拔去插销等；还有就是就近用干燥的木棒、竹竿、扁担、塑料棒或绳子等任何不导电的东西拨开电线。切记不要用手或者用湿的以及金属等可导电的物品去接触电路，以免对施救者造成伤害。

（2）切断电源确保自身安全后应迅速将受害者转移至安全处，并同时拨打120急救电话。若受害者神志清醒，要就地平躺，暂时不能走动，并且严密观察；若神志不清，在120急救到来之前，应对受害者进行现场急救。

（3）对于有灼烧伤的患者，可按烧伤处理，用剪刀等剪开患者的衣服，可适当清理其中的污染物，切记不要在伤口上面涂擦药品等，以防干扰医生的专业救治。

3. 如何预防电击伤

（1）家庭用电的安全预防：合理正规配置家庭电路；合理安全使用家庭电器；让小孩远离一切与电相关器物。

（2）雷雨天气的安全预防：雷雨闪电时，不要拨打、接听电话，不开电视机、电脑等；不冲凉洗澡，不紧靠墙根、墙角；尽量不外出，外出后不在大树下避雨避雷；不接近一切电力设施，如高压电线、变压电器等。

（3）其他电击意外事故的预防：不在高压输电设备周边燃放烟花爆竹；不在高压输电设备周边放风筝及玩闹；不违规偷电、用电；不随意攀爬电杆等输电设备等。

四、中暑如何急救

进入夏季，气温快速上升，中暑往往高发。出现中暑后病情可轻可重，及时诊断和处理至关重要，轻症中暑在发病早期经及时恰当的处理后即可痊愈，重症中暑早期处理恰当则可在一定程度上遏制病情加重。因此，普及中暑的急救知识很有必要。

1. 中暑常见的发病原因有哪些

（1）高温环境下身体产生的热量增加：高气温、高湿度环境下长时间高强度体力劳动者，通风不良室温过高情况下的年老体弱者，在缺乏对高温环境适应能力时，易发生中暑。

（2）身体产生的热量难以散去：见于环境湿度过大、人体过度肥胖、穿着不易透气的衣服等情况。高温下运动或劳动后立即冲冷水澡或是进入室温很低的空调房时体内积聚大量热量无法散出也容易出现中暑。

（3）汗腺功能障碍：多见于一些具有皮肤疾病的患者，其热量无法通过汗腺得以及时排出而导致中暑。

2.中暑有哪些主要表现

轻症中暑会出现全身乏力、头晕、眼花、口渴、大汗、胸闷、心跳加速、体温正常或略高（38℃上下）、面色潮红、皮肤灼热、恶心呕吐等症状。

轻症中暑如不及时处理，可进展为重症，包括以下三类：

（1）热痉挛：在高温环境下作业，大量出汗后出现肌肉痉挛，常在活动停止后发生，一般发生在四肢肌肉及腹部肌肉，体温多正常。

（2）热衰竭：常发生于老年人、儿童及慢性疾病者，表现为心动过速、低血压、晕厥、呼吸急促等症状，体温可轻度升高。

（3）热射病：是中暑最严重的类型，典型特征为高热（大于40℃）、无汗和意识障碍，常继发多器官功能损害，病死率极高。

注意：尽管部分中暑原因与空调使用有关，但有一部分因发热就诊的患者并非中暑，而是因空调房内容易滋生细菌和病毒，其感染人体导致感染性发热，这类患者多合并有咽痛、咳嗽、咳痰、流涕等呼吸道症状，而单纯中暑除前述中暑症状外，不会出现上述呼吸道症状。

3.发生中暑如何急救

（1）轻症中暑：立即脱离高温环境，脱去不透气衣服，转移至阴凉通风处休息，及时补充含盐液体，同时可服用人丹、十滴水及藿香正气水等辅助治疗。民间流行的刮痧等创伤性处理方法对中暑有一定作用，但不鼓励采用，因为所起的作用有限，同时容易导致局部皮肤受损继发感染。

注意：藿香正气水容易和部分药物如头孢类起双硫仑样反应，严重者可危及生命，应尽量避免两者在较短的间隔时间内一起使用。

（2）重症中暑：急救原则为迅速脱离高温环境，积极降温，补充含盐液体，昏迷患者保证其呼吸道通畅，使头偏向一侧避免呕吐物误吸入气道，尽早将患者转运至综合性医院进一步治疗。

五、发生溺水如何急救

1. 溺水有哪些表现

（1）一般发生溺水的地点通常在：游泳池、水库、水坑、池塘、河流、溪边、海边等场所，也有家中浴缸中发生溺水（多为小孩）。

（2）溺水分为淹溺和近乎淹溺。

（3）淹溺患者表现神志丧失、呼吸停止及大动脉搏动消失，处于临床死亡状态。

（4）近乎淹溺患者临床表现个体差异较大，与溺水持续时间长短、吸入水量多少、吸入水的性质及器官损害范围有关，可有头痛或视觉障碍、剧烈咳嗽、胸痛、呼吸困难、咳粉红色泡沫样痰。溺入海水者口渴感明显，最初数小时可有寒战、发热。

2. 对溺水者怎样进行现场急救

对淹溺者的抢救，必须争分夺秒，我们在注意自身安全的情况下，需要尽快将溺水者移至安全地带，然后按如下步骤进行急救：

第1步：清除口鼻腔内异物。

（1）上岸后，迅速将溺水者的衣服和腰带解开，擦干身体，清除口、鼻中的淤泥、杂草、泡沫和呕吐物，使上呼吸道保持畅通，如有活动性假牙，应取出，以免坠入气管内。

（2）如发现溺水者喉部有阻塞物，则可将溺水者脸部转向下方，在其后背用力拍，将阻塞物拍出气管。

注意：不需要对溺水者实施各种方法的控水措施，如倒背溺水者、顶住溺水者的腹部，让溺水者头朝下，拍背等。

（3）如溺水者牙关紧闭，口难张开，救助者可在其身后，用两手拇指顶住溺水者的下颌关节用力前推，同时用两手食指和中指向下扳其下颌骨，将口掰开。为防止已张开的口再闭上，可将小木棒放在溺水者上下牙床之间。

第 2 步：人工呼吸。

对于呼吸已停止的溺水者，应立即进行人工呼吸，人工呼吸是使溺水者恢复呼吸的关键步骤（详见"心肺复苏"章节）。

在进行上述方法抢救的同时，应尽快呼叫救护车，请医务人员救助。在等待过程中，心肺复苏要持续进行，不能停顿，直到溺水者苏醒或者专业急救人员赶到。

3. 如何预防溺水

（1）学会游泳技能，避免私自下水游泳。

（2）下水之前做好适当的运动准备，防止水中发生手脚抽搐。

（3）不去无安全设施或救援人员的水域游泳。

（4）不去不熟悉的水域如水库、河坝等水域游泳，避免到深水区游泳。

（5）不去河边、水库边嬉戏玩耍。

（6）见有人溺水时，如自己水性不佳，不能盲目、擅自下水施救。

（7）未成年人不要自己接触水域，必须有监护人的陪伴。

六、发生急性中毒如何急救

1. 急性中毒的常见原因有哪些

急性中毒的常见原因可分为职业性中毒和生活性中毒。其中职业性中毒主要是在农药、化肥、药物及各种化学试剂、工业原料等生产过程中不注意劳动安全保护，接触有毒的原料、中间产物、成品或者在有毒物品的保管、运输、发放、使用过程中所引起的。生活性中毒则包括意外中毒，如用药过量、误食、误服；故意中毒或自杀；非故意中毒，如滥用或成瘾；谋害等。

2. 怎样判断急性中毒

毒物主要经皮肤、呼吸道、消化道三条途径吸收入体内，临床表现复杂多样，主要根据不同毒物种类及不同吸收途径而产生不同的表现，其判断要点主要是有毒物接触史、中毒的临床表现和必要的辅助检查，毒物的接触史是诊断的基础，临床表现是分析推断及验证诊断的主要依据，实验室检查则是确定诊断的必要补充。

3.急性中毒可采取哪些急救措施

在对急性中毒患者进行施救的过程当中，我们能做的就是尽可能的帮助中毒者在就医前减少毒素的再吸收，具体措施应该视具体情况加以区别对待。

（1）当呼吸道吸入毒物中毒时，宜将患者移行至空气新鲜处，或将门窗打开，松开衣领、静卧、保暖、清除患者口腔内分泌物，托起下颚使头稍微向后仰以利于呼吸道通畅。若发生危及生命的气道梗阻、心跳停止等情况，尽早进行心肺复苏，与此同时积极联系就医，等待专业人员救治。

（2）当中毒为皮肤接触时，可以脱去患者受污染的衣物，彻底清洁患者皮肤，如用清水或适当的化学解毒剂的溶液洗涤，如石灰水、肥皂水或3%～5%碳酸氢钠（小苏打）作为酸性毒物解毒剂；柠檬酸、醋或3%～5%醋酸作为碱性毒物的解毒剂；局部清洗，并注意清除毛发及指甲、皱褶等部位的残留物；对特殊化学物如氯化钙（石灰石）、四氯化碳、苯酚等，宜先用软纸、软布拭去，再用清水冲洗。

（3）针对口服中毒者，如果患者清醒又合作宜给予催吐，可喝大量2%～4%微温盐水，0.2%～1%硫酸铜或牛奶3～4杯后，用压舌板、棉棒、筷子等刺激咽部催吐。若患者昏迷则不适宜催吐，这种情况下需协助中毒者侧卧等待送医，以免自然呕吐时，将呕吐物吸入气管里面。

（4）如中毒者是口服强酸、强碱、石油类碳氢化合物、樟脑以及孕妇口服中毒则不可催吐。

无论发现何种中毒者，首先做好自身防护措施方可救人，及早通知医疗急救机构，由专业人员护送，以便途中延续必须的救治措施。如条件允许，请将毒物带往医院，有助于医师快速处理。

七、烫伤如何急救

烧烫伤是生活、生产中常见的意外伤害。烧伤泛指由热力、电流、化学物质、激光、放射线等所致的组织损害。烫伤是由高温液体（沸水、热油），高温固体（烧热的金属等）或高温蒸汽等所致的损伤。若处理不当，不但会留下疤痕和残疾，还可能危及生命。

1. 如何评估烧烫伤

评估烧伤用三度四分法，分为Ⅰ度、浅Ⅱ度、深Ⅱ度、Ⅲ度。

（1）Ⅰ度烧烫伤：皮肤表层浅层的损伤，又称"红斑性烧伤"。表现：疼痛、皮肤火辣辣烧灼感，红肿，2 ~ 3 天后红肿痛消失，皮肤脱屑，不遗留疤痕。

（2）浅Ⅱ度烧烫伤：表皮和真皮浅层损伤，形成水泡，又称"水泡性烧伤"。表现：局部红肿、发热，疼痛难忍，有明显水泡。一般需10 ~ 14 天愈合，无疤痕，但有色素沉着。

（3）深Ⅱ度烧烫伤：真皮深层的损伤，有的部位出现小水泡。表现：感觉迟钝，明显红肿。一般需 3 ~ 4 周愈合，若发生感染往往需 5 ~ 6周愈合。愈合后有明显疤痕，如果严重感染会导致全层皮肤坏死，需要植皮才能修复。

（4）Ⅲ度烧烫伤：全层皮肤损伤，又称"焦痂性损伤"。表现：皮肤干燥脱水形成焦痂，疼痛感消失，皮肤温度降低，一般数月才能愈合，愈合后有明显的疤痕，较大面积的烧伤必须植皮。

2. 烧烫伤的急救措施

（1）冲、泡：发生烧烫伤后，第一时间用流动的自来水持续冲洗或浸泡在冷水中，直到局部冷却并疼痛减轻，或者用冷毛巾敷在伤处至少 10 分钟。如果现场没有水，可用其他任何的无害液体，如牛奶或罐装的饮料。如果烧烫伤严重的话，同时拨打120。

（2）脱：在穿着衣服被热水、热汤烫伤时，千万不要脱下衣服，而是先直接用冷水浇在衣服上降温。充分泡湿伤口后小心除去衣物，如果衣服和皮肤粘在一起时，切勿撕拉，只能将未粘着部分剪去，粘着的部分留在皮肤上以后处理，再用清洁纱布覆盖在上面，以防污染。有水泡时千万不要弄破。

（3）泡：继续浸泡于冷水中至少30分钟，可减轻疼痛。但烧伤面积大或年龄较小的患者，不要浸泡太久，以免体温下降过度造成休克，而延误治疗时机。当患者意识不清或者叫不醒的时候，就应该停止浸泡赶快送往医院。

（4）盖：如有无菌纱布可轻覆在伤口上；如没有，让小面积伤口暴露于空气中，大面积伤口用干净的床单、布单或纱布覆盖。不要弄破水泡。

（5）送：最好到设置有烧伤科的医院就诊。对于严重烧烫伤患者，在进行上述步骤时，用凉水冲的时间要长一些，至少10分钟以上。第一时间打120急救电话，在急救车到来之前，检查患者的呼吸道、呼吸情况和脉搏，做好心肺复苏的急救准备，如监测呼吸次数和脉搏。

八、气道异物怎样紧急处理

1. 如何发现诊断气道异物

气道异物是指由于任何物质吸入呼吸道而引起气道阻塞的症状和体征，多发生于进食时伴有哭闹、欢笑或玩耍奔跑等诱因，主要表现为突然发生的呛咳、发绀、张口呼吸、难以说话等；异物吸入史（目击误吸异物后剧烈呛咳）是气道异物最重要的识别依据。

2. 发生气道异物可采取哪些急救措施

紧急情况下可使用海姆立克法（Heimlich 手法）进行自救，即通过冲击腹部时，使横膈抬高，胸腔内压力骤然升高，从而迫使气道内形成一股强大气流，把异物从气道内顶出体外。

操作方法如下：

（1）应用于成人或年龄较大的儿童：救护者站在患者背后，抱住其腹部，双臂围环其腰腹部，一手握拳，虎口按压于受害人的肚脐和肋骨之间的部位；另一手成掌捂按在拳头之上，双手急速用力向里向上挤压，每次冲击要干脆、利索。如无效可反复实施，直至阻塞物吐出为止。

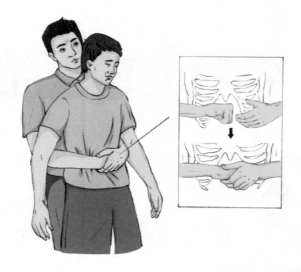

（2）应用于年龄较小的儿童：应该马上把孩子抱起来，让其脸朝下，趴在救护人膝盖上。在孩子背上拍 1 ～ 5 次，同时观察孩子是否将异物吐出。

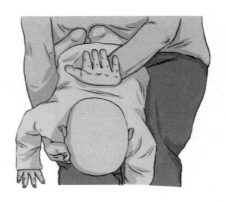

（3）应用于意识不清的患者：急救者可以先使患者成为仰卧位，然后骑跨在患者大腿上或在患者两边，双手两掌重叠置于患者肚脐上方，用掌根向前、下方突然施压，反复进行。

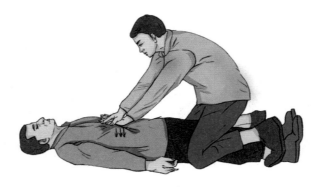

（4）应用于自身：如周围无人会急救，可自己做上腹手拳冲击或将其上腹部迅速倾压于椅背上，做 4 ~ 6 次倾压动作，可将异物驱出气道。

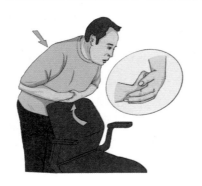

如阻塞部位为支气管以下的小气道，自然咳出的几率很低，根据阻塞程度的不同可引起肺不张、肺气肿，出现相应的临床体征。当异物存留时间长，可合并感染，出现发热、咳嗽、气促等表现，此种情况下切勿掉以轻心，应及早就医，寻求专业人员的帮助。

九、发生毒虫蜇咬伤如何急救

毒虫蜇咬在日常生活中很常见，尤其是在夏季高温高湿天气环境，毒虫比较活跃，若在户外皮肤暴露在外较多极易被毒虫蜇咬伤。毒虫种类繁多，常见的有蜂类、蜘蛛、蜈蚣、蝎子、蜱虫、水蛭（俗称蚂蟥）、隐翅虫等。各种毒虫蜇咬后第一时间及时正确的处理是避免病情加重的重要措施。

1. 如何识别毒虫蜇咬伤

毒虫的种类众多，不同毒虫咬伤症状轻重不一，早期主要是蜇咬伤口局部的损伤和局部皮肤过敏反应，后期当毒素转移至全身可出现严重的全身症状。主要识别要点包括以下几点：

（1）所处环境中存在毒虫，并有疑似或确切的毒虫蜇咬史，皮肤可见蜇咬痕迹或遗留毒刺和虫体。

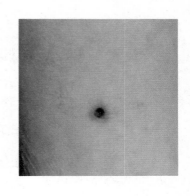

（2）被蜇咬部位局部出现肿胀、红斑、皮疹、水泡、麻木、瘙痒、疼痛等症状。

（3）严重者并发有头晕、恶心、呕吐、烦躁、头痛、心跳不适感及乏力等全身症状，部分可进展为休克、神志不清、抽搐甚至死亡。

2. 毒虫蜇咬伤可采取哪些急救措施

局部处理：① 一旦发现被疑似毒性很强的毒虫蜇咬四肢时，可使用布带在伤口的近心脏端绑扎，避免含毒液的静脉血回流至全身，注意绑扎不宜过紧，同时尽快就医。② 去除残留毒刺或虫体：检查伤口局部是否有毒刺残留，若有残留需设法将其完整拔出，切不可采用摇晃毒刺及强行挤压的方法，以免断端残留体内，如遇完整虫体吸附在皮肤上，亦不可强行扯出，以免毒虫断裂部分残留体内导致感染，例如发现水蛭吸附皮肤时可轻轻拍打局部皮肤，产生的震动可刺激水蛭松开吸盘自行掉落，也可以用烟油、食盐、浓醋、酒精、辣椒粉、石灰等滴撒在虫体上，使其松开吸盘自行掉落。发现蜱虫吸附在皮肤上，可采用镊子尽可能靠近皮肤夹住它的口器，然后将它拔出来，不要左右摇动，以免口器断裂。③ 清除毒液：拔出虫体或毒刺后应进行局部清洗、消毒，大部分毒虫蜇咬伤后可用肥皂水局部反复冲洗中和毒素，部分毒虫如黄蜂及马蜂因其毒液呈碱性，不可用肥皂水冲洗被蜇咬伤口，可将伤口清洗干净后使用食醋或酒精冲洗。此外，可使用负压吸引器如吸奶器等辅助吸出伤口局部毒液。④ 其他处理：被蜇咬伤口局部疼痛明显时可适当冷敷，复方吲哚美辛酊外擦可减轻局部过敏症状，季德胜蛇药及清热解毒类中药外用对部分毒虫蜇咬伤有一定疗效。

后续治疗：大部分被毒虫蜇咬伤后经过局部处理后即可自愈，部分未经及时处理且毒性较强毒虫蜇咬后则可出现全身症状如全身湿冷、咽喉部梗阻感、呼吸困难、神志不清等，此时应尽快转至综合性医院进一步治疗。

十、鱼刺卡喉如何急救

鱼刺卡喉是日常生活中常见的意外伤害事件，尤其多见于儿童。鱼刺卡喉后，鱼刺卡喉除了让人难以忍受外，还会因损伤咽喉引起感染化脓、发炎红肿，甚至喉头水肿造成机体窒息。所以，学习正确、有效地应对鱼刺卡喉非常重要。

1. 怎样识别鱼刺卡喉

（1）当感觉有鱼刺卡喉症状时，先要明确是否发生了真正的鱼刺卡喉，可以试着吞咽吐沫几次。当感觉吞咽时有明显的刺痛，并且刺痛在一个固定位置出现时，我们可以判断鱼刺卡喉。

（2）如果是儿童，可以喂儿童服用温开水，观察儿童面部表情判断是否存在鱼刺卡喉，如果吞咽时表情痛苦或者呕吐则表明确实存在鱼刺卡喉，如果喝水比较通畅则排除卡喉的发生。要检查喉咙卡鱼刺的位置，可以利用家中的筷子、牙刷等，放在舌头前部2/3处，轻轻压住舌头后用手电筒照亮喉咙部位，观察喉咙处是否出现鱼刺，如果扁桃体非常肥大那么通常情况下鱼刺会卡在扁桃体上。

（3）发生鱼刺卡喉时，切记不要随便相信一些民间土方、偏方，切莫不要吞咽饭团、馒头等期待把鱼刺咽下去，这样可能会使疼痛感加剧，更有甚者把鱼刺进一步推向咽喉深部，引起食道破裂、出血等其他一系列严重伤害。也不要拼命饮用食醋，试图软化鱼刺，长时间大量的饮用食醋反而有可能会加重食道黏膜的损伤，间接浪费了最佳急救时间。

2. 鱼刺卡喉采取哪些急救措施

（1）当出现鱼刺卡喉后，应立即停止进食，最好连水都不要喝，让自己放松，尽量减少吞咽动作。如果是小孩子，应先安慰让其不要哭闹，以免将鱼刺吸入喉腔或食管。

（2）如果鱼刺卡在喉咙里的位置，张嘴就能看到，可以请家人朋友用汤匙或牙刷柄压住舌头的前部分，举起手电筒或小镜子，仔细观察咽部，发现鱼刺用镊子夹住，轻轻拔出。

（3）如果鱼刺卡在喉咙位置不深，但却看不到，可以尝试去刺激自己的咽部，来进行催吐，用手指压住舌根引发恶心，从而引起呕吐，这样会让鱼刺松动，鱼刺若刺入不深，可以被挤压喷出（慎用）。

（4）如果一时难以看到鱼刺，可以让被卡者发出"啊"的声音，观察扁桃体周围是否有鱼刺。如果刺扎的不深或者鱼刺较小，可以使用镊子或者筷子轻轻夹出来。如果是非常小的鱼刺卡在喉咙里中，而且吞咽时的疼痛不明显，此时可以利用橙皮含着慢慢咽下或者利用维生素 C 软化鱼刺的方法。如果鱼刺扎得很深则不要轻举妄动。

以上方法仅供尝试，切莫盲目施救，尝试后鱼刺仍卡在喉咙，应立即到医院就诊，由医生使用专业的工具取出。

注意：吃鱼时应养成良好的饮食习惯，尽量少说话，细嚼慢咽，不要与其他食物同时吃；鱼刺去除之后要多吃蔬菜水果，禁食辛辣刺激食物，多吃流质饮食。

十一、蛇咬伤如何急救

1. 如何识别蛇咬伤

（1）平原地区首先应考虑为蝮蛇；丘陵山地水域附近多考虑银环蛇、金环蛇；丘陵地区多考虑眼镜蛇；开阔的田野要考虑蝰蛇；丘陵山区林木或灌木丛多考虑烙铁头、竹叶青；山区或丘陵林木阴湿处或山谷间多考虑五步蛇；山区林木、水边、岩缝处多考虑眼镜王蛇；海边或打捞上来的混杂在鱼中的多考虑海蛇。

（2）无毒蛇咬伤表现局部有成排整齐深浅一致的细小牙痕，牙周伴或不伴轻微充血，无其他中毒症状。毒蛇咬伤局部可见两颗较大呈".."分布的毒牙咬痕，亦有呈"：："形，除毒牙痕外，还出现副毒牙痕迹的分布形状。

毒蛇咬伤牙痕　　　　　　无毒蛇咬伤牙痕

2. 蛇咬伤可采取哪些急救措施

在不知所咬的蛇是否有毒的情况下都应按照有毒处理，不要等待症状发作以确定是否中毒，而应该立即送医院急诊处理。具体措施如下：

（1）脱离：立即远离被蛇咬的地方，如果蛇咬住不放，可用棍棒或其他工具促使其离开；水中被蛇（如海蛇）咬伤应立即将受伤者移送到岸边或船上以免发生淹溺。

（2）识蛇：尽量记住蛇的基本特征，如蛇形、蛇头、蛇体和颜色，有条件最好拍摄致伤蛇的照片。

（3）解压：去除受伤部位的各种受限物品，如戒指、手镯、脚链等，以免因后续的肿胀导致无法取出，加重局部伤害。

（4）镇定：尽量保持冷静，避免慌张、激动，避免加速毒素的吸收和扩散。

（5）制动：尽量全身完全制动，尤其受伤肢体制动，可用夹板固定伤肢以保持制动，受伤部位相对低位（保持在心脏水平以下），使用门板等担架替代物运送伤者。

（6）包扎：若是四肢被咬伤，应立即用皮带、鞋带、手帕、毛巾或绳索等，在肢体伤处近心端环形捆扎，松紧以能阻断淋巴和静脉回流为度。每隔 15 ~ 20 分钟放松 1 ~ 2 分钟，直到就医伤口处理完毕和相应抗毒治疗后方能解除。

（7）冲洗：被毒蛇咬后短时间内，立即用盐水、肥皂水、1：5000 高锰酸钾溶液、3% 过氧化氢等冲洗伤口。如果没有，可用大量清水冲洗。

（8）吸吮毒液：用拔火罐、吸乳器等在咬伤局部吸取毒液，紧急时可用嘴吸毒，但吸吮者口腔内应无破损、龋齿、溃疡等，且吸出后要尽快吐出，并漱净口腔。

（9）冷敷与止痛：有条件的话，可用冰块敷在伤口周围和近心端，使血管和淋巴管收缩，延缓蛇毒的吸收；如有条件，可给予对乙酰氨基酚或阿片类口服局部止痛。

（10）复苏与呼救：如有恶心、发生呕吐风险者，应将伤者置于左侧卧位；密切观察气道和呼吸，随时准备复苏，如意识丧失、呼吸心跳停止，立即进行心肺复苏。同时呼叫120，尽快将伤者送去医院。

十二、急性一氧化碳中毒如何处理

1.急性一氧化碳中毒的病因主要有哪些

一氧化碳是无色、无臭和无味气体，在生产和生活环境中，含碳物质不完全燃烧可产生。吸入过量一氧化碳引起的中毒称急性一氧化碳中毒，俗称煤气中毒。产生中毒的主要原因包括工业上炼钢、炼焦、矿井放炮、内燃机排出废气等，生活上常见的是家用煤炉、火盆、燃气灶等产生一氧化碳及煤气泄漏。过量一氧化碳进入体内后，立即与血液中血红蛋白结合，形成碳氧血红蛋白，影响正常血红蛋白的携氧能力，阻碍氧的释放和传递，引起组织缺氧，从而产生一系列临床症状。

2.急性一氧化碳中毒有哪些主要表现

急性一氧化碳中毒的表现与环境中一氧化碳含量及患者吸入时间紧密相关，一般来说一氧化碳吸的越多，吸的时间越长，病情则越重。按表现分为三级。

（1）轻度中毒：表现为头晕、头疼、眩晕、乏力、恶心、呕吐、心慌等，吸入新鲜空气或氧气后，症状可迅速好转。

（2）中度中毒：上述症状加重，出现胸闷、气短、呼吸困难、幻觉、视物模糊、意识改变及浅昏迷，口唇呈樱桃红色。

（3）重度中毒：除上述症状外，患者迅速出现昏迷、反射消失、大小便失禁、肢体湿冷、四肢瘫痪或抽搐，出现呼吸抑制，面色樱桃红或者发绀、心律失常、心肌损害等。

重度中毒患者常有并发症存在，如吸入性肺炎、肺水肿、压疮、心肌损伤。少数重症患者在抢救苏醒后 2 ～ 60 天时间内出现迟发性脑病，表现为：急性痴呆性木僵型精神障碍、神经损害症状、锥体外系症状以及周围神经炎。

3. 一氧化碳中毒如何急救

一氧化碳中毒的治疗主要是纠正缺氧，防止脑水肿和并发症。一旦发现一氧化碳中毒，要迅速打开门窗或将患者转移到新鲜空气处，中止一氧化碳继续吸入，保持呼吸道通畅，有条件的可立即给予高流量吸氧。症状明显者应立即拨打 120 送往具备救治条件的医院。

4. 怎样预防煤气中毒

预防煤气中毒至关重要，要加强一氧化碳中毒知识的宣传，包括家庭用火用气安全及厂矿业生产操作安全知识宣讲。家庭使用煤炉、火盆时要开窗通气，保持室内空气流通；使用煤气炉、燃气灶的，经常检查连接煤气罐的橡皮管是否有松脱、老化、破裂、鼠虫撕咬，开关是否正常等；家用烟筒要保持畅通，定期做清理工作；一旦闻到有煤气的气味，立即打开窗户保持屋内的通风良好，用湿毛巾捂住鼻子迅速离开房间；有条件者可安装煤气报警器。厂矿业工作人员要严格执行安全操作规程，实时监测工作环境中一氧化碳的浓度。

十三、急性食物中毒怎么处理

1. 急性食物中毒有哪些表现

急性食物中毒是指进食被病原微生物或毒素污染的食物而引起的急性中毒性疾病。引起食物中毒的微生物主要有细菌、真菌、病毒等，以细菌性食物中毒最为常见，通常为群体性中毒，即同食者先后或同时出现相似症状，临床表现分为胃肠型食物中毒和神经型食物中毒。

胃肠型食物中毒夏秋季节多见，以恶心、呕吐、腹痛、腹泻等急性胃肠炎症状为主要特征，严重者可伴有发热、头痛、荨麻疹等过敏症状及脱水休克等表现。主要致病菌包括沙门氏菌、副溶血性弧菌、大肠杆菌、变形杆菌、金黄色葡萄球菌等。潜伏期短，一般为 1 ～ 24 小时。

神经型食物中毒也叫肉毒中毒，是进食含有肉毒杆菌外毒素的食物引起的中毒，以神经系统症状如眼肌及咽肌瘫痪为主要表现，如不及时抢救，病死率高。平均潜伏期为 12 ～ 36 小时，最短为 2 ～ 6 小时，长着可达 8 ～ 10 天，中毒剂量越大，潜伏期越短，病情越重。轻者出现头痛、头晕、乏力、恶心呕吐等。眼部肌肉受影响出现视力模糊、复视、眼睑下垂等，重者出现吞咽、咀嚼、发音困难，甚至呼吸困难。累及颈部及肢体近端肌肉出现抬头无力或头歪向一侧。死亡原因多数为延髓麻痹导致呼吸循环衰竭。

2. 发生急性食物中毒如何处理

急性食物中毒预防为主，加强饮食卫生监督和管理，尤其是对屠宰场、食品厂和饮食行业进行卫生监督，严禁出售变质腐坏的食物。家庭个人做好饮食卫生宣传，不吃不洁、变质或未经煮熟的肉类食品。发现可疑病例及时报告，并立即终止可疑食物的食用并送卫生防疫机构检测。一般轻症胃肠型食物中毒以卧床休息，清淡流质或半流质饮食，多饮盐糖水为主。症状严重者立即就医对症治疗；肉毒中毒者立即送医行洗胃、导泻、灌肠等对症治疗及抗毒血清抗毒素治疗。

（占 钻 刘 坚 刘振玉 刘 勇 黄 亮）

第四节 灾害事故应急知识

一、防灾减灾小常识

1. 我国常见的自然灾害有哪些

常见的自然灾害有地震、洪涝灾害（洪灾和涝灾）、干旱灾害、泥石流以及雨雪冰冻等。

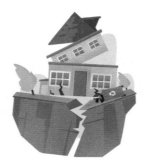 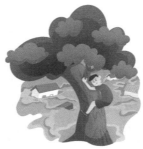 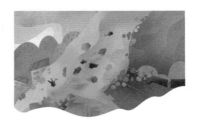

地震　　　　　　　　　　洪涝灾害　　　　　　　　　泥石流

2. 遇到自然灾害可以求助哪些热线

当遇到困难及无法解决的紧急情况时，拨打报警电话 110，寻求警察的帮助；当出现火灾或应急逃生遇到危险时，拨打火警电话 119，寻求消防人员的帮助；当出现伤员或出现突发疾病时，拨打急救电话 120，寻求紧急医疗救助；出现交通事故时，拨打交通事故报警电话 122 寻求帮助；当需要了解灾害期间健康保健或传染病预防知识，可拨打公共卫生服务热线 12320 寻求帮助。

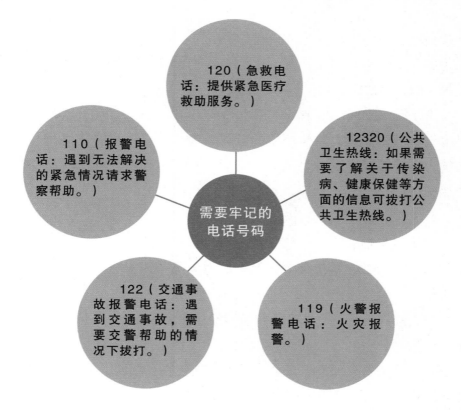

120（急救电话：提供紧急医疗救助服务。）

110（报警电话：遇到无法解决的紧急情况请求警察帮助。）

12320（公共卫生热线：如果需要了解关于传染病、健康保健等方面的信息可拨打公共卫生热线。）

需要牢记的电话号码

122（交通事故报警电话：遇到交通事故，需要交警帮助的情况下拨打。）

119（火警报警电话：火灾报警。）

3. 灾害发生前，应该做哪些物资准备

处于灾害高危地带或灾害预警区域的家庭，平时可以准备逃生绳、口哨、手电筒、急救药品、瓶装水、驱蚊液、颜色鲜艳的衣服以及压缩饼干等，以备不时之需。

4. 被困时如何有效寻求救援

被困时要积极尝试电话求救、声音求救（喊声、哨子声、击打声）、抛物求救（抛掷软物如枕头、塑料瓶等）、烟火求救、地面 SOS 标准求救，以及利用光信号求救（如手电筒、镜子、玻璃的反射光）。

5. 自然灾害对我们的身体健康会到来哪些危害

一是自然灾害对人体的直接伤害，如外伤、骨折、软组织挫伤、烧伤、溺水、电击伤等，甚至死亡。

二是受灾期间物资短缺、心理压力较大，容易出现营养不良，机体抵抗力下降等亚健康状态。

三是灾害的突发性、灾难性以及生活和生存环境的改变会继发精神及心理上的创伤。

四是灾害破坏当地医疗卫生服务影响慢性病的救治，易导致心脑血管疾病、高血压、糖尿病等疾病发作。

五是受灾期间不清洁的饮用水和食物，大规模人群的迁移和聚集，卫生设施的不完善，自然环境的破坏，以及病媒生物的迁移和人群的抵抗力下降等因素更容易诱发传染病，尤其是肠道传染病以及自然疫源性疾病。

6. 灾后常见的传染病有哪些

灾害发生后，由于饮水、饮食卫生状况的恶化，环境破坏，病媒生物孳生，人群接触机会增加及抵抗力下降等因素影响，容易发生以下几类传染病：

（1）肠道传染病：主要是病原体经口侵入肠道后，引发的以发热、腹痛、腹泻、呕吐等临床表现为主的一类传染病。灾区可能会发生的肠道传染病主要有菌痢、霍乱、伤寒和副伤寒、细菌性感染性腹泻病、病毒性腹泻病，以及甲型肝炎、戊型肝炎等。

（2）自然疫源性疾病：是指某些病原体在自然条件下长期存在，主要在野生动物间流行，并在一定条件下会感染人类的疾病。灾后自然环境的破坏、灾区群众生活条件下降、医疗保障能力的受损等因素易导致自然疫源性疾病的流行和暴发。灾区可能会发生的自然疫源性传染病有肾综合征出血热、钩端螺旋体病、布鲁氏菌病、血吸虫病等。

（3）呼吸道传染病：是指病原体从人体的鼻腔、咽喉、气管和支气管等呼吸道感染侵入而引起的传染性疾病。灾区可能会发生的呼吸道传染病有流行性感冒、麻疹、水痘、风疹、流行性腮腺炎、肺结核、流脑等。

7. 受灾期间我们应该如何保护自身的健康

地震、洪水内涝、泥石流等自然灾害，会诱发环境污染、生态破坏、传染病发生、心灵创伤等，保护好自身健康请做好以下几点：

一是要注意饮食饮水安全。食品选择上尽可能选择新鲜的食品，不食用腐败、变质或霉变的食品，不食用病死及死因不明或腐败变质的畜、禽肉，不乱吃野生蘑菇，谨防中毒；饮用水上要选用清洁、安全的水源，尽量喝开水或瓶装水，不喝生水；饭菜应该生熟分开、现做现吃，尽量不存放熟食。

二是要清洁环境，预防传染病。灾后听从政府和专业人员的安排和指导，尽快清理家中的垃圾以便统一处理。被淹的物品要及时清洗、消毒、暴晒，尤其是被淹的厨具、碗筷；尽量保持住屋和附近地面整洁干燥，清理住家周边杂草，不要在草堆上坐卧；家里或集中安置点等场所要加强通风，保持室内空气洁净，预防呼吸道疾病。

三是注意防蚊蝇、防蜱蚤、防鼠类，避免病媒疾病发生。睡觉时使用蚊帐、纱门、纱窗，点蚊香或涂抹驱蚊水；避免在草堆、草丛、灌丛和林间坐卧休息。

四是要保持良好的卫生习惯，比如打喷嚏要掩着口鼻，用过的纸巾勿乱扔，便后、饭前、打完喷嚏后要勤洗手，在人多拥挤的环境下佩戴口罩等。

五是缓解精神压力，避免心理疾病。灾后要积极释放心理压力，尽量保持乐观的态度，保持饮食均衡，适当运动，提高机体抗病能力。

六是病后及时就医，如果出现发烧、腹痛、腹泻、大面积的皮疹，一定要向当地的医生汇报。

二、洪涝灾害应急知识

1. 什么是洪涝灾害
洪涝灾害又有洪灾和涝灾之分，前者是大雨、暴雨引起的水道急流、山洪暴发、河水泛滥，淹没农田、房屋、公共设施等，造成自然环境与生活环境的破坏；后者往往是积水过多或过于集中等造成的积水成灾。

2. 洪涝灾害逃生小常识有哪些
首先，在汛期要多关注天气预报和洪涝预警信息；经常发生洪涝灾害的地区还可以在家中准备好应急物资。

在洪水来临时，要注意迅速往高处转移，但是不可以攀爬电线杆。万一被洪水围困，发出求救信号。记住，除非洪水冲垮了建筑物或者漫过了屋顶，否则不要轻易冒险涉水逃离。

被卷入洪水中，一定要尽可能抓住固定或者飘浮的东西，寻找机会逃生。

三、地震灾害应急知识

1. 什么是地震灾害

地震是地壳运动的一种表现，即地球内部慢慢积累的能量突然释放引起的地球表层震动。

2. 地震时，如何躲避伤害

地震时，如果身处平房或低层楼房，有足够的时间到户外，且周边环境空旷，应迅速跑到室外空旷处。

如果身处室内，要迅速关掉电源、气源；要躲到活命三角区，如：坚固的家具旁、承重墙的内墙角、墙根等容易形成三角空间的地方；要选择开间小、有支撑物的房间（注意避开外墙），如浴室、厕所、储藏室、厨房等；要远离门窗、外墙、阳台；不要跳楼，不要使用电梯。

如果身处室外，要避开高大建筑物、玻璃幕墙、立交桥、高压电线等易发生次生灾害的地方。

如果身处车内，驾车时要远离立交桥、高楼，将车停到开阔地，停车时注意保持车距；乘车乘客应抓牢扶手避免摔倒，降低重心，躲在座位附近，不要跳车，地震过去后再下车。

如果身处公共场所，不要慌乱涌向出口，就近"蹲下，掩护，抓牢"，注意避开空调、电扇、吊灯等悬挂物，避开玻璃门窗、橱窗、摆放重物或易碎物的货架；地震后听从指挥，有秩序撤离。

如果地震被埋，要坚定生存信念；保存体力，不要大喊大叫；可用砖头、铁器等击打管道或墙壁发出求救信号；利用身边容器、塑料袋、雨布等收集雨水备用。

安全避震姿势：采取趴下（使身体重心降到最低，脸朝下，不要压住口鼻）或蹲下、坐下姿势，尽量卷曲身体，抓住身边牢固物体；保护重要部位，头颈部（低头，用手或其他物体护住头颈部），眼睛（低头，闭眼，防止异物伤害眼睛），口鼻（用毛巾或衣物护住口鼻，防止灰尘）。

四、干旱灾害应急知识

1. 什么是干旱灾害？如何看懂干旱预警信号

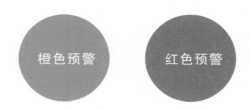

旱灾是由于降水减少、水工程供水不足引起的用水短缺，并对生活、生产和生态造成危害的事件。干旱预警信号分二级，分别是橙色预警和红色预警。

	橙色预警	红色预警
标准	预计未来1周综合气象干旱指数达到重旱（气象干旱为25～50年一遇），或者某一县（区）有40%以上的农作物受旱	预计未来1周综合气象干旱指数达到特旱（气象干旱为50年以上一遇），或者某一县（区）有60%以上的农作物受旱
措施	要求优先保障城乡居民生活用水和牲畜饮水，优先经济作物灌溉用水，限制大量农业灌溉用水，限制非生产性高耗水及服务业用水	要求保障城乡居民生活和牲畜饮水；限时或者限量供应城镇居民生活用水，缩小或者阶段性停止农业灌溉供水，严禁非生产性高耗水及服务业用水

2. 干旱灾害期间要注意什么

一是注意用火安全，不乱丢烟头，不带纸、烛到室外燃烧，严禁燃放烟花爆竹，农村地区尽量不要使用稻草等柴火做饭。二是保持健康的心态，避免由于情绪烦躁导致行为失常而发生意外伤害事件。三是高温时应减少户外活动，避免阳光直晒，尽可能多的饮水，防止高温中暑。四是节约用水，安全用水，先保障生活用水，再保障生产用水。

五、雨雪冰冻灾害应急知识

1. 什么是雨雪冰冻灾害

雨雪冰冻灾害是由降雪（或雨夹雪、霰、冰粒、冻雨等）或降雨后遇低温形成的积雪、结冰现象的气象灾害，常常导致交通、通讯、输电线路等被破坏，使城市断电、断水、建筑物压塌。

2. 预防雨雪冰冻对人体的伤害，应注意以下几点

一是减少外出。必须出门时注意携带足够防寒衣物，戴上帽子、围巾、手套等保暖物品，注意携带伞具；在外尽量停留在背风向阳的位置。

二是做好御寒保暖。尽量保持衣物干燥，避免弄湿衣服；不要穿过于紧身的衣裤，以免妨碍血液循环；加强膝关节、肘关节、腕关节和踝关节等部位的保暖防护；尽量多吃些高热量的食物，可以起到御寒的作用；多喝热饮，有助保持体温。

三是防止冻伤。要经常观察皮肤，尤其是耳面部和手部等裸露部位，查看有无出现苍白、僵硬或失去知觉；不时搓揉面部皮肤，伸展筋骨活动手足；裸手不要接触金属物体，寒冷季节这种物体表面温度很低，热传导很快，手接触易被冻伤。

四是关注老年人、儿童健康。老年人、儿童耐寒能力差，应特别注意腿脚保暖，避免久坐，可经常站立活动、跺脚、搓手等促进血液循环。

六、泥石流灾害应急知识

1. 什么是泥石流

泥石流是由于暴雨、暴雪、冰雪融化等导致含有大量泥沙、土块、巨石的特殊洪流，很容易发生在连续降水后的山区。

2. 遭遇泥石流灾害，如何保护自己

在暴风雨期间要密切注意滑坡或泥石流的信号，多收看电视或收听广播，关注预警预报，积极防备。

当在山谷突遇大雨，要迅速转移到安全的高地，同时注意观察周围的环境，特别留意听远处山谷是否传来打雷般响声。

当遭遇泥石流时，要果断判断出安全路径逃生，朝与泥石流路径垂直的方向跑或跑到规定的避险场所，绝不能往泥石流下游跑；避险时，可以就近选择树木生长密集的地带逃生，或前往地质坚硬的、没有碎石的岩石地带逃生。

当驾车遇到泥石流时，记得把车停靠在泥石流发生较远的地方，或原路返回，必要时果断弃车。

（张天琛　潘欢弘　刘晓青）

第五节　中毒类事故应急知识

一、如何辨别有毒野生蘑菇

我国毒蘑菇的种类有 400 多种，种类繁多，它们的形态也随子实体的不同而不同，目前还没有办法通过简单的形态特征来识别。其种类和形态的多样性是识别毒蘑菇的困难之一，对于非专业人士，很难从外观体态上区分是否有毒。下面是几类毒蘑菇鉴别常见的误区：

（1）鲜艳的蘑菇有毒，颜色普通的蘑菇没毒。

（2）长在潮湿处或家畜粪便上的蘑菇有毒，长在松树下等清洁地方的蘑菇无毒。

（3）蘑菇跟银器、生姜、大米、生葱一起煮，液体变黑有毒，颜色不变则无毒。

（4）有分泌物或受伤变色的蘑菇有毒。

（5）生蛆、生虫的蘑菇没有毒。

二、野生蘑菇中毒症状有哪些

毒蘑菇毒性成分复杂，一种毒蘑菇常含有多种毒素。中毒与否与烹调方法、食用量的多少、饮食习惯等多种因素有关，临床表现较为复杂多样。目前根据中毒作用机制和典型临床表现，主要分为五种类型：胃肠炎型、神经精神型、肝脏损伤型、溶血型、光敏性皮炎型。

三、野生蘑菇中毒后如何处理

（1）催吐：应在条件允许的情况下尽快催吐。

（2）立即到正规医院救治，最好携带剩余蘑菇样品，以备进一步诊断治疗。

（3）就医后尽快开展毒物清除技术，如洗胃等，并联系相关专业人员对蘑菇进行鉴定。

（4）蘑菇中毒无明确特效解毒剂，以对症支持治疗为主。

四、如何预防野生蘑菇中毒

预防毒蘑菇中毒的根本办法就是不采摘、不销售、不食用野生蘑菇。应做到以下三点：

（1）对不认识的野蘑菇或对是否有毒把握不大的野蘑菇，不采食。

（2）对过于幼小或过于老熟或过于鲜艳或已霉烂的野蘑菇，不采食。

（3）对于市场上卖的野蘑菇，要提高警惕，尤其是自己没吃过或不认识的野蘑菇，不应购买食用。

五、如何预防化学性食物中毒

导致化学性食物中毒的因素比较复杂，针对不同的中毒原因采取针对性的措施，才能更有效预防。主要预防原则如下：

（1）严禁食品贮存场所存放有毒、有害物品及个人生活物品。鼠药、农药等有毒化学物要标签明显，存放在专门场所并上锁。

（2）不随便使用来源不明的食品或容器。

（3）蔬菜加工前要用清水浸泡 5～10 分钟，再用清水反复冲洗；一般要洗三遍，用温水或淘米水效果更佳。

（4）水果宜洗净后削皮食用。

（5）手接触化学物后要彻底清洗双手。

（6）加强亚硝酸盐的保管，避免误作食盐或碱面食用。

（7）苦井水勿用于煮粥，尤其勿存放过夜。

（8）集体食堂应建立严格的安全保卫措施。厨房、食品加工间和仓库要严格管理，防止人为投毒。

六、如何预防亚硝酸盐中毒

亚硝酸盐属剧毒类物质，常误作食盐使用或人为投毒引起中毒。我国《食品添加剂使用标准》规定其仅可用于生产腌腊肉制品、肉灌肠、肉罐头产品，并有严格的使用限制；食用腌菜则应在放置20天之后，这时其亚硝酸盐已基本消失，可安全食用。各种绿叶蔬菜中自身均含有一定量的硝酸盐，硝酸盐虽然无毒，但如蔬菜在运输、存放、烹饪过程中周期过长，硝酸盐就会被细菌还原成有毒的亚硝酸盐，甜菜、莴苣、菠菜、芹菜及萝卜等硝酸盐含量较高；慎吃、少吃含亚硝酸盐较多的食品，如腌制、熏制、腊制的鱼类、肉类，包括香肠、腊肉、火腿，以及罐头食品、渍酸菜、盐腌不久的菜。

七、如何预防农药中毒

为预防农药中毒事故的发生应：①加强农药管理，严禁将农药与粮食、蔬菜、饲料等混放在一起，盛过农药的器皿不得移作他用；使用时要严格按照说明书，不得随意混配、加大用量。②认真做好接触农药人员的保健工作，患有精神病、皮肤病的人，月经期、怀孕期、哺乳期的妇女，未成年儿童应避免与农药接触。③加强个人防护，应严格执行有关农药慎用或限用的规定，施药过程中应戴防护面罩，不要抽烟或吃东西；不要食用刚喷洒过农药的蔬菜水果或其他农作物，至少要经过7天以上方可采收。④一旦出现农药污染或误服农药的情况，应及时就医。

八、如何预防瘦肉精中毒

瘦肉精是一类药物的统称，任何能够抑制动物脂肪生成，促进瘦肉生长的物质都可以称为"瘦肉精"。添加了"瘦肉精"的猪肉较难辨别，但有一些常规办法可供参考。首先看猪肉皮下脂肪层的厚度。"瘦肉精"猪肉因吃药生长，其皮下脂肪层明显较薄，通常不足 1 厘米；其次看猪肉的颜色，一般情况下，含有瘦肉精的猪肉特别鲜红、光亮；此外，可看猪肉纤维。正常的生猪在宰杀之后，肉块中都会出现一些水分，但"瘦肉精"猪肉的水分则相对要少一些。"三看"的尺度也不好把握，是否是问题猪肉，关键还应看相关部门的检疫证明。

（游兴勇　刘成伟）

中医药

第一节 中医药基本知识

一、中医基本知识

1. 中医对生命的认识

中医学是以中国传统哲学为指导，通过总结归纳人体生命现象和临床治疗经验形成的一套完整的、系统的医学科学体系，其基础理论包括阴阳五行学说、藏象经络学说等，这些理论对生命及疾病形成了科学的认识。中医对生命的认识的方法来源于中国哲学，正是在这过程中，开始思考生命，思考生命现象，思考生病现象，思考长寿无疾而终的现象，才慢慢开始对生命有了理解。

（1）生命来源于自然：中医认为人的生命来源于自然，人生命的诞生、发展、延续都离不开"精""气"，"精""气"的相容不仅诞生了人类，还构成了宇宙万物，构成并维持人体生命活动的全过程。生命的诞生、活动及死亡都遵循自然规律，这一过程伴随着人"精""气"的不断变化、更替。中医的整体观念说的就是人体不仅自身有序、协同，也与自然界的关联很大，自然界的变化随时影响着人体。

（2）生命顺应自然规律并适应自然：人类的生命与万物的生命一样，是来源于自然的。人类的生命也遵循大自然的规律。所以，它的存在，一定要遵循大自然的存在法则，一定要遵循大自然的结构、运动、变化法则。在生命的不断进化中，生命慢慢开始顺应自然规律适应自然。中医把这过程高度概括为阴阳二字，阴阳交会生命诞生，阴阳离决生命死亡。同时，自然界的变化随时影响着生命，比如说天气变冷的时候我们身体上的血管、皮肤都在处于收缩的状态。

2. 中医对健康的认识

中医认为健康状态就是脏腑功能正常、气血调和、阴阳平衡的状态，每个系统各司其职，又互相联系，就像一支分工明确、纪律严明的军队。因此，可以把健康状态看成是一个和谐状态。

中医评价一个人的健康状况，就是从精、气、神三个方面考虑的。因此，中医学对人体健康用精、气、神做了概括：形体壮实，比例恰当；眼睛有神，柔亮有光；面色红润，表情舒展；眼睛有神，灵气荡漾；呼吸从容，不急不慢；食欲旺盛，美食三餐；牙齿坚固，不蛀不伤；听觉灵敏，耳内不响；声音洪亮，气息悠长；腰腿灵敏，不痛不酸；二便便利，排放正常；舌红苔薄，脉象匀缓。

3. 中医对疾病的认识

与健康的对立面就是疾病状态，相对应的就是因为各种因素引起人体内某一部分或多个部分脏腑功能失调就产生了疾病，疾病的产生同时是伴有阴阳的失调、气血精津液的变化等病理改变；疾病的本质就是破坏了这种平衡。

中医认为疾病的产生，总的来讲分为两部分的原因，一个是外部因素，我们称之为"病邪"，多位医家发现了许多自然界的变化都会产生病邪，自然界中的"风寒暑湿燥火"都是潜在的病邪，例如气候的变化，这种变化幅度超过了我们的人体能够承受的范围就会引起疾病的产生；还有一方面原因是因为自身因素，自身抵抗外邪或者适应外界变化的能力下降了，我们俗称"正气不足"，也会引发疾病；所以疾病的表现为正虚邪胜。通俗来讲就是正气与邪气的斗争过程以邪气胜出就会产生疾病，也就破坏人体阴阳平衡、脏腑相互联系的和谐状态被破坏了。

4. 中医怎样诊断疾病

（1）收集患者信息：中医诊断疾病的方法很多，但常用的是中医四诊：望、闻、问、切，另外还有不常用的诊法，如经络诊法、耳诊、眼诊、手诊等。望诊：指医生用眼睛观察患者全身状况，动作神态，局部表现以及分泌物的形态等。如是胖是瘦、是强壮还是柔弱、眼睛有神无神、动作是敏捷是迟缓、脸色、舌象等。闻诊：是通过鼻子的嗅觉、耳朵的听觉得到的信息。如嗅患者身上的气味、分泌物的气味等，听患者的声音强弱、呼吸音、咳嗽声及呕吐声、呃逆声等。问诊：是医生通过有目的询问患者或他人以了解患者疾病的发生、发展到就诊时状况，和疾病有关的一些情况，患者的自我感觉等。切诊：通常指脉诊，另外还包括用手感觉触摸其他部位方法，如腹诊，用手触摸患者腹部诊察疾病。

（2）结合基本的四诊内容，根据患者疾病特点判断疾病，即辨病。

（3）综合患者病史特点，用不同方法确定疾病性质，即辨证性质归纳；常用的辨证方法有八纲辨证（阴、阳、表、里、寒、热、虚、实）。

5. 中医有哪些治疗手段

传统中医治疗手段有砭、针、灸、药四种，后来经过无数医家发展，把中医的治疗手段丰富，其中有熟悉的内治法（中药内服治疗，包括丸、散、膏、丹等剂型）、外治法（针灸治疗、推拿治疗、拔罐治疗等）、饮食疗法、心理治疗等，治疗方法丰富，疗效佳；比如对面瘫患者使用针灸治疗；对于骨关节错位采用复位疗法；小儿推拿解肌退热、调理脾胃；中医运用三伏贴治疗哮喘，冬病夏治，起到预防保健的作用；临床以内服治疗最为常见，根据四诊合参结果，判断患者疾病的性质，是阴、阳、表、里、寒、热、虚、实中的哪一种，通过带有相反属性的药物来纠正疾病的性质，所谓"以偏纠偏"；外治法形式多样，以经络、筋骨系统为基础，通过刺激经络腧穴等来恢复脏腑的功能。就拿拔罐来说：光是拔罐的种类就有很多种：留罐、闪罐、推罐、血罐、针罐等，每一种拔罐治疗对不同的疾病，相同的，将很多刺激性的中药贴敷在患者相应的穴位上，可以刺激穴位的敏感点，达到治疗目的。中医饮食养生就是按照中医理论，调整饮食，注意饮食宜忌，合理地摄取食物，以增进健康，益寿延年的养生方法。中医认为许多疾病的产生与情志的变化密不可分，例如发怒的人则容易伤肝，适当的心理疏导对于情志异常的患者来说是相当有必要的。

6.中医诊断治疗疾病有哪些基本特点

中医诊治疾病的特点：

（1）辨证论治：中医在看病时运用望、闻、问、切四种诊断方法，将他们的病理属性归为阴、阳、表、里、寒、热、虚、实等性质，因此中医诊断定"性"很重要。比如说腰膝酸痛、畏寒怕冷等就是肾阳虚的表现；有很多疾病都会出现肾阳虚的表现。

（2）病证结合：如"同病异治"与"异病同治"。相同的疾病出现不同的证型，中医治疗方法也是不一样的；不同疾病出现一样的证型治疗方法也可以是一样的，不同于西医的看病治疗和对症治疗。

（3）整体观念：中医诊断不同于西医的诊疗思维，中医辨证的过程会结合全身症状、体征等宏观观察，总的来说，中医从整体评价、判断病情，不单单只局限于某一脏腑或某一系统的变化。

7.找中医看病应该注意哪些基本事项

（1）不要化妆：中医看病望神色及面部及其重要，化妆后会掩盖病情，对医生的诊断产生干扰。

（2）不要吃染苔的食物或刮舌苔：望舌苔时应保持原来的舌苔，以免出现假象，例如：易染黄苔的食物药物有橘子、橙子、中药等；易染黑苔的食物药物有杨梅、乌梅、橄榄等；喝豆浆、牛奶易使舌苔变腻，食用上火的食物易出现红苔或溃疡。

（3）不要使用味道过重的香水等，闻诊是中医根据患者身上的气味判断病情，若使用味道过重的香水会掩盖患者本身的气味。

（4）实事求是态度：患者应将自己的病情实事求是地告知医生，为了更好的治疗效果不应对医生有所保留或隐瞒，不然会对患者自己造成巨大的伤害。

（5）患者应仔细听清和遵循中药煎服方法及药食禁忌，有些食物降低中药的疗效，甚至出现一些严重反应；煎服方法的不准确也会使疗效降低；因此，患者应认真遵循医嘱。

8.为什么说中医药是个伟大的宝库

中华民族兴盛不衰，中医药在这一过程中起了重要作用；中医药一直在探索的发展道路中不断完善自己的医疗体系，出现了许许多多中医名家，也诞生出了无数经典医籍及理论，正是因为无数先辈们的呕心沥血，才能让中华民族五千年来屹立不倒。中医药经过了几千年考验，是十分值得相信的。早在几千年前，中医就对传染病有重要认识，将这种易于传染的病称为"疫病"，其中《伤寒论》就认为传染病最重要的是热毒病机，就新冠疫情来讲，中医就发挥巨大优势，成了抗疫的重要力量，中医在辨证分析的基础上，结合古人《伤寒论》中知识和经验，创立了清肺排毒汤等有效方剂，挽救了无数生命；在约公元1000年就有中医发现得过天花的患者痊愈后就不会再得第二次，并且再也不会传染，于是就开始将天花患者痘痂皮膜碾成粉末喷在正常人的鼻孔里起到了预防天花作用，这就是"人痘接种"的雏形；屠呦呦领导课题组从系统收集整理历代医籍、本草、民间方药入手，在收集2000余方药基础上开展实验研究，发现中医医籍中青蒿对疟疾的治疗作用，终于在1971年获得青蒿抗疟发掘成功。类似上述例子多不胜数，因此中医药是个伟大的宝库。

9.中医药有哪些特色和优势

中医的特色：

（1）中医整体观：人体的生命活动是机体在内外环境的作用下，由多种因素相互作用而维持的一种动态的相对平衡过程，人体不仅自身相互联系，也与外界相互联系。

（2）辨证论治：辨证论治的原则充分体现了辨证思维。

（3）治法多样：有效的传统综合治疗方法多样，包含针灸、按摩、气功、正骨、汤药、食疗、熏洗、心理等治疗方式。

（4）理论充实：中医拥有以阴阳五行为指导思想，以藏象经络为核心，包括运气学说等内容的一整套完整的理论体系。

中医的优势：

（1）中医药学整体观念认为，人体的生命活动是机体在内外环境的作用下，由多种因素相互作用而维持的一种动态的相对平衡过程。中医药治疗的目的就是为了恢复这种平衡状态。

（2）中医通过望闻问切以外测内归纳为证候，以此判断疾病性质，并且根据不同人、不同时间、不同地域形成不同的治疗方法。这是中医药的一大特点和优势。

（3）中医药丰富的治疗手段和灵活的方法，符合人体生理病理多样性的特点。中医药对疾病的治疗主要采用药物和非药物疗法，并用内治和外治法进行整体综合调节与治疗。

（4）中医药浩瀚的经典医籍，是人类生物信息的巨大宝库。中医药现存古典医籍8000余种，记载着数千年来中医药的理论和实践经验。这是绝无仅有的，尚未被充分开采的人类生物信息的宝库。

（5）充分发挥中医药在预防保健中的作用。中医药在养生保健和延年益寿方面拥有系统的理论和多种有效的方法，其中根据"药食同源"的理论，可研制开发具有延缓衰老、调节免疫、抗疲劳等多种功能食品。蕴藏着广阔的市场前景。

（6）我国中药资源丰富，具有独特开发利用优势和发展战略产业的物资基础。中药材既是中医治病的药物资源，也是化学药品、国际植物药、食品工业等的重要原料。

二、中药基本知识

1.中药"四气"是指什么

"四气"是指寒、热、温、凉四种药性。疾病有热证和寒证之分，一般说来，能减轻或消除热证的药物大多属于寒凉性药。能减轻或消除寒证的药物大多属温性或热性，温与热、寒与凉只是程度上的差异。寒凉药多具清热、泻火、解毒等作用，常用于

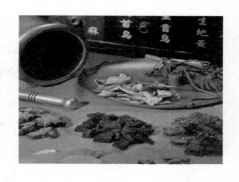

阳证、热证疾病的治疗。温热药多具温和、救逆、散寒等作用，常用于阴证、寒证的治疗。

2. 中药"五味"是指什么

"五味"是指药物有酸、苦、甘、辛、咸五种味道，因而具有不同治疗作用。有些还具淡味或涩味，因而实际上不止五种。其中辛"能散能行"，即具发散、行气、行血等作用。一般来讲，解表药、行气药、活血药多具辛味，多用治表证及气血阻滞之证。甘"能补能和能缓"，具补益、和中、调和药性和缓急止痛等作用。一般来讲，滋养补虚、消食和胃、调和药性及缓解疼痛的药物多具甘味，多用治正气虚弱、食积不化、脘腹挛急疼痛及调和药性、中毒解救等。酸"能收能涩"，即具有收敛、固涩作用。一般固表止汗、敛肺止咳、涩肠止泻、固精缩尿、固崩止带的药物多具酸味。酸味药多用治自汗盗汗、肺虚久咳、久泻久痢、遗精滑精、遗尿尿频、崩带不止等滑脱不禁的病证。苦"能泄、能燥、能坚"，即具有清泄火热、泄降气逆、通泄大便、燥湿、坚阴（泻火存阴）等作用。一般来讲，清热泻火、下气平喘、降逆止呕、通利大便、清热燥湿、散寒燥湿、泻火存阴的药物多具有苦味，多用治火热证、喘咳、呕恶、便秘、湿证、阴虚火旺等证。咸"能下、能软"，即具泻下通便、软坚散结等作用。一般来讲，泻下通便及软化坚硬、消散结块药物多具咸味，常用治大便燥结、痰核、瘿瘤、癥瘕痞块等证。

3. 中药为什么讲升降浮沉

升降浮沉是表示中药对人作用趋向。一般来说，具升浮之性的药物大多有升阳、解表、催吐、开窍之效，可用来改善或消除疾病趋向是向下或向内的病证，如腹泻、脱肛、崩漏或表证不解等。沉降药物大多具清热泻火、泻下通便、降逆止呕、止咳平喘、潜阳熄风、利水渗湿等功效，可改善或消除病势趋向上或向外的病证，如呕吐、喘咳、肝阳上亢、自汗或盗汗等。升降浮沉的意义在于纠正人体气机升降的失调，使人体恢复如常；因势利导，驱邪外出，避免损伤正气。

4. 如何理解中药"归经"

归经同药物的性味一样，也是中草药特性之一。归经是指药物对于人体某些脏腑、经络有着特殊的作用。如龙胆草能归胆经，说明它有治疗胆的病症的功效；藿香能归脾、胃二经，说明它有治疗脾胃病症的功效。简单地说，归经是药物作用的定位概念，即表示药物作用部位。归是作用的归属，经是脏腑经络的概称。归经是中医对中药与人体关系的经验总结。

5. 如何理解中药的毒性

中药之毒，在用不在药。俗云，"是药三分毒"，同时又有用中药"有病治病，无病养生"的说法。"毒"是逐邪驱病的"药能"，是药物产生疗效的基础，故"古者以药为毒"。药是用来治病的，必然有其针对性，阴阳、表里、寒热、虚实，用之得宜则病可愈，显示其功效，即使含有毒之药也不会有毒副作用。

6. 中药煎煮需要注意哪些

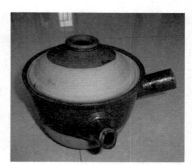

（1）煎煮中药最好选择砂锅、砂罐，因其不易与药物成分发生化学反应，并且导热均匀，传热较慢，保温性能好，可慢慢提高温度，使药内有效成分充分释放到汤液中来，也可选用搪瓷制品。

（2）一般沿用直火煎煮法，沸前用大火，至沸后改用小火，保持微沸状态，减慢水分蒸发，有利于有效成分溶出。

（3）用水：煎煮用水最好采用经过净化和软化的饮用水，以减少杂质混入，防止水中钙、镁等离子与药材成分发生沉淀反应。水的用量一般为药材量的 5 ~ 8 倍，或加水浸过药面 3 ~ 5 厘米。

（4）次数：一般一服中药可煎煮 2 ~ 3 次，煎煮次数太少，提取不完全，药材损失大；煎煮次数太多，不仅耗工和燃料，而且煎出液中杂质增多。

（5）时间：多数药材在煎煮前应用冷水浸泡 20 ~ 40 分钟，主要使有效成分溶解和浸出。煎煮时间应根据药材成分及质地而定，一般来说治感冒的药头煎 10 ~ 15 分钟，二煎 10 分钟；滋补药头煎 30 ~ 40 分钟，二煎 25 ~ 30 分钟；一般性药头煎 20 ~ 25 分钟，二煎 15 ~ 20 分钟。煎煮后应趁热滤过，尽量减少药渣中煎液的残留量。

7. 中药服用应注意哪些

（1）服用中药忌饮浓茶：一般服用中药时不要喝浓茶，因为茶叶里含有鞣酸，浓茶含鞣酸更多，与中药同服时会影响人体对中药有效成分吸收，减低疗效。

（2）服用中药时不宜吃生萝卜（服理气化痰药除外），因萝卜有消食、破气等功效，特别是服用人参、黄芪等滋补类中药时，吃萝卜会削弱人参等的补益作用，降低药效从而达不到治疗的目的。

（3）忌生冷：生冷食物性多寒凉，难以消化。生冷类食物还易刺激肠胃道，影响胃肠对药物的吸收。

（4）辛辣食品易耗气动火。如服清热败毒、养阴增液、凉血滋阴等中药或痈疡疮毒等热性病治疗期间，必须忌食辛辣。如葱、蒜、胡椒、羊肉、狗肉等辛辣热性食品，如若食之，则会抵消中药效果，有的还会促发炎症，伤阴动血（出血）。

（5）忌油腻：油腻食物性多黏腻，助湿生痰，滑肠滞气，不易消化和吸收，而且油腻食物与药物混合更能阻碍胃肠对药物有效成分的吸收，从而降低药效。

（6）一般中药均有芳香气味，特别是芳香化湿、芳香理气的药，含有大量的挥发油，赖之发挥治疗作用，这类芳香物质与腥膻气味最不相容。若服用中药时不避腥膻，往往影响药效。

8. 中药用药禁忌主要指哪些

主要分为中药配伍禁忌，妊娠用药禁忌，服药时的饮食禁忌等。

9. 何谓道地药材

道地药材又称为地道药材，是优质中药材的代名词，是指药材质优效佳，这一概念源于生产和中医临床实践，数千年来被无数的中医临床实践所证实，是源于古代的一项辨别优质中药材质量的独具特色

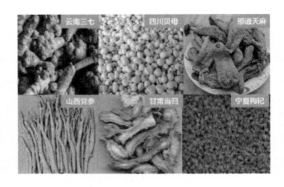

的综合标准，也是中药学中控制药材质量的一项独具特色的综合判别标准。道地药材就是指在一特定自然条件和生态环境的区域内所产的药材，并且生产较为集中，具有一定的栽培技术和采收加工方法，质优效佳，为中医临床所公认。

10. 中药炮制的目的是什么

（1）消除或降低药物的毒性。

（2）为了矫臭、矫味，便于服用。

（3）提高和改变药物的疗效。

（4）便于贮藏。

（何　凌　叶耀辉　叶喜德）

第二节 中医养生保健知识与技能

一、中医养生保健基本知识

1. 什么叫养生

养生，原是指道家通过各种方法颐养生命、增强体质、预防疾病，从而达到延年益寿的一种医事活动。养，有保养、涵养、滋养之意。保养就是遵循生命法则，通过适度运动，加之外在护理等手段，让身体机能及外在皮肤得以休养生息，恢复应有机能，这是养生的第一层面；涵养，是指开阔视野、通达心胸、广闻博见，通过对自身的道德和素质的修炼和提升，让身心得到一种静养与修为，从而达到修心修神的目的；滋养，是指通过适时适地适人，遵循天地四时之规律，调配合宜食疗，以滋养调理周身，达到治未病而延年的目的。现代养生的含义：以中、西医学理论为指导，用健康科学的图文、音乐、行为、活动、药械、饮食等，通过调节个人生活习惯、生活环境及心理状态，来调理身心，达到未病先防、不适消除、已病促愈、病后复原之保健目的。

2. 中医养生的理念是什么

中医养生是在中医药理论和中国传统健康理念指导下形成的有关养护身体和生命的思想认识。中医养生，就是指通过各种方法颐养生命、增强体质、预防疾病，从而达到延年益寿的一种医事活动。

3. 中医养生的主要思想是什么

中医养生以"天人相应"和"形神合一"的整体观为出发点，主张从综合分析的角度去看待生命和生命活动。养生方法以保持生命活动的动静互涵、平衡协调为基本准则。主张"正气为本"，提倡"预防为主"，《黄帝内经》中提出："正气存内，邪不可干，邪之所凑，其气必虚。"强调辨证思想，要求人们用持之以恒的精神，自觉地、正确地运用养生保健的知识和方法，通过自养自疗，提高身体素质和抗衰防病的能力，达到延年益寿的目的。

4.中医养生的基本原则是什么

中医养生的基本原则有以下几个方面：第一，协调脏腑，五脏间的协调，即是通过相互依赖，相互制约，生克制化的关系来实现的。有生有制，则可保持一种动态平衡，以保证生理活动的顺利进行。第二，畅通经络，经络是气血运行的通道，只有经络通畅，气血才能川流不息地营运于全身。只有经络通畅，才能使脏腑相通、阴阳交贯，内外相通，以确保生命活动顺利进行，所以，畅通经络往往作为一条养生的指导原则，贯穿于各种养生方法之中。第三，清静养神，主要是指静神不思、养而不用，即便用神，也要防止用神太过而言。《素问·上古天真论》中说："精神内守，病安从来。"强调了清静养神的养生保健意义。第四，节欲葆精，由于精在生命活动中起着十分重要的作用，所以，要想使身体健康而无病，保持旺盛的生命力，养精则是十分重要的内容。第五，调息养气，养气主要从两方面入手，一是保养元气，调畅气机。元气充足，则生命有活力，气机通畅，则机体健康。二是保养正气，多以培补后天，固护先天为基点，饮食营养以培补后天脾胃，使水谷精微充盛，以供养气。而节欲固精，避免劳伤，则是固护先天元气的方法措施。

5.中医养生保健的基本内容有哪些

中医养生保健的基本内容有以下几点：①天人相应、内外统一。意思就是积极主动，顺应自然变化；协调内外，调内为主；因时之序，顺应天时；异法方宜，适应地理。②内因为主、正气为本。护肾保精，扶正固本；调理脾肺，益气扶正；清静养神，真气从之；慎避邪气，正气安和。③知行并重，持之以恒。知之不易，行之更难。养生保健贯穿一生，练功贵在精专，养生保健重在生活化。④三因制宜，审因施养。因时施养、因地施养、因人施养。⑤动静互涵、形神合一。动静适宜；动以炼形，静以养神；保形全神，调神安形。

6.中医养生保健的根本任务是什么

中医养生是研究和指导人们健康、长寿的实用学科，它的根本任务包括四个方面：一是继承，要以科学的观点和方法全面的、系统的发掘、整理、总结传统养生的理念和方法。二是研究，要结合现代科学的手段，对传统的行之有效的养生方法进行分析研究，探讨其实质，使其更有益于广大民众。三是创新，针对现代社会面临的新问题、保健的新需要，提出新的理论，创立新的方法，使民众更方便有效地进行养生保健。四是推广，应大力开展健康宣传，不断推广中医养生的先进理念，实用方法和技术，指导个体养生和群体保健。

7.中医关于健康生活方式与行为的认识

中医的健康生活方式及行为主要有：适四时、节饮食、常运动、顺性情、悦情志、远房事、戒私欲等。具体如下：

（1）女性养生的健康方式有：

①合理安排三餐。早餐只吃高纤麦片、低脂鲜乳，尤其是每天餐前搭配天然植物有助于消除脂肪的过量摄入。

②饭后站立半小时。

③适宜运动，保持心情舒畅，尽量少生气烦恼等。

（2）男性养生健康方式：

①寡欲，中医认为情动则肾动，肾动则精动。为保证肾气的充足，我们就要控制精动,这样心就不动。所以寡欲是男人养肾的第一条大法。

②节劳，人不可过度劳累。中医认为，精成于血，精是血的变现。所以要保护好血。

③息怒，怒则伤肝，肝主藏血，人老生气的话就会伤肝血，耗精。所以，我们要控制好自己的脾气，制怒，学会心平气和地接人待物。

④戒酒,酒能够动血。酒有升发之性,少饮能调动身体的升发之机，但饮酒过度就会造成气血的紊乱，所以喝酒要有节制。

⑤慎味，慎味就是不要暴饮暴食，要以五谷来养精。中医里有一句话：五谷最养精。

8.中医养生保健的常用方法有哪些

中医养生保健中常用方法分为针灸、拔罐、按摩、刮痧、气功、药膳食疗等。针灸：针法是把毫针按一定穴位刺入患者体内，运用捻转与提插等针刺手法来治疗疾病。灸法是把燃烧着的艾绒按一定穴位熏灼皮肤，利用热的刺激来治疗疾病。拔罐：古称"角法"。这是一种以杯罐作工具，借热力排去其中的空气产生负压，使吸着于皮肤，造成瘀血现象的一种疗法。古代医家在治疗疮疡脓肿时用它来吸血排脓，后来又扩大应用于肺痨、风湿等内科疾病。按摩：是以中医的脏腑、经络学说为理论基础，从按摩的治疗上，可分为保健按摩、运动按摩和医疗按摩。刮痧：它是以中医皮部理论为基础，用牛角、玉石等工具在皮肤相关部位刮拭，以达到疏通经络、活血化瘀之目的。刮痧可以扩张毛细血管，增加汗腺分泌，促进血液循环，对于高血压、中暑、肌肉酸疼等所致的风寒痹症都有立竿见影之效。气功：是一种以呼吸的调整、身体活动的调整和意识的调整（调息，调形，调心）为手段，以强身健体、防病治病、健身延年、开发潜能为目的的一种身心锻炼方法。药膳食疗：发源于我国传统的饮食和中医食疗文化，药膳是在中医学、烹饪学和营养学理论指导下，严格按药膳配方，将中药与某些具有药用价值的食物相配伍，采用我国独特的饮食烹调技术和现代科学方法制作而成的具有一定色、香、味、形的美味食品。

9.中医治未病是怎么回事

"未病"即"疾病未成"，就是体内已有病因存在但尚未致病的人体状态。中医"治未病"的具体内容有以下 4 个方面：

（1）未病养生，防病于先：指未病之前先预防，避免疾病的发生才是根本。

（2）欲病就萌，防微杜渐：指疾病无明显症状之前要采取措施，治病于初始，避免症状越来越多。

（3）已病早治，防其传变：指疾病已经存在，要及早治疗，防止由浅入深。

（4）病后调摄，防其复发：指疾病初愈正气尚虚，邪气留恋，机体处于不稳定状态，机体功能还没有完全恢复之时，此时机体或处于健康未病态、浅病未病态，欲病未病态，故要加强调摄，防止疾病复发。

10. 中医治未病有哪些技能

中医治未病的方法主要包括食疗、膏方、针灸、推拿、拔罐、穴位贴敷、穴位注射、隔姜灸法、内服中药、五禽戏、八段锦、气功、太极拳等。

二、情志养生

1. 什么叫七情

七情是指喜、怒、忧、思、悲、惊、恐七种情绪。任何事物的变化，都有两重性，既能有利于人，也能有害于人。但在正常情况下，七情活动对机体生理功能起着协调作用，不会致病。七情六欲，人皆有之，情志活动属于人类正常生理现象，是对外界刺激和体内刺激的保护性反应，有益于身心健康。

2. 情志异常会引起哪些疾病

喜、怒、忧、思、悲、恐、惊七种情志异常变化会引起机体发生疾病，具体的疾病如下：

（1）"忧伤肺"：这里的忧是指忧愁、苦闷、担心。表现在情绪上是做事失去欢乐，容易悲伤恸哭，平时气怯神弱。长期如此容易导致咳喘、噎逆、呕吐、食呆、失眠、便秘、阳痿、癫痫等症，甚至诱发癌症或其他疑难重症。

（2）"怒伤肝"：这里的怒是指暴怒或怒气太盛。轻者会肝气郁结，食欲减退；重者便会出现面色苍白、四肢发抖，甚至昏厥死亡。

（3）"思伤脾"：思是集中精神考虑问题，但思虑过度也会导致多种病症。其中最易伤脾，脾胃运化失职，则食欲大减，饮食不化。长期从事脑力劳动，大脑高度紧张的知识分子，易患心脑血管疾病和消化性溃疡。

（4）"恐伤肾"：这里的恐是指恐惧不安、心中害怕、精神过分紧张。

中医认为，恐惧过度则消耗肾气，使精气下陷不能上升，升降失调而出现大小便失禁、遗精、滑泄等症，严重的会发生精神错乱，癫病或疼厥。

（5）悲：是指悲伤、悲痛、悲哀。若悲哀太甚，可致心肺郁结，意志消沉。容易悲伤的人，比其他人更容易得癌症或其他疑难重症。

（6）惊：是指突然遇到意外、非常事变，心理上骤然紧张。受惊后可表现为颜面失色、神飞魂荡、目瞪口呆、冷汗渗出、肢体运动失灵，或手中持物失落，重则惊叫，神昏僵仆，二便失禁。科学试验表明，由惊恐所致血压升高，大多表现为收缩压升高。

（7）"喜伤心"：突然的狂喜，可导致"气缓"，即心气涣散，血运无力而瘀滞，便出现心悸、心痛、失眠、健忘等病症。

3. 情志养生的原则是什么

"调情志，重养德"是中医养生理论的重要内容，是养生学不可或缺的，对强健身心起着举足轻重的作用。《黄帝内经》中就强调："恬淡虚无，真气从之，精神内守，病安从来？"意思是说，一个人如果能够保持精神情绪的恬静、安详，不要有太多的欲望和杂念，体内的真气就会始终保持充足的状态，怎么会得病呢？中医认为"得神者昌，失神者亡"。调神摄生，首贵静养。《黄帝内经》说："静则神藏，躁则神亡。"因此，养神之道贵在一个"静"字，使人的精神情志活动保持在淡泊宁静的状态，做到摒除杂念，内无所蓄，外无所逐。因为在这种状态下，"清静则肉腠闭拒，虽有大风苛毒，弗之能害"，这样有利于防病去疾、促进健康，有利于抗衰防老、益寿延年。

4. 怎样培养积极的情绪

情绪影响我们的精神状态，提高或者降低我们的学习和工作效率，它能反映出我们的真实情感、志向，标志着我们的成熟度，培养积极的情绪需要注意以下几点：

第一：树立正确的人生追求，人生最大的意义在于贡献、给予他人健康和成功。

第二：拥有宽广的胸襟，对待生活琐事视野开阔，胸怀阔达。

第三：理性地适应生活。

第四：寻找身边的欢乐，保持欢乐愉快。

第五：提高自我意识。

5. 怎样调摄情志

在同样恶劣的环境条件下，精神意志坚强的人，身心遭受的损害会比意志薄弱者轻得多。可见，养生必须养神，既要注意形体健康，更要注重心理卫生，《黄帝内经》中提到"静则神藏，躁则消亡"，可见养神得静，那该如何静神呢？

（1）抑目静耳，眼耳为人体五官之一，是人接受外界刺激的主要器官，其功能受着神气的主宰和调节。目清耳静则神气内守而心不劳，若目驰耳躁，则神气烦劳而心忧不宁。

（2）凝神敛思，从养生学角度而言，神贵凝而恶乱，思贵敛而恶散。凝神敛思是保持思想清静的良方。

（3）多练静功，静功是气功的一种，包括练意和练气两方面的内容，相当于古代的静坐、吐纳、调息、服气等方法。

所谓治神，是指适当的运用方药针灸等疗法治疗因七情刺激而引起的神志病症。

（1）宣泄法：适当的倾诉，养成写日记的习惯，痛哭、高歌等。

（2）转移法：增加有益心身健康的兴趣，寻找精神寄托，如书法绘画、种花养鸟、养宠物等。

三、起居养生

1. 起居养生有哪些内容

起居养生，主要是对日常生活包括居处环境、作息睡眠、站立坐行、苦乐劳逸、慎避外邪等各个方面，进行科学安排及采取一系列保健措施，以达到生活愉快、身心健康、延年益寿的目的。起居养生法的运用主要体现在两个方面：一是起卧有常，二是劳逸适度。四季的起卧应顺应自然之气的变化而有早晚之分；人类的日常生活离不开劳动，故起居有常当包括劳逸适度，即劳动应符合人体生理活动的规律，即不可过劳，也不可过逸。适度劳动，可使气机通利，脏腑功能正常。

2. 起居养生的原则是什么

起居养生的总体原则包括适四时、贵自然、尚中和、因地因人等内容；就适四时而言，如春季人体的阳气开始趋向于表，皮肤逐渐舒展，肌表气血供应增多而肢体反觉困倦，因此，在起居方面要求早起，免冠披发，松缓衣带，舒展形体，在庭院或场地信步慢行，克服情志的倦懒思眠，以助阳气生发。春季气候变化较大，极易出现乍暖乍寒的情况，加之人体腠理变得疏松，对寒邪的抵抗能力有所减弱，所以，春天不宜顿去棉衣，特别是年老体弱者，减脱冬装尤宜谨慎，不可骤减。贵自然是起居养生的另一原则，这中间首先是一种豁达的生活态度，因之而表现出日常起居中的潇洒自然。尚中和指的是养生行为"无过""无不及"，追求恰到好处，比如对劳逸而言，孙思邈就说："养生之道，常欲小劳，但莫疲及强所不能堪耳。"因地因人主要在于说养生行为的灵活性，因居住地区的气候、地理等条件不同而制订相应的日常起居安排及养生活动，因每个人的个体体质因素、心理素质的不同，选择适合自己的日常生活方式、起居养生形式。

3. 起居养生要注意哪些问题

（1）喝温开水：洗脸刷牙后喝一杯温开水，一方面可暖身清洗胃肠；另一方面可稀释血液，预防脑血栓、心肌缺血，同时能维持细胞渗透力，促进细胞代谢。

（2）室温恒定：首先室温应保持恒定。如果室温过低，人感觉冷，则容易伤人体阳气。温度过高则室内外温差大，外出活动易外感风寒。所以，室温应保持在 18 ~ 22℃为好。室内还要保持一定的湿度，可以适当使用加湿器。

（3）穿衣适温：根据不同的季节穿着相对应的衣物，以适应天气的变化。

（4）起居有时：冬季起居上宜早睡晚起，运动要以静为主，少做剧烈的活动；夏季宜晚睡早起，午休少于 1 小时。

4. 老年人起居养生的重点是什么

总体上来讲，老年人精力和脏腑功能处在呈衰退之势。老年人的起居养生具体可以参照以下几点建议：其一，起居规律，保持充足的睡眠。中医学认为："静，则养阴；动，则养阳。"只有每天充足的睡眠、充分的养阴，第二天才能有足够的精力来工作、学习、运动，保持人体阴阳平衡，维护身体健康。对于老年人来讲，特别注意避免两个不良的起居习惯：一是熬夜，二是睡得太多。因为熬夜最伤阴，经常熬夜就容易出现口干舌燥、大便干、小便黄，甚至出现心慌气短等现象，最终导致阴阳逆乱，疾病丛生。而睡得太多，又易伤气。一些老年人每天户外活动极少，经常喜欢坐卧在家里。长期这样，极易伤气，导致体质整体下降，更易患病。其二，提倡午休。中医学认为中午11点～13点是心经经气最旺盛的时候。因此，对于中老年人而言，在午餐后（11点半～13点半之间）适当午休半小时到一小时，可以起到养心安神，预防心脑血管疾病的作用。其三，室内尽量少用空调。在现代社会，居家或工作单位室内使用空调很普遍，这在一定程度上确实改变了我们生活、工作的小环境，使得温度适宜。但是，我们还是建议大家，尤其是中老年人少用空调。

5. 如何养成健康的生活方式与行为

（1）合理膳食：俗话说"病从口入"，70%的病都是吃出来的，所以平日生活中一定要注意饮食，吃的种类越多越好，量越少越好。多吃蔬菜、水果和薯类，鱼、蛋、肉类适量；多吃清淡少吃油腻辛辣食物；以谷类为主，粗细搭配。

（2）戒烟限酒：烟和酒是极酸的酸性物质，长期吸烟喝酒的人，极易导致酸性体质。烟草中的尼古丁是一种神经毒素，主要侵害人的神经系统，人体吸烟后神经肌肉反应的灵敏度和精确度均下降，同时吸烟易导致呼吸道疾病、心脑血管疾病、癌症等，而且被动吸烟害处更大。适量饮酒，且应避免空腹饮用。

（3）适量运动：适量运动是针对运动量而言的，所以这个要因人而异。

（4）注意心理平衡：在现实生活中不如意的事总是难以避免，如果不能泰然处之，很容易引起心理不平衡，导致身体和精神上的疾病，而且坏情绪易破坏人体免疫功能，加速人体衰老过程。所以生活、工作中非原则问题无须过分坚持，要懂得欣赏自己所拥有的，时刻提醒自己要保持轻松愉悦的心情。

（5）保持充足的睡眠：睡眠是消除身体疲劳的主要方式，好的睡眠不仅能有效保护大脑、加速体力恢复，还能增强机体的抵抗力、延缓衰老、促进长寿。健康源于平衡。生活中、工作中无论面临多大的压力，都必须保持良好的心态平静面对，同时辅以适当的运动和科学的饮食让身体保持最佳状态应对种种压力。

四、时令养生

1. 春季养生的原则

春季宜运动强身健体，应遵循养阳防风的原则。春季，人体阳气顺应自然，向上向外疏发，因此要注意保卫体内的阳气，凡有损阳气的情况都应避免。春季五行属木，意为升发、条达，而人体的五脏之中肝也属是木性，因而春气通肝。在春天，肝气旺盛而升发，人的精神焕发。可是如果肝气升发太过或是肝气郁结，都易损伤肝脏，到夏季就会发生寒性病变。因此，顺应天时变化，对自己的日常饮食起居及精神摄养进行相应调整，"未病先防，有病防变"，加强对肝脏的保健正当其时。肝脏是人体的一个重要器官，它具有调节气血，帮助脾胃消化食物、吸收营养的功能以及调畅情志、疏理气机的作用。因此，春季养肝得法，将带来整年的健康安寿。

2. 春季养生的内容

春季的养生养阳防风，顺应自然规律，注重养肝养阳；具体如下：

（1）起居：春天的三个月，是自然界万物复苏，各种生物欣欣向荣的季节。人们也要顺应自然界的规律，早睡早起，起床后要全身放松，在庭院中悠闲地散步以舒畅自己的情志。人们从冬季已经习惯了的"早睡晚起"，过渡到春季的"晚睡早起"要有一个逐渐适应的过程，不要太急于转变，而要顺应自然界的昼夜时间变化而逐步转变自己的睡眠习惯。

（2）适宜锻炼：春季的运动养生保健是恢复身体元气的最佳时节。由于寒冷的冬季限制人们的运动锻炼，使机体的体温调节中枢和内脏器官的功能，都有不同程度的减弱，特别是全身的肌肉和韧带，更需要锻炼以增强其运动功能。春季人们应该进行适当的运动，如散步、慢跑、做体操、打太极拳等，保持体内的生机，增强免疫力与抗病能力。

（3）情志：中医理论认为肝属木，与春季相应，生理特性为"喜条达而恶抑郁"，故有"大怒伤肝"之说。肝的生理特点是喜欢舒展、条畅的情绪而不喜欢抑郁、烦闷。

在春季保健重点是保持自己的心情舒畅，努力做到不着急、不生气、不发怒，以保证肝的舒畅条达。不要过分劳累，以免加重肝脏负担。有肝脏疾患的人，更要做到心宽、心静。

3. 春季养生应注意什么

春季饮食要根据个人体质进行选择，不主张大量的进补。身体特别虚弱的人可以适量食用海参、冬虫夏草等补品。对于健康人群而言，春季饮食要注意清淡，不要过度食用干燥、辛辣的食物。同时，因为此时阳气上升容易伤阴，因此要特别注重养阴，可以多选用百合、山药、莲子、枸杞等食物。对于"吃肝补肝"的说法，可以适量吃一些猪肝，但一定要保证饮食卫生。

春天的气候呈现温差大、风大的特点，要注意防风御寒，因此在遇到强风时要适当地减少外出锻炼，以免风大伤肝。春季禁忌：单鞋不要过早穿；雾天不宜锻炼；忌吃得太酸太辣；忌门窗紧闭。

4. 夏季养生的原则

夏季养生，夏季是阳气最盛的季节，气候炎热而生机旺盛。此时也是新陈代谢旺盛的时期，阳气外发，伏阴在内，气血运行亦相应地旺盛起来，活跃于机体表面。夏天的特点是燥热、潮湿。原则：一是健脾除湿；二是清热消暑；三是补养肺肾；四是冬病夏治；五是以清为点，其中最重要的是清热消暑。盛夏酷暑蒸灼，人易感到困倦烦躁和闷热不安，因此首先要使自己的思想平静下来，神清气静，做到神清气和，切忌暴怒，以防心火内生。注意养心，夏季是心脏病的高发期，中医认为"心与夏气相通应"，心的阳气在夏季最为旺盛，所以夏季更要注意心脏的养生保健。夏季养生重在精神调摄，保持愉快而稳定的情绪，切忌大悲大喜，以免以热助热，火上加油。心静人自凉，可达到养生的目的。

5. 夏季养生的内容

（1）饮食方面：清心安神之品有茯苓、麦冬、小枣、莲子、百合、竹叶、柏子仁等，这些都能起到养心安神的作用。应多吃小米、玉米、豆类、鱼类、洋葱、土豆、冬瓜、苦瓜、芹菜、芦笋、南瓜、香蕉、苹果等；湿邪是夏天的一大邪气，加上夏日脾胃功能低下，人们经常感觉胃口不好，容易腹泻，出现舌苔白腻等症状，所以应常服健脾利湿之物。一般多选择健脾芳香化湿及淡渗利湿之品，如藿香、佩兰等。暑热邪盛，人体心火较旺，因此常用些具有清热解毒清心火作用的药物，如薄荷、金银花、连翘等来祛暑。

（2）运动方面：夏季运动量不宜过大，也不能过于剧烈运动，应以温和运动以少许出汗为宜；适时的午睡可以作为一种休憩。但午睡时间最好在1个小时左右，不要过长。

（3）预防方面：冬病夏治，即夏天人体和外界阳气盛，用内服中药配合针灸等外治方法来治疗一些冬天好发的疾病。如用鲜芝麻花常搓易冻伤处，可预防冬季冻疮；用药膏贴在穴位上，可治疗冬季哮喘和鼻炎。

（4）起居方面：夏天炎热，易生细菌，保持床铺整洁不但可使人有个良好的睡眠环境而且还可以份好的睡眠心情。注意寝室的温度、湿度，一般舒适的温度为 20 ~ 23℃，相对湿度 50% ~ 70% 为佳。20℃以下会使人有寒冷的感觉，而超过 23℃，会使人有热的感觉，表现为难以入睡，甚至掀开被子。另外寝室的通风要好。

6. 夏季养生应注意什么

（1）饮食方面：少吃动物内脏、鸡蛋黄、肥肉、鱼子、虾等，少吃过咸的食物，如咸鱼、咸菜等。高温会消耗大量的体液，炎热的夏季，出汗较多，而老年人体内水分比年轻人要少，加之生理反应迟钝，所以在夏季最容易"脱水"。注意多喝白开水，饮水要少量多次，一般每次以 300～500 毫升为宜，必要时可以喝点淡盐开水。肠道疾病是夏季的高发病，痢疾及食物中毒常发，因此夏季的食物不宜放置过长时间。

（2）起居方面：盛夏酷暑，高温燥热，常使人们食无味、睡不香，容易出现头晕、头痛、乏力，甚至恶心、呕吐等症状，为了安全度夏，家庭准备一些防暑药物是很有必要的，这些药物有人丹、藿香正气水等。

7. 秋季养生的原则

秋天养生，最重要的是养阴；秋季，暑夏的高温已降低，人们烦躁的情绪也随之平静，且秋风带来秋季宜人的景色。此时切勿因眼前的美景忽视了养生。许多因素往往在不经意间影响着您的健康，且夏季过多的耗损也应在此时及时补充，所以秋季亦应特别重视养生保健。俗话说："一夏无病三分虚。"立秋过后气温逐渐由升温转成降温，气候虽然早晚凉爽，但人极易倦怠、乏力等。根据中医"春夏养阳,秋冬养阴"的原则，此时进补十分合适。秋季养生贵在养阴防燥。秋季阳气渐收，阴气生长，故保养体内阴气成为首要任务，而养阴的关键在于防燥，这一原则应具体贯彻到生活的各个方面。

8. 秋季养生的内容

（1）饮食方面：秋季膳食要以滋阴润肺为基本原则。年老胃弱者，可采用晨起食粥法以益胃生津，如百合莲子粥、银耳冰糖糯米粥、杏仁川贝糯米粥、黑芝麻粥等。还可以多吃新鲜含维生素丰富的蔬菜和水果。也可以多吃富含膳食纤维和增加胃肠蠕动的粗粮食物，比如小米、燕麦、玉米等。还可以多吃一些梨、百合、麦冬、山药、猪肺等食物，也可以多食一些滋阴润肺的食物，比如核桃、甘蔗、芝麻、蜂蜜等。

（2）起居方面：秋季感冒增多，预防感冒，首先要根据气温变化适当增减衣服，尤其是老年人更要注意；早睡以顺应阴精的收藏，早起以舒达阳气。近代研究表明，秋天适当早起，可减少血栓形成的机会；起床前适当多躺几分钟，舒展活动一下全身，对预防血栓形成也有重要意义。适宜锻炼，这也是增强机体对冬季寒冷气候的适应能力的重要方法。金秋时节天高气爽，是运动锻炼的好时期，尤其应重视耐寒锻炼，如早操、慢跑等，以提高对疾病的抵抗力。

9. 秋季养生应注意什么

立秋之后应尽量少吃寒凉食物或生食大量瓜果，尤其是脾胃虚寒者更应谨慎。夏秋之交，调理脾胃应侧重于清热、健脾，少食多餐，多吃熟的、温软开胃，易消化食物。少吃辛辣刺激油腻类食物，秋季调理一定要注意清泄胃中之火，以使体内的湿热之邪从小便排出，待胃火退后再进补。秋季天气干燥，秋季养生要注意养阴。秋天养阴，第一，要多喝水，以补充夏季丢失的水分。第二，多接地气，秋季我们要多走进大自然的怀抱，漫步田野、公园，这都有助于养阴。第三，避免大汗淋漓。汗出过多会损人体之"阴"，因此，秋季锻炼要适度。同时吃得过饱增加肠胃负担，容易造成腹部不适。而且长期暴饮暴食也容易导致胃下垂。食物太硬不宜消化，长期吃太硬的东西，很容易造成胃溃疡、胃炎等疾病。

10. 冬季养生的原则

冬季养生的重要原则是养肾防寒。冬季，天寒地冷，万物凋零，一派萧条零落的景象，冬季对应五脏之中肾脏，肾是人体生命的原动力，肾气旺，生命力强，机体才能适应严冬的变化。而保证肾气旺的关键就是防止严寒气候的侵袭。气候寒冷，寒气凝滞收引，易导致人体气机、血运不畅，而使许多旧病复发或加重。特别是那些严重威胁生命的疾病，如中风、脑出血、心肌梗死等，不仅发病率明显增高，而且死亡率亦急剧上升。所以冬季养生要注意防寒。

11. 冬季养生的内容

饮食方面：黏硬、生冷的食物多属阴，冬季吃这类食物易损伤脾胃。而食物过热易损伤食道，进入肠胃后，又容易引起体内积热而致病；食物过寒，容易刺激脾胃血管，使血流不畅，而血量减少将严重地影响其他脏腑的血液循环，有损人体健康，因此，冬季饮食宜温热松软。同时注意热量的补充，要多吃些动物性食品和豆类，补充维生素和无机盐。狗肉、羊肉、鹅肉、鸭肉、大豆、核桃、栗子、木耳、芝麻、红薯、萝卜等均是冬季适宜食物。

起居方面：冬季作息时间应"早睡晚起"，起床的时间最好在太阳出来之后。因为早睡可以保养人体阳气，保持身体的温热，而且迟起可养人体阴气。冬保"三暖"，保证头暖、背暖、脚暖。头暖，头部暴露受寒冷刺激，血管会收缩，头部肌肉会紧张，易引起头痛、感冒，甚至会造成胃肠不适等。背暖，寒冷的刺激可通过背部的穴位影响局部肌肉或传入内脏，危害健康。除了引起腰酸背痛外，背部受凉还可通过颈椎、腰椎影响上下肢肌肉及关节、内脏，促发各种不适。脚暖，一旦脚部受寒，可反射性地引起上呼吸道黏膜内的毛细血管收缩，纤毛摆动减慢，抵抗力下降。后果是病毒、细菌乘虚而入，大量繁殖，使人感冒。耐寒锻炼有益于人，对人体的心血管、呼吸、消化、运动、内分泌系统都有帮助。

12. 冬季养生应注意什么

温度适宜：冬天，外界寒冷，室内外温差较大，室内一般保持16～20℃较适合，以18℃为最理想。若室温过高，会令人感到闷热或干热而头昏脑涨，萎靡不振。盥洗烫伤：寒冷时，裸露在外的面部、手部表面血管收缩，温度较低，突然用热水盥洗，热量不能及时被血液吸收，最终会因受烫伤皮肤血液循环变差而诱发冻疮。进补是为了调节身体的各种机能，使身体更健康，但如果进补过偏，则补而成害，使机体又一次遭遇损伤。

注意防寒保暖。背部是阳中之阳，风寒等邪气极易透过人体的背部侵入，引发疾病。老人、儿童及体弱者冬日更要注意背部保暖。冬天气候较冷，应减少外出次数。如要外出，一定要穿上保暖的衣服和鞋袜。

五、饮食养生

1. 饮食养生的原则

（1）均衡饮食，合理调配：日常生活中，饮食对于我们来说特别重要，尤其是中老年人，要想身体健康，那么饮食就要更加关注，只有懂得合理饮食搭配，才能调理出健康的身体。

（2）谨和五味，长有天命：日常饮食要注重合理调配，全面配伍，不能有所偏嗜，这样才能满足人体营养所需。

（3）饮食有节，定时适量：保证定时、定量进餐，做到细嚼慢咽，保持愉快的就餐心情。注意卫生，不吃腐败之物，少吃寒凉、生冷的食物，坚持饭后漱口，养成饭后做适量运动的习惯，避免饱食入睡。

（4）顺应四时，调摄饮食：饮食应与所处自然环境相适应，比如生活在潮湿环境中的人群，应当适量地多吃一些辛辣食物来驱除寒湿。不同季节的饮食也要同当时的气候条件相适应。

（5）一日三餐，各有不同：日常饮食要注重合理调配，全面配伍。

2. 饮食养生有哪些内容

饮食养生的补益方法包括：

（1）平补法：是指应用性质平和的食物进行补益的方法，较适用于普通人群中身体偏虚的人群。此法多采用大多数谷类、豆类、大多数的蔬菜水果及禽蛋肉乳等食物。这些食物不寒不热、性质平和、滋补气血且有阴阳双补的作用，一年四季均可食用。

（2）清补法：是指应用性质偏凉或具有泻实作用的食物进行补益的方法，较适用于偏于实热体质的人群，或在夏秋季采用。本法采用的多为小米、萝卜、冬瓜、西瓜、梨等偏于寒凉的食物，这些食物有清热通便、促进胃肠蠕动、增强吸收功能、泻中求补、祛实补虚等作用。

（3）温补法：是指应用温热性食物进行补益的方法，较适用于因阳气虚弱且有畏寒肢冷、神疲乏力等症状的人群，宜在冬春季采用。羊肉、狗肉、河虾、海虾、大枣、龙眼肉等偏温的食物具有温补肾阳、御寒增暖、增强性功能等作用，都是温补法可以选取的食物。

（4）峻补法：是指应用补益作用较强，显效较快的食物进行补益的方法，较适用于体虚而需要尽快进补的人群，但应注意体质、季节、病情等条件适当进补。峻补法常常选用的食物有羊肉、狗肉、鹿肉、动物肾脏、甲鱼、龟肉、鳟鱼、黄花鱼等。

饮食养生注意饮食禁忌，俗称"忌口"，是指在饮食中要禁止或忌用那些与机体不相宜的饮食或不合理的饮食搭配。

3. 饮食养生应注意什么

饮食养生注意"十不贪"：

（1）不贪饱：饮食宜八分饱，如果长期贪多求饱，既增加胃肠的消化吸收负担，又会诱发或加重心脑血管疾病。

（2）不贪肉：膳食中肉类脂肪过多，会引起营养平衡失调和新陈代谢紊乱。

（3）不贪酒：如果长期贪杯饮酒，会使心肌变性，失去正常的弹性，加重心脏的负担。同时，如果多饮酒，还易导致肝硬化。

（4）不贪甜：如果过多食甜食，会造成功能紊乱，引起肥胖症、糖尿病、脱发等，不利于身心保健。

（5）不贪咸：如果摄入的钠盐量太多，容易引发高血压、中风、心脏病及肾脏衰弱。

（6）不贪热：饮食宜温不宜烫，因热食易损害口腔、食管和胃。如果长期服用烫食受到热刺激，还易罹患胃癌、食道癌。

（7）不贪精：如果长期讲究食用精白的米面，就会导致摄入的纤维素减少，使肠蠕动减弱，易患便秘。

（8）不贪硬：胃肠消化吸收功能比较弱的人，如果贪吃坚硬或煮得不烂的食物，久易得消化不良或胃病。

（9）不贪快：饮食若贪快，咀嚼不烂，就会增加胃的消化负担。同时，还易发生鱼刺或肉骨头鲠喉的意外事故。

（10）不贪迟：三餐进食时间宜早不贪迟，有利于食物消化与饭后休息，避免积食或低血糖。

4. 老年人饮食养生的重点是什么

老年饮食"十宜":

（1）食物宜杂:生活中没有任何一种食物能够供给身体所需要的所有营养,所以我们在饮食方面,一定要种类多样,荤素搭配、谷物粗细搭配等。

（2）饮食宜温:食物的最佳消化吸收过程是在接近体温的温度下进行的。中老年人对寒冷抵抗能力较差,最好以温热为主。

（3）饮食宜淡:建议每日食盐量不超过 6 克。建议中老年人一日的食物组成:谷类150 ~ 250 克,鱼虾类及瘦肉100 克,豆类及其制品50 克。新鲜蔬菜300 克左右,新鲜水果250 克左右,牛奶250 克,烹调用油30 克,食盐 6 克,食糖 25 克,少饮酒,喝足够的水。

（4）饮水宜多:中老年人本身身体水分就很少,所以对于口渴的感觉不像年轻人那样的敏感。所以,在平时一定要多注意饮水,尽量选择一些清淡或者是白开水。

（5）分量宜少:若要身体安,三分饥和寒。中老年人每日要吃多种食物,但每种食物数量不宜过多,每餐七八分饱。

（6）质量宜高:中老年人应该多吃如豆制品、蛋、奶、鱼等这些高质量、营养丰富的食品,多吃水果和蔬菜,注意糖的摄入。

（7）速度宜慢:细嚼慢咽有利于消化、吸收。尤其在吃鱼时更要注意一些鱼刺,中老年人可以选择一些刺较少的鱼类,吃鱼时,最好不要与米饭、馒头同时吃。

（8）饭菜宜香:因为中老年人的食欲相较于以前有所下降,所以在平时食物制作上面最好色香味俱全。同时,吃饭的环境也要多注意,干净、整洁、优雅的环境也能够有效地提高就餐兴趣。

（9）蔬果宜鲜:新鲜、有色的蔬果类,富含维生素、矿物质、膳食纤维,水果中还含有丰富的有机酸,有刺激食欲增加和维持体液酸碱平衡的作用。

（10）质地宜软:中老年人选择食物时,尽量避免纤维较粗、不宜咀嚼的食品,如肉类可多选择纤维短,肉质细嫩的鱼肉,牛奶、鸡蛋、豆制品都是不错的选择，而且可以采用蒸、煮、炖、烩等烹调方法。

5. 食疗是怎么回事

食疗具有中国特色，即药食同源，指在中医药理论基础指导下选择适当的食物和中药进行烹饪使身体得到恢复，减少疾病的危害，增加人体的抵抗力和免疫力。食疗作为一种治病养生的方法颇受人们喜爱。但是食疗不能一概而论，不同人群有着不同的食疗方法，当没有必要进行食疗的时候不要盲目地跟随别人进行随意的食疗。对于一些老年人来说，他们肠胃的消化能力不能和年轻人相比，所以饮食方面更要多加注意。一些滋补的药物例如熟地、阿胶滋腻性太强不利于人们的消化，更别说老人了。再比如说生姜，小剂量的生姜具有止呕等功效，但是对于热气较盛的患者来说却是禁用的。还有的一些保健品打着治疗旗号坑蒙拐骗，不仅没有达到治疗效果而且还延误了病情。

6. 药膳是怎么回事

药膳发源于我国传统的饮食和中医食疗文化，药膳是在中医学、烹饪学和营养学理论指导下，严格按药膳配方，将中药与某些具有药用价值的食物相配，采用我国独特的饮食烹调技术和现代科学方法制作而成的具有一定色、香、味、形的美味食品。简而言之，药膳即药材与食材相配而做成的美食，它是中国传统的医学知识与烹调经验相结合的产物。它"寓医于食"，既将药物作为食物，又将食物赋以药用，药借食力，食助药威，二者相辅相成，相得益彰；既具有较高的营养价值，又可防病治病、保健强身、延年益寿。

六、运动养生

1. 运动养生的原则

生命在于运动，但我们应该遵循一定的原则以达到运动的最佳效果。

（1）动静结合：我们不能因为强调动而忘静，养生要动静兼修，动静适宜。运动需要顺乎自然，进行自然调息、调心，神态从容，摒弃杂念，神形兼顾，内外俱练，动于外而静于内，动主练而静主养神。

（2）持之以恒：运动养生不仅是身体的锻炼，也是意志和毅力的锻炼。无论什么样的条件和环境，运动养生坚持最重要。做任何事情，要想取得成效，没有恒心不行。"冰冻三尺，非一日之寒"，运动养生非一朝一夕之事。

（3）体能适度：一般来说，以每次锻炼后感觉不到过度疲劳为适宜；若运动后食欲减退，头昏头痛，自觉劳累汗多，精神倦怠，说明运动量过大，超过了机体耐受的限度，会使身体因过劳而受损。

（4）循序渐进：在健身方面，正确的锻炼方法是运动量由小到大，动作由简单到复杂。比如跑步，刚开始练跑时要跑得慢些、距离短些，经过一段时间锻炼，再逐渐增加跑步的速度和距离。

（5）因时制宜：一般来说，早晨运动较好，因为早晨的空气较新鲜，到室外空气清新的地方进行运动锻炼，即可把积聚在身体内的二氧化碳排出来，吸进更多的氧气，使身体的新陈代谢增强，为一天的工作打好基础。此外，午睡前后或晚上睡觉前也可进行运动，但运动不要太激烈，以免引起神经系统的兴奋，影响睡眠。稍微剧烈的运动，不要在吃饭前后进行，因为在饭前呈现饥饿状态，血液中葡萄糖含量低，易发生低血糖症；饭后剧烈运动，大部分血液到肌肉里去，胃肠的血液相对减少，不仅影响消化，还可引起胃下垂、慢性胃肠炎等疾病。

（6）因人而异：运动项目的选择，既要符合自己的兴趣爱好，又要适合自己的身体条件。对于老年人来说，由于肌肉力量减退，神经系统反应较慢，协调能力差，宜选择动作缓慢柔和、肌肉协调放松、全身能得到活动的运动，像步行、太极拳、慢跑等；对于年轻力壮、身体又好的人，可选择运动量大的锻炼项目，如长跑、打篮球、踢足球等。

2. 运动养生有哪些内容

运动养生，运动是形式，养生是目的，形式灵活多样。

（1）散步：每日慢步，讲规律，讲持久，俗话说饭后百步走，活到九十九，持之以恒，方可见功。

（2）跑步：提倡以适当的速度跑适当的距离，太短、太慢难于起到健身作用，太快、太长则以竞赛为目的而非健身了，须量力而行，要持之以恒，一般人选择跑步距离在 800～3000 米较为适宜。

（3）健身操和健美操：徒手操如早操、工间操、课间操，均属健身操类，目的在于全民健身，人人可行。时下流行的健美操，则要求更高，运动量更大，可以增强肌肉，使体形匀称健美，主要适应于中青年人。健身、健美器械有哑铃、杠铃、单杠、双杠及各种健身器等，可选择自己适合和喜爱的项目进行锻炼。但杠铃不适于未成年人，以免影响身高的发育。单杠、双杠中一些复杂动作须有专人指导及保护，以免练习不当而受伤。踢毽跳绳，简单易行，可以大力推行。

（4）登山：是良好的户外运动，取其景致自然，空气新鲜，于怡情中健身。

（5）游泳：古代受气候的限制，不能四季皆行。

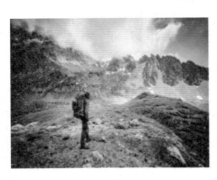 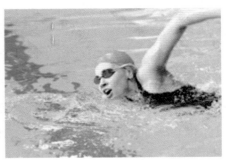

（6）武术：可分徒手及持械两大类，其目的既有技击格斗、御敌防身的一面，亦有强健体魄、养生延年的一面。在徒手健身术中，有五禽戏、八段锦、易筋经、太极拳（配有视频）、形意拳、八卦掌等多种。其中，五禽戏为汉末名医华佗所创，历史悠久，相传其弟子习此而寿至九十余，至今沿袭不衰。太极拳相传为元明道士张三丰所创，是目前练习最多、流传最广、门派颇多的一种健身术。八段锦、易筋经，亦是常习的健身功法。

3. 运动养生应注意什么

（1）不能出汗太多：相信很大一部分人都会认为只有在运动中多出一些汗才能达到最好的锻炼效果，其实这是错误的观点。在大量出汗后，会将身体的水分丢失，对人体的健康十分不利。

（2）不能空腹运动：若是空着肚子运动，是无法得到良好的运动效果的，因为在运动过程中，身体需要大量的能量才能进行消耗，在运动之前一定要适当地吃一点东西，这样才能够得到热量。

（3）运动后不能立刻坐下来休息：很多朋友在做完运动后常常会蹲坐在旁边进行休息，认为这样更省力，事实上，在运动会立马坐下来会对下肢血液回流起到阻碍作用，影响人体血液循环。

（4）运动后不要马上吃饭：运动后神经处于兴奋状态，立马吃饭会对消化系统造成不良后果，运动后半小时吃饭最佳。

4. 老年人如何运动养生

老年人身体的特点适合耐力性项目，酌情配合力量性锻炼项目，而不宜进行速度性项目，老年人最常用的运动有步行、

健身气功·易筋经

太极拳、太极剑、健身跑、游泳等，步行锻炼宜早晚各一次，每次可行走 30 分钟左右，中途还可依据自身情况决定是否休息，饭后或身体不适或气候寒冷或在烈日下均不宜运动。

5. 运动养生的传统方法（八段锦、太极拳、五禽戏）

（1）太极拳：太极拳历来注重身心双修，通过由松入静，以静入虚的方式，使情志得到调养，可以很好地缓解工作应酬带来压抑情绪，保持内心的平衡。打太极拳时要求心静，心静可以排除杂念、周身舒适、内心畅快，

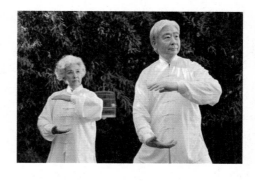

24 式太极拳演示图

人体会因精神放松而产生一系列良性生理反应。通过打太极拳，调节人的情绪，对提高健康水平具有重要意义。

打太极拳要求"虚胸实腹"。"虚胸"能给心脏跳动以充分余地，使心肌放松，容量增大，排血量增多；"实腹"有助于下腔静脉血液流

回心肌，减少瘀血，减轻心脏负担。练拳时动作与呼吸自然配合，可加大呼吸深度，增大肺活量，使气体交换得到改善，提高呼吸器官功能。

练习太极拳，动作需要完整，一气呵成，由眼神到上肢、躯干、下肢，上下协调，前后连贯，需要有良好的支配和平衡能力，可有效加强大脑的协调功能。

（2）五禽戏：华佗五禽戏是国家级非物质文化遗产，是东汉名医华佗先生，在先人智慧的基础上，根据古代导引和吐纳

五禽戏完整演示

之术，利用上山采药机会，研究虎、鹿、熊、猿、鸟等多种动物活动特点，并结合人体脏腑、经络和气血的功能，所首创的一套具有民族风格的五禽戏导引术，开创了世界体育与医疗融汇之先河，在漫漫历史长河中流传了 2000 多年。经常适度地练习五禽戏可有效增强各运动器官的功能，不断增加肌肉力量，缓解骨质疏松，增加各关节的灵活性以及自身机体的稳定性。

虎戏对应人体肾脏，对人体泌尿系统、生殖系统、运动系统等方面疾患有良好的调理作用。诸如蠕动排石、调理前列腺、缓解腰肌劳损、活跃气血、子宫肌瘤等。

鹿戏对应人体肝脏，对人体循环系统、消化系统、运动系统等方面疾患有良好的调理作用。诸如有效减肥，缓解心脏压力，维稳血压，改善心血管疾患等。

熊戏对应人体脾脏，对人体消化系统、内分泌系统、运动系统、循环系统等方面疾患有良好的调理作用。诸如防治腰肌劳损、调和脾胃、减肥、干预血糖、通利关节等。

猿戏对应人体心脏，对人体神经系统、循环系统等方面疾患有良好调理作用。诸如调理和预防心脑血管疾患等。

鸟戏对应人体肺脏，通过抬头、挺胸、塌腰、提臀，收腹，提肛以及下按、分手、后抬腿等系列内导外引动作，强化膈肌锻炼，增强肺活量，对人体呼吸系统等方面疾患有良好调理作用。诸如提高血氧交换能力，畅通呼吸道，强壮呼吸器官，预防肺气肿、肺癌等。

（3）八段锦：八段锦养生术是一种导引与吐纳相结合的功法，在民间流传甚广。其实它就是一种强身健体的体操，它

八段锦正面示范

主要是通过呼吸的调整以及身体活动的调整来调理脏腑气血，恢复代谢功能，从而达到强身健体，防病养生的功效。

功法介绍：八个动作及八句口诀。

双手托天理三焦

左右开弓似射雕

调理脾胃臂单举

五劳七伤往后瞧

摇头摆尾去心火

两手盘足固肾腰

攒拳怒目增力气

背后七颠百病消

八段锦是一个优秀的传统保健功法，动作简单易行，功效显著，古人把这套动作比喻为"锦"，意为动作舒展优美，如锦缎般优美、柔顺，整套动作柔和连绵，滑利流畅，有松有紧，动静相兼，气机流畅，骨正筋柔。

（何凌叶菁）

第三节 常见病的中医药预防和保健

一、感冒

1. 感冒有哪些表现

感冒是外邪冒犯肌表及上呼吸道后发生的一种外感疾病，临床表现主要有三个部位症状：

（1）鼻部症状：鼻塞，鼻涕，鼻痒，打喷嚏等。

（2）全身症状：头痛，恶风寒，发热，全身酸痛或不适。

（3）上呼吸道症状：咽痒或咽干，咳嗽，咳痰。

感冒可分普通感冒与流行性感冒，中医称普通感冒为"伤风"，其致病微生物多为定植的鼻病毒，中医称流行性感冒为"时疫感冒"，多因感染外界流感病毒引起。普通感冒症状较轻，自愈周期是 5 ~ 7 天；流感症状较重，病程相对延长，传变概率偏高，传染性也较大。不管是什么感冒病毒，多存在于患者的呼吸道中，在咳嗽、打喷嚏时经飞沫传染给别人。人体受凉、淋雨、过度疲劳等是最常见的自体诱发因素，可使全身或呼吸道局部防御功能降低，则原已存在于呼吸道的或从外界侵入的病毒、细菌迅速繁殖引起本病。

感冒主要与肺部感染性疾病鉴别，如肺炎、肺结核，但鉴别比较容易，肺部感染性疾病多有肺部影像学改变，血常规、红细胞沉降率、胸部 CT 检查有助于鉴别。

2. 怎样预防感冒

感冒发生的病理生理机制主要有三个方面，一是以体表为主的能量代谢异常，如恶寒、发热，多由风寒束表导致的；二是致病微生物的侵袭或过度繁殖，尤其是病毒。侵袭更多的是指外感于外界的微生物，过度繁殖更多的是指自身定植微生物过度繁殖，发病时二者可以有侧重，也可以协同促进；三是正虚卫邪不力，常见是气虚、阳虚、阴虚，也可有血虚，可以统称为免疫力低下，但较前者归因分类显得模糊、笼统。因病变部位主要在肌表，正气斗争部位表浅，故脉浮。预防原则是扶助正气提高免疫力、防外感，具体方法是：

（1）饮食健康，不贪生冷，避免过甜、过咸。

（2）作息规律，注意劳逸结合，避免长期熬夜。

（3）注意防寒，避免空调温度太低，夏季不贪凉图爽。

（4）预防微生物感染，注意戴口罩。

（5）受凉后及时服用藿香正气水，或午时茶、生姜红糖水预防；已经感冒者，建议就诊中医，中医的扶正解表、辛凉解表、辛温解表等治疗疗效非常好。

二、哮喘

1. 什么是哮喘

哮喘是一种以反复发作性痰鸣、气喘为特征的呼吸系统疾病。

哮喘首先也是一个症状，是支气管挛缩而通气不畅的一种呼吸困难的病理状态，其次才是一个独立疾病诊断。也就说，哮喘有时候只是某种疾病的一个症状，如有明确、典型的细菌、病毒感染引起的气管、支气管炎症，或者支气管内膜结核，虽然有胸闷、气促、喘息等呼吸困难症状，有时可以听到哮鸣音，但这种患者不能诊断为哮喘。确诊为哮喘病，以下条件可以支持诊断：

（1）排除细菌、病毒、真菌、结核菌等致病菌感染为主要矛盾的感染性疾病，但上述因素可以是哮喘发作或加重的促进因素；排除囊性纤维化、气管软化、原发性免疫缺陷病、先天性心脏病、寄生虫病等可以起间歇性和慢性喘息发作、咳嗽、呼吸困难的少见病；排除其他呼吸道结构狭窄或肿瘤生长引起的支气管狭窄导致的喘鸣等疾病。

（2）临床症状是反复发作胸闷、气促、喘息或咳嗽，有发作加重期，有缓解期。缓解期可以无任何症状，也可以有轻微症状；呈发作和缓解交替出现的疾病进展过程；体征是发作期肺部可以听到哮鸣音。

（3）发作时使用气管扩张剂后，症状和体征会明显改善。

（4）过敏体质，平时多有过敏症状，如过敏性鼻炎、过敏性皮炎，有进食鱼虾等高蛋白食物过敏史；部分患者可以检测到明确的过敏原。

（5）有家族遗传史，祖、父辈直系亲属中有人罹患哮喘。

如果5条都具备，是典型的哮喘，最难治；如具备1至4条也是典型哮喘、略好治；如果1至3条全具备也是哮喘，如果第1不能确定，只具备第2条和第3条，要重新确定第1条才能考虑诊断为哮喘。

不典型患者进行激发试验或舒张试验检查有助于诊断和鉴别诊断。部分过敏原检测阳性，可鉴定其常见过敏原。血常规、胸片或胸部CT检查可排除感染类疾病，或鉴别合并感染情况。红细胞沉降率、结核抗体、PPD、痰找抗酸杆菌等检查有助于鉴别肺结核。

2. 怎样预防哮喘

中医治疗哮喘疗效优异，以扶正祛邪基本治则，扶助亏虚的正气，祛除侵入的邪气，慢慢纠正患者虚实病理状态，从而达到缓解、治愈哮喘。内服中药、三伏贴、针灸、热敏灸、理疗均有较好疗效。

预防原则主要是扶正、避风寒。具体方法参考如下：

（1）锻炼和合理饮食：锻炼可以改变、提高体质，合理饮食同样可以改变、提高体质，哮喘患者忌食冷饮、冷食，少食甜食、咸食。

（2）坚持内服中药，定期外贴三伏贴等。

（3）规避风寒，预防感冒。

三、虚劳

1. 虚劳是怎么回事

虚劳，虚是虚弱，劳是劳损，虚劳就是各种虚损性疾病的统称，包括组织结构损伤和功能低下。

2. 虚劳有哪些表现

（1）形态、神色方面：形体消瘦或身体沉重，动作无力，行动迟缓；精神萎靡，面色枯萎。

（2）脏腑功能方面：五脏六腑功能均下降，表现为气喘、心慌、食欲下降、小便多或少、心情差、睡眠差、记忆力下降、工作能力下降。

（3）抗邪能力方面：正气亏虚，容易外感。有气无力。患者如果有身体沉重，胸中憋闷没有精神的症状，意味着身体出现虚劳症状主要集中在脾虚方面。脾虚会造成人体的气虚，也会有乏力，自汗，咳嗽，喘息，腹胀少食的相关症状。

（4）理化检查方面：呈组织结构损伤和功能低下状态。

3. 怎样预防虚劳

（1）饮食健康，作息合乎健康原则，避免纵欲，以提高整体体质。

（2）定期检查，防治各种可以引起虚劳状态的慢性病，如糖尿病、高血压、慢性感染、肿瘤等。

（3）积极进行推拿、刮痧、针灸、热敏灸、内服中药调理。

四、眩晕

1. 眩晕是怎么回事

患者感到自身或周围环境物体旋转或摇动的一种主观感觉障碍，常伴有客观的平衡障碍（主要表现是无法站立或站立不稳）、一般无意识障碍。

2. 眩晕往往与哪些疾病有关

眩晕病因多样、复杂，与梅尼埃病、迷路炎、内耳药物中毒、前庭神经元炎等内耳疾病，位置性眩晕，晕动病，颅内血管性疾病、颅内占位性病变、颅内感染性疾病、颅内脱髓鞘疾病及变性疾病、癫痫等脑部疾病，高血压、低血压、心律异常、心脏瓣膜病等心血管疾病，贫血或出血，急性发热性感染、尿毒症、重症肝炎、重症糖尿病等等中毒性疾病，眼源性疾病，血管型颈椎病，神经精神性疾病等相关。

3. 怎样预防眩晕

（1）饮食合理，生活作息要有规律，避免纵欲、过劳，保护正气。

（2）避免长期低头工作或玩手机，保护颈椎。

（3）《道德经》认为"五音让人目盲，五声让人耳聋"，避免过多沉迷视觉娱乐和听觉娱乐，以保护眼睛和听觉器官。

（4）积极检查、预防各种慢性病。

（5）坚持自我锻炼，适时选择推拿、针灸、中药内服以调养体质。

五、腰腿痛

1. 腰腿痛是怎么回事

腿部的神经由腰椎部的脊髓发出，所以腰痛和腿痛多由腰部疾病引起，合称腰腿痛，就是以腰部或腰痛伴下肢酸、麻、胀、痛为主要症状的伤筋类疾病的统称，主要包括腰椎骨质增生、椎管狭窄、椎间盘突出、腰椎关节紊乱、坐骨神经痛等疾病引起的腰腿痛；腰椎滑脱也包括在内。这类腰腿痛属于伤筋范围，主要与腰椎骨折、腰椎结核、腰椎肿瘤等非伤筋类腰腿痛相鉴别，需要做腰部 CT 或者核磁共振检查，并结合病史加以鉴别。也需要与肾、泌尿系疾病引起的腰腿痛鉴别，如泌尿系结石、尿路感染、肾炎，B 超、尿常规、肾功能检查有助于鉴别。

2. 怎样预防腰腿痛

（1）坚持适度锻炼，避免搬运自己不能承受的重物。

（2）睡硬板床。保暖、规避风寒侵袭；冬季不要洗冷水澡。

（3）避免纵欲，避免不健康性交姿势。

（4）及早进行推拿、艾灸、热敏灸、刮痧、内服中药、外敷中药、理疗以预防。

（5）必要时要做腰椎（椎间盘）X 线片、CT、核磁共振检查和鉴别。

六、胃痛

1. 胃痛是怎么回事

胃痛就是以胃脘部疼痛为主要临床症状的一种消化系统疾病，疼痛部位在剑突下肚脐上。常由急慢性胃炎、胃或十二指肠溃疡病、胃神经官能症等疾病引起，要与胰腺炎、胆囊炎及胆石症等鉴别。中医发现胃痛常见原因是寒邪客胃、饮食伤胃、肝气犯胃、瘀血停滞和脾胃虚弱等。

2. 怎样预防胃痛

（1）饮食有节：进食有规律，饮食清淡、清洁，变质、不干净食物不要吃；不贪生冷、油腻、煎炸、过甜食物；减少碳酸饮料、酒精摄入。

（2）避免贪冷受凉。

（3）保持心情愉快，使用腹式呼吸。

（4）坚持锻炼，少熬夜。

（5）使用中医方法调理脾胃，如内服中药、针灸、推拿等。

七、腹泻

1. 腹泻是怎么回事

腹泻就是大便次数异常增多的一种胃肠疾病，一般每天大便次数超过四次。

2. 引起腹泻的常见因素有哪些

引起腹泻原因主要有：

（1）感受外邪，包括受凉、感染等。

（2）脾胃虚弱，运化无力。

（3）伤食，吃得太多伤了脾胃。

（4）脾肾阳虚，表现为五更泄泻。

（5）情志不畅，肝气犯胃，影响胃肠的正常大便形成、排出功能。

3.怎样预防腹泻

同"胃痛"。

八、便秘

1.便秘是怎么回事

便秘是指大便次数减少，一般少于每天 1 次，伴排便困难、粪便干结。便秘使得随大便排出的代谢废物和毒素不能及时排出，淤积体内，影响机体健康。

2.引起便秘的原因有哪些

（1）功能性便秘：

①进食量少或食物缺乏纤维素或水分不足，对结肠运动的刺激减少。

②因工作紧张、生活节奏过快、工作性质和时间变化、精神因素等打乱了正常的排便习惯。

③结肠运动功能紊乱：常见于肠易激综合征，系由结肠及乙状结肠痉挛引起，部分患者可表现为便秘与腹泻交替。

④腹肌及盆腔肌张力不足，排便推动力不足，难于将粪便排出体外。

⑤滥用泻药，形成药物依赖，造成便秘；老年体弱，活动过少，肠痉挛致排便困难；结肠冗长。

（2）器质性便秘：

①直肠与肛门病变引起肛门括约肌痉挛、排便疼痛造成惧怕排便，如痔疮、肛裂、肛周脓肿和溃疡、直肠炎等。

②局部病变导致排便无力：如大量腹水、膈肌麻痹、系统性硬化症、肌营养不良等。

③结肠完全或不完全性梗阻：结肠良/恶性肿瘤、Crohn 病、先天性巨结肠症。各种原因引起的肠粘连、肠扭转、肠套叠等。

④腹腔或盆腔内肿瘤的压迫（如子宫肌瘤）。

⑤全身性疾病使肠肌松弛、排便无力，如尿毒症、糖尿病、甲状

腺功能低下、脑血管意外、截瘫、多发性硬化、皮肌炎等。此外，血卟啉病及铅中毒引起肠肌痉挛，亦可导致便秘。

⑥应用吗啡类药、抗胆碱能药、钙通道阻滞剂、神经阻滞药、镇静剂、抗抑郁药以及含钙、铝的制酸剂等使肠肌松弛引起便秘。

3. 老年人便秘的常见因素有哪些

老年人功能性便秘主要原因是腹肌及盆腔肌张力下降，排便推动力不足。器质性便秘主要是由全身性疾病导致的肠肌松弛、排便无力造成。

4. 怎样预防便秘

（1）合理饮食，保证足量的粗粮、含粗纤维食物、水果的摄入。

（2）养成每天排便的习惯。

（3）坚持适度锻炼。

（4）治疗慢性病，减少药物滥用。

九、焦虑

1. 人为什么会焦虑

对于焦虑症病因，可为内因（正气虚）和外因（邪气实）两种。内因多为先天禀赋薄弱（包括心理素质和生理素质偏低），且为阳刚之体。外因方面多为社会环境因素（如负性生活事件、工作和家庭压力、不良竞争等）和个性特征（如性情阳刚急躁、心烦易怒、情绪激动、语声洪亮、追求完美等）等导致情志过极，七情中主要以怒为主。《黄帝内经》有"怒伤肝、忧伤肺、喜伤心、恐伤肾、思伤脾"的说法，焦虑症作为一种情志疾病，而外因中的情志过极在整个发病过程中起到了十分重要的促进作用。

2. 引起焦虑的常见因素有哪些

（1）性格因素：当个体内心的各种冲动、欲望与自我难以调和时，反应性的敌意、极力压抑的冲动、矛盾的意向是导致焦虑症的常见诱因。

（2）环境因素：当人们遭遇外界环境的剧烈变化或进入到未知的充

满风险的新环境时，个人的惯常行为方式无法适应这一特殊情景，从而引发了焦虑症。

（3）应激事件：既然焦虑是积极应激的本能，那么应激行为，包括应激准备是焦虑成症的主要原因。由于应激行为的强化，在某些情况下会出现刺激到反应的错误联结，或者程度的控制不当，使应激准备过程中积累或调用的心理能量得不到有效释放，持续紧张、心慌等，影响到后续行为，而甲状腺素、去甲肾上腺素这些和紧张情绪有关的激素的分泌紊乱则对以上过程有放大作用。至于担心，多疑，也是思维能量过度的标志。

（4）躯体疾病：在某些罕见的情况下，患者的焦虑症状可以由躯体因素而引发，比如，甲状腺亢进、肾上腺肿瘤。许多研究者试图发现是不是焦虑症患者的中枢神经系统，特别是某些神经递质，是引发焦虑症的罪魁祸首。

3. 怎样控制焦虑

（1）首先认识到焦虑症不是器质性疾病，对人的生命没有直接威胁，不必有过重的心理负担。在医生的指导下学会调节情绪和自我控制，如转移注意力等。学会处理常见应急事件的方法，增强心理防御能力。在可能的情况下争取别人的关照、支持，解决好可引起焦虑的具体问题。必要时可以求助于心理医生。以下是预防焦虑症的几种方法：

①幻想：这是缓解紧张与焦虑的好方法。幻想自己躺在阳光普照的沙滩上，凉爽的海风徐徐吹拂。试试看，也许会有意想不到的效果。

②肯定自己：当焦虑袭来时，可以反复地告诉自己，"没有问题""我可以对付"这样可使你渐渐消除呼吸加快及手冒冷汗的本能反应，使你的智能反应逐渐表现出来。结果，你果真平静下来了。

③大笑：发自内心地大笑，能使体内引起压力的激素和肾上腺素下降，并增强免疫力。可以看笑话书，看喜剧电影，回忆儿时的趣事……这种效果能持续 24 个小时。研究证实，当你预感即将大笑时，焦虑的情绪就已经开始有所缓解了。

④哭泣：哭一哭有好处，因为泪液的分泌能促进细胞的正常新陈代

谢，不过哭泣时宜轻声。

⑤深呼吸：深呼吸可以缓和即将爆发出来的情绪反应，放松全身。每分钟用腹部做深呼吸约 6 次，也就是用 5 秒吸气再用 5 秒呼气，几次深呼吸就能挺起肩膀、放松肌肉。这种呼吸节奏跟血压波动的 10 秒自然循环相一致。这种同步不仅能使人心情平静下来，还有利于心血管系统的健康。

⑥音乐：音乐能使人放松，使人的生理、心理节律发生良性的变化。当一些事情使你感到不安、烦躁时，不妨静下心来听听音乐，你会觉得音乐犹如一缕清风拂过你的心灵，感到无比的舒适和惬意，而你的焦虑情绪也随之烟消云散。

⑦体育锻炼：运动可以消除一些导致焦虑的化学物质，使精神放松，心情愉悦。当你感到焦虑时，索性什么都不要去想，去跑跑步、打打球或者游泳等，不仅锻炼了身体，而且有效地缓解了焦虑的情绪，使你有更充沛的精力去进行工作生活。

（2）中医养生讲究静以修身养性。沉思、锻炼（特别是有氧运动）和放松休息都可以有效地缓解焦虑症状，不过，这些方法的效果因人而异。如有躯体症状如偏头痛或恶心发晕者，采用锻炼效果更佳；而有精神症状的患者用沉思或其他精神放松的方法则更加有用些。

十、失眠

1. 引起失眠的原因有哪些

正常睡眠依赖于人体的"阴平阳秘"，脏腑调和，气血充足，心神安定，卫阳能入于阴。中医认为失眠的病因有：饮食不节、情志不调、劳逸失调、病后体虚等。造成失眠的原因还有很多，如思虑过度，内伤心脾；或体虚阴伤，阴虚火旺；或受大惊大恐，心胆气虚；或宿食停滞化为痰热，扰动胃腑；或情志不舒，气郁化火，肝火扰神，均能使心神不安而发为本病。

2. 睡眠养生的原则

（1）顺四季之时：孙思邈在《黄帝内经》的基础上进一步提出："善摄生者，卧起有四时之早晚。春欲晚卧早起，夏及秋欲侵夜乃卧早起，冬欲早卧而晚起，皆益人。虽云早起，莫在鸡鸣前。虽言晚起，莫在日出后。"

（2）顺四季之向：孙思邈根据《黄帝内经》提出的理论，将四时比作一天的日出日落，日出为东为春夏，日落为西为秋冬，提出"凡人卧，春夏向东，秋冬向西，头勿北卧，及墙北亦勿安床"的睡眠养生观点。

（3）睡眠时限：从中医的角度来看，睡眠就是一种人体阴阳交替的现象，子时和午时都是阴阳交替之时，也是人体经气"合阴"与"合阳"之时，睡好子午觉，就有利于人体的阴阳调和。所以养生睡眠更加注重睡眠质量与有效性，以精神和体力的恢复为标准。古人云："凡睡至适可而止，则神宁气足，大为有益。多睡则身体软弱，志气昏坠。"

3. 怎样预防失眠

防治失眠，自古至今方法很多，可概括为病因防治、心理防治、体育防治、食物防治、药物防治、气功防治、针灸按摩几方面，概括介绍如下：

（1）病因防治：对于身体因素、起居失常、环境因素等造成的失眠，宜采用病因疗法，即消除失眠诱因。对身患各种疾病从而影响安眠的患者，应当首先治疗原发病，再纠正继发性失眠。

（2）心理防治：心理治疗在失眠的治疗中占有重要的地位。平素宜加强精神修养，遇事乐观超脱，不过分追求能力以外的名利，是避免情志过极造成失眠的良方。青年人则应学会驾驭自己情感，放松思想；老年人则要学会培养对生活的浓厚兴趣，每天对生活内容做出紧凑的安排，防止白天萎靡不振。心理治疗常用的方法有自我暗示法。即上床前放松精神，建立自信心，并对自己说："今晚我一定能睡着。"躺好后默念："我头沉了，我疲劳了；我肩沉了，我很累了；我臂沉了，工作完成了；我腿沉了，我要睡了。"长期进行这类的自我训练，可以形成良好条件反射，乃至上床就入睡。

（3）体育防治：《老老恒言》中说："盖行则身劳，劳则思息，动极而反于静，亦有其理。"体育锻炼不仅改善体质，加强心肺功能，使大脑得到更多新鲜血液，而且有助于增强交感——副交感神经的功能稳定性，对防治失眠有良好作用。一般在睡前2小时左右可选择一些适宜项目进行锻炼，以身体发热微汗出为度。

（4）药物防治：安眠药治疗失眠应用面最广，但一般说，不到不得已时不宜使用，或尽量少用。安眠药一经服用往往产生依赖性、成瘾性，对肝、脑以及造血系统还有不良作用，易发生药物中毒反应，安眠药还打乱了睡眠周期节律，影响脑力恢复。所以安眠药偶尔服、短期用较好，对于中老年人以及失眠不严重的人宜选中成药为佳。

（5）食物防治：失眠者可适当服用一些有益睡眠的食物，如蜂蜜、桂圆、牛奶、大枣、木耳等，还可配合药膳保健。药膳种类很多，可根据人的体质和症状辨证选膳。常用药膳有：茯苓饼、银耳羹、百合粥、莲子粥、山药牛奶羹、黄酒核桃泥、芝麻糖、土豆蜜膏等。此外，玫瑰烤羊心、猪脊骨汤效果亦好。

（6）气功按摩法：失眠者可于睡前摆卧功姿势，然后行放松功。调节呼吸，全身放松，排除杂念，可帮助入静安眠。失眠者亦可躺在床上进行穴位按摩，如按揉双侧内关穴、神门穴、足三里穴及三阴交穴，左右交替揉搓涌泉穴等都有助于催眠。在气功按摩过程中要尽量做到心平气和，思想放松，如此效果才好。

十一、肥胖

1. 肥胖是怎么回事

肥胖是指一定程度的明显超重与脂肪层过厚，是体内脂肪，尤其是甘油三酯积聚过多而导致的一种状态。它不是指单纯的体重增加，而是体内脂肪组织积蓄过剩的状态。国际肥胖症研究协会在2017年正式宣布肥胖是一种疾病，因为它会导致诸多健康问题，例如：高血糖、高血压等疾病。对于肥胖的鉴定与测量在国际上有多种方法，如BMI体重

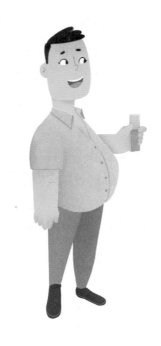

指数、WHR 腰臀比、皮折衡量法、双能 X 线骨密度仪、水下测量法、生物电阻抗分析法等。客观指标是体重超出标准体重 20% 以上，标准体重（千克）=[身高（厘米）–100]×0.9（Broca 标准体重）；或体重质量指数超过 24，体重质量指数 =[体重（千克）/ 身高²（米²）] 符合此两项可诊断为肥胖，但注意排除肌肉发达或水分潴留因素。初期轻度肥胖，仅体重增加 20% ~ 30%，常无自觉症状；中重度肥胖常见伴随症状，如神疲乏力、少气懒言、气短气喘、腹大胀满等。

2. 引起肥胖的常见因素有哪些

中医认为引起肥胖原因包括饮食失节、缺乏运动、年老体弱、先天禀赋不足等。

西医认为引起肥胖是遗传因素、环境因素、内分泌调节异常、炎症、肠道菌群等多种原因相互作用的结果。

首先，遗传是导致肥胖的主要因素。在生活中我们经常可以看到有一些人不管吃什么、怎么吃、不运动都不会发胖，而有些人每天运动，注意饮食还是会有肥胖现象出现。其实这和遗传基因是有关系的。

其次，饮食习惯也影响着人们是否肥胖。一般来说，肥胖人群的食欲与食量是超过正常人的。在一开始可能肥胖人群只是比一般人吃的稍微多一点，看不出明显变化，但是长期以来日积月累，肥胖人群摄入热量会超出一般人很多并且食欲更为旺盛，食欲的旺盛又引起更多热量的摄入，恶性循环慢慢肥胖起来。

最后，身体活动不足也是导致肥胖的重要因素。如今身体活动不足已成为现代人生活方式的主要表现形式。上班族白天长期地坐在办公室埋头工作，晚上甚至还要加班，没有运动的时间。种种原因都导致人们身体活动不足、久坐行为的频繁出现。运动的缺乏会导致身体除基础代谢以外能量无处流向，并最终以脂肪的形式存储在体内，导致人们出现肥胖的状况。

3. 肥胖有什么危害

首先，肥胖会对人体各大系统造成不可估量的危害。对于呼吸系统来说脂肪组织堆积于腹部或膈肌，使膈肌上抬，潮气量减少，肺容量降低，严重时导致肺通气量下降，氧分压降低，甚至出现低氧血症。脂肪对呼吸的阻碍作用若体现到夜间休息则会严重影响睡眠质量，对身体产生进一步的危害。对于心血管系统来说，肥胖者更易患高血压、高血糖、高血脂等心血管疾病。其次，在心理层面，肥胖会诱发一系列肥胖者的心理问题。研究表明，超重、肥胖人群普遍存在心理健康问题，躯体自信程度较低，存在社会适应障碍、行为障碍。他们自身的肥胖使他们感到自卑，感到无助甚至自暴自弃。每年由于肥胖而产生自杀倾向的人群不在少数。

4. 怎样预防肥胖

肥胖重在预防，饮食宜清淡，忌肥甘醇厚味，多食蔬菜、水果，适当补充蛋白质，宜低糖、低脂、低盐；进食应细嚼慢咽，忌多食、偏食或暴饮暴食。适当参加体育锻炼或体力劳动，遵循科学规律，选择合适运动方法和设定合理运动量（运动减肥主要有两种方式：第一种是中低强度的长期持续运动；第二种是高强度间歇运动。对于肥胖的成年人，可进行一些低强度的运动就能达到很好的效果。运动项目大多为慢走，强度可以控制在40%左右，这样持续时间比较长，能够达到很好的效果。可以对肥胖者制定运动处方，根据年龄性别身体状况以及有没有确诊的慢性疾病为依据来制订），贵在持之以恒。减肥须循序渐进，使体重逐渐减轻，不宜骤减，以免损伤正气，影响健康。

十二、脑卒中后遗症

1. 什么是脑卒中后遗症

脑卒中后遗症系脑卒中发病半年以上而某些临床症状、体征未能消失，以半身不遂、麻木不仁、口舌歪斜、言语不利为主要临床表现的疾病。本病发病前常有先兆症状。如素有眩晕、头痛、耳鸣，突然出现一过性言语不利或肢体麻木，视物昏花，甚则晕厥，一日内发作数次，或几日内多次复发。好发年龄为40岁以上。

2. 脑卒中后遗症有哪些表现

（1）肢体功能障碍，主要表现偏瘫侧感觉异常和运动功能障碍。

（2）认知和精神障碍，包括智力障碍，性格改变、情绪低落、精神萎靡、不愿与人交谈等。

（3）言语功能障碍，失读、失语：吞咽功能障碍，饮水或者进食反呛。还有头晕、头疼、恶心等不典型的症状，这都是脑卒中后遗症的表现。

3. 脑卒中后遗症的调养与康复

（1）中药康复治疗：对半身不遂者，在软瘫期多使用有益气活血通络作用的补阳还五汤加减；在痉挛性瘫痪期多用有养血平肝、熄风活络作用的四物汤合天麻勾藤饮加减。对语言障碍者，常用有祛风化痰作用的解语丹加减；肾虚者合用左归饮加减。老年痴呆者，常用益脾肾补脑髓、化瘀豁痰开窍的河车大造丸合安脑丸。

（2）针灸康复法：除用常法取穴外，多采用针刺某些特效穴，确能提高疗效，如下肢瘫软针隐白穴，肩关节不能活动者针对侧中平穴，腿不能提起者针悬钟穴，颈部无力者针筋缩穴等。在针刺手法上，要求每针都能出现酸痛胀或定向走窜的感觉，对有些穴位，如软瘫针隐白时应让患肢出现抽动抬腿动作则疗效会明显迅速。若配合灵龟八法按时取穴法往往会出现奇效。

（3）科学的运动功能训练：包括肢体的被动运动、主动运动和抗阻运动等。这套现代康复医学运动功能训练方法，应当在康复技师的指导下，根据不同病情采用不同方法进行。

（4）其他康复方法：运用中风康复治疗仪、在被动运动期配合推拿康复法、气功诱导康复法等，都有一定效果。重视心理治疗，建立患者良好心理状态，使患者主动参与进行肢体运动的康复训练，这对残疾功能的恢复极为重要。除此外，还应选择科学规范的康复护理，能有效防止患者二次伤残的发生。

（5）饮食调养：饮食要注意清淡，合理搭配，营养丰富，主食以大米、面粉、小麦、玉米等为主；多吃豆制品及瓜果蔬菜，如芹菜、菠菜、白菜、萝卜、黄瓜、茭白、莲藕、橘子等；蛋白质以鱼类为最佳（鲤鱼除外），如黑鱼、黄鱼、鲫鱼等；少吃猪肉、牛肉等畜肉及其内脏；少吃盐，糖及辛辣刺激之品。再配合相应的药膳食疗，可进一步促进康复。

（叶　菁　梁启军）

第七章

药物基本知识与常用非处方药用药指导

第一节　药品基本知识

一、药品和保健品有什么区别

药品是指：用于预防、治疗、诊断人的疾病，有目的地调节人的生理机能并规定有适应证或者功能主治、用法和用量的物质。

以下都为药品：中药材、中药饮片、中成药、化学原料药及其制剂、抗菌药物、生化药品、放射性药品、血清、疫苗、血液制品和诊断药品等。

药品必须经国家药品监督管理局严格审批后，取得药品生产批准文号后，才可以生产、销售，相当于人的身份证。其格式为：国药准字+1位字母+8位数字，其中化学药品使用的字母为"H"，中药使用的字母为"Z"、生物制品使用的字母为"S"等等。

保健品是指：具有特殊功能的食品，能调节人体的机能，适用于特定人群，但不以治疗疾病为目的。

二、常用药品标识有哪些

在药品说明书标题右上方标注的是药品的专有标识（在药盒正面的左上角或右上角，一般也会标有药物的专有标识），这些标识需要特别注意，因为它们提示了药物的类别和安全性。药物的专有标识有3类，包括非处方药（甲类和乙类）、外用药品、特殊药品（麻醉药品、精神药品、医疗用毒性药品和放射性药品）。

外用药品专用标志提醒患者该药只能外用，切勿口服。

特殊管理药品专用标志分为4种，分别是"精"（精神药品）、"麻"（麻醉药品）、"毒"（医疗用毒性药品）、"放"（放射性药品）。这些药多是处方药，实行特殊管理，因其副作用非常大，如果不小心被儿童或其他人误服，危害会很大。

三、什么是处方药和非处方药

（1）非处方药（OTC）：OTC 是 Over The Counter 的缩写，它是指消费者可不经过医生处方，直接从药房或药店购买的药品。OTC 印在药盒上又分为红色和绿色两种，红色 OTC 表示药品为甲类非处方药，绿色 OTC 表示药品为乙类非处方药。乙类非处方药安全性高，不良反应小，如维生素类补充剂、复合维生素片等，它们除可在药店出售外，还可在超市、宾馆、百货商店等处销售；甲类非处方药宜遵医嘱服用，如一些常见的感冒药等，只允许在药店出售，而且患者需在执业药师的指导下购买和用药。

非处方药　　　　　非处方药　　　　　处方药

（2）处方药：处方药就是必须凭执业医师或执业助理医师处方才可调配、购买和使用的药品。处方药的主要特点：药效或副作用还要进一步观察、需要医师建议或是指导使用剂量、只准在专业性医药报刊进行广告宣传，不准在大众传播媒介进行广告宣传。

四、如何从药品外包装了解有效期

只有正确贮藏的药品，才能确保在有效期内不失效。我们在药品的包装或者说明书上可以看到"有效期至××时间"的字样，这就是有效期。它的形式可以是四位年号＋两位月份，某年某月，这里标注的月份是生产月份的前一个月；也可以是某年某月某日，标注到生产日期的前一日。代表的意思分别为，有效期到这年这月的最后一天，或者这年这月这一天。概念有些晦涩难懂，下面我们来举些例子："有效期至 2021.05"，表示有效期到 2021 年 5 月 31 日；"有效期至 2020.11.28"，表示有效期到 2020 年 11 月 28 日。有些药品最小单位包装上的有效期格式常常因包装版面大小略有不同：如有效期 24 个月，有效期 3 年等。比如某个药品的有效期 24 个月，生产批号为 1901061，那么有效期到 2021 年 1 月 5 日；而有些药物最小包装的版面较小，年份用了两位数，如吸入用布地奈德混悬液，用 21.02 表示 2021 年 2 月，说明有效期到 2021 年 2 月 28 日。

五、如何辨别药品是否变质

药品出现以下情况，则可能发生变质不能再用：片剂松散、变色；糖衣片的糖衣粘连或开裂；胶囊剂的胶囊粘连、开裂；丸剂粘连、霉变或虫蛀；散剂严重吸潮、结块、发霉；眼药水变色、混浊；软膏剂有异味、变色或油层析出等。过期或变质的药品可交到药店或医院药房委托其帮助销毁。为了大家的安全和环境卫生，请不要乱扔过期药品。

六、药品贮藏的常识有哪些

通常药品的保存要避免光照，存放于阴凉干燥的地方，当然具体的药品要根据其药品特性选择合适的保存方式。有些药品有特殊要求，一定要注意看说明书，并按说明书上注明的要求存放，如要求阴凉处存放是指放在室温不超过 20℃的地方，凉暗处是指避光贮藏并存放处温度不超过 20℃，冷处是指存放处温度 2 ～ 10℃，常温（室温）指存放处温度 10 ～ 30℃，凡贮藏项未规定贮存温度的系指常温。除另有规定外，生物制品应在 2 ～ 8℃避光贮藏。

七、开启后的药品如何储存

颗粒剂、散剂开启后建议当天用完，因为颗粒越小，吸湿性越强，易潮解变质。

单独包装的片剂、胶囊要检查包装是否破损，如完整，可依据有效期使用。

瓶装片剂、胶囊开启后 6 个月内用完，并且要记录开启时间，易变质的药品使用期限更短。维生素 C 等易变质的药品需关注药物的颜色等性状，变质不能用。拆零片剂一般不超过 7 天用量，未用完的不建议继续保存。儿童口服液、糖浆剂、中药合剂开启后温度低的冬天 3 个月内用完，温度高的夏天 1 个月内用完。滴鼻剂、滴耳剂开启后 4 周内用完。

八、如何辨识并处理药品不良反应

药品不良反应是指合格药物在正常用法用量下出现的与用药目的无关的或意外的有害反应。用药后，患者如果发生了与治疗前疾病本身表现不同的、异常的不适，即是不良反应。如服用感冒药后，若出现恶心、呕吐、腹痛、腹泻等症状，在排除了食源性因素的情况下，就要考虑是否出现了不良反应。患者还可以仔细阅读药品说明书，看看其中不良反应部分是否有与自己情况相符的表述。当患者自己难以判断时，要及时向医生或药师咨询。

不良反应的发生是有概率的，程度有重有轻，严重的可危及生命。一旦发生不良反应，应立即停用所有药物。症状轻微的不良反应，停药后，多数可自行恢复。症状较重的不良反应，或者患有慢性疾病不能随意停药的情况，必须到医院咨询医生，由医生帮助处理。如果患者对某一种药品过敏，那么对化学结构相类似的同一类药品可能存在交叉过敏。患者如果有过敏史，在就医时要向医生特别说明，以避免不良反应的发生。

九、药品禁用和慎用有什么不同

禁用就是禁止使用，即患者用药后会产生严重不良反应或中毒。

慎用是指谨慎使用，即使用时要小心谨慎，并不是绝对不能使用，但用后可能会引起不良反应。通常需慎用的都是指小儿、老人、孕妇以及有心脏、肝脏、肾脏功能不良的患者，因为这些人由于生理上的特点或病理上的原因，身体解毒、排泄等功能较弱，或重要脏器功能受损，在使用某些药物时容易出现不良反应，故应谨慎使用。必须使用时，要小心观察用药后的反应，一旦出现问题，应及时停止使用。

（许俐娜　罗　卉　卢庆红）

第二节　用药常识及注意事项

一、如何把握服药时间

在日常生活中，患者往往容易忽略药物正确的服用时间。其实，服药时间对药物在体内的吸收、代谢和利用会产生不同的影响，从而影响治疗效果。选择合适的服药时间，不仅能提高疗效，还可以降低药物不良反应，提高用药依从性。

服药时间可划分为以下时段：①晨服：早上服用。②空腹服用：一般指饭前1小时或饭后2小时服用。③饭前服用：即进餐前10～60分钟服用。④餐中服用：即饭前片刻或饭中服（与饭同服）。⑤饭后服用：即进餐后10～60分钟服用。⑥睡前服用：即睡前15～30分钟服用。⑦必要时服用：根据需要服用，如退烧药、晕车药等。

明白了以上知识，患者就可以依据说明书所载明的服药时间服用。如果未说明的，以下可供参考。

1. 适宜清晨服用的药品

泻药（乳果糖等）、驱虫药（阿苯达唑等）清晨服用可以迅速起效、减轻药物不良反应。

2. 适宜餐前服用的药品

①胃黏膜保护药（如硫糖铝、氢氧化铝）餐前吃可充分地附着于胃壁，形成一层保护屏障。②促胃肠动力药（甲氧氯普胺、多潘立酮等）餐前吃，有利于促进胃蠕动和食物向下排空、帮助消化。③收敛止泻药（蒙脱石散等）餐前服用可避免食物减弱药物疗效。

3. 适宜餐中或进食时服用的药品

助消化药（干酵母）、抗骨性关节炎药（硫酸氨基葡萄糖等）、部分减肥药（奥利司他）等与食物充分混合增加药物吸收，也可避免胃肠道的不良反应。

4. 适宜餐后服用的药品

①对乙酰氨基酚或含其成分的复方制剂等、铁剂等，为减少对胃肠的刺激，应于餐后服用。②西咪替丁、雷尼替丁等组胺 H2 受体阻滞剂，餐后有助于胃排空延迟，有更多的抗酸和缓冲作用时间。③维生素类药饭后服，可使人体组织能够更充分地吸收利用。

5. 适宜睡前服用的药品

①平喘药（沙丁胺醇等）因哮喘多在凌晨发作，睡前服用效果更好。②抗过敏药（氯雷他定等）服后易出现嗜睡、困乏和注意力不集中，睡前服用安全并有助睡眠。③缓泻药（液状石蜡等）服后约 12 小时以利于清晨排便，而不影响工作。④钙补充剂睡前服用既可避免血钙水平夜间较低的问题，又可减少骨质疏松的发生，保证人体对钙的需求。

二、服药用水有讲究，您做对了吗

服药时喝水不能与日常喝水一样随意饮用，为了使药物顺利进入胃部，更好地被吸收到达各器官组织发挥作用，一定要注意用什么水、水温是多少、用多少水这些问题。

1. 用什么水

服用化学药（俗称西药）时一般用温开水，除非说明书中注明可以服用，否则不能用茶水、酒类、果汁、碳酸饮料等送服药物，以避免与药物中的某些化学成分发生反应，而改变或降低了药物的作用。尤其是酒类，多类药品与酒类同服会因相互作用而导致危险，如感冒药、头孢类抗生素、抗过敏药、解热镇痛药、精神类药品等，所以服药治疗期间不要饮酒。

服用中成药时，根据中医药理论可以用淡盐水送服治疗肾虚的中成药，蜂蜜水送服咳嗽、便秘药，红糖水送服补血药，生姜水送服散寒药，黄酒送服治疗跌打损伤、气滞血瘀、腰腿疼痛的中成药。

2. 水温是多少

一般服药用温度 25～35℃的温开水，有些特殊药物不宜用热水，适宜用凉开水送服的药有：

（1）助消化药胃蛋白酶合剂、胰蛋白酶、淀粉酸、多酶片、乳酶生、酵母片等，此类药中多是酶、活性蛋白质或益生菌，受热后即发生凝固变性而失去作用，达不到助消化的目的。

（2）维生素类中的维生素 C、维生素 B_1、维生素 B_2 性质不稳定，受热后易还原破坏而失去药效。

（3）止咳糖浆类用热水冲服，会稀释糖浆，降低黏稠度，影响对咳嗽的疗效。

3. 用水量是多少

（1）一般服药用水量 100 毫升左右。

（2）需多喝水，减弱部分药物的毒性或出于治疗需求，要求服用下列药品期间每日饮水 2000 毫升以上，如蛋白酶抑制剂、双膦酸盐、抗痛风药、抗尿结石药、电解质粉。

（3）服用时宜多喝水，药性干涩、对食管黏膜刺激性较严重的药片和胶囊服用后，要立即饮用 200 毫升的水，如平喘药、利胆药、磺胺药、抗心律失常药、氨基糖苷类抗生素、缓泻药。

（4）不宜多喝水，有些药品服用时喝水会破坏和降低药效，如胃黏膜保护剂、外周镇咳药、苦味健胃剂、抗利尿药。

所以为了服药用水科学合理，我们在服用前必须要认真阅读药品说明书或遵医嘱服用。

三、为什么用药要遵医嘱

1. 什么是医嘱

医嘱就是医生根据病情和治疗的需要对患者在饮食、用药、化验等方面的指示，包括：用药的剂量、疗程，用药时需注意的事项等。遵医嘱即遵从医生嘱咐，一是保证药效，二是为用药安全。

2. 为什么药品说明书上有用法、用量、用药禁忌等等，却还要遵医嘱呢

药品说明书大都注有"遵医嘱"的字样，一般药物除常规用法外，还有一些特殊的用法、注意事项，说明书不可能一一列出，由于个人体质、病情及对药物的敏感度不同，用法、用量也有差异，需要由医生根据患者具体病情调整用量，尤其是老人及幼儿。

不遵医嘱，擅自增减药物用量及用药次数不妥当。减少用量，达不到药物的有效浓度，不仅导致治疗失败，还容易产生耐药性及抗药性；加大用量，导致不良反应加重甚至药物中毒。不遵医嘱，缩短用药疗程自行停药也不妥当。疗程是根据疾病的性质、药物作用特点、毒性大小及人体对药物的反应确定的，是保证治疗效果的重要方面。如抗生素、激素、抗肿瘤药过早停药会导致病原微生物的复活与繁殖，使疾病再度复发。如高血压是要长期规律服药，如果擅自停药，会引起血压波动，增加心、脑、肾等脏器并发症的风险。所以遵医嘱服药是快速稳定病情、促进身体康复的保障，不擅自增减药次药量及停药是对自己的身体健康应负的起码责任。

四、忘了服药怎么办

患者在服药时一定要尊重科学、规律服药，只有严格按照医嘱按时服药才能保证用药安全有效，发现漏服药物切勿慌张，要根据具体情况采取相应的措施：

漏服药物发生在两次用药间隔时间的 1/2 以内者，应立即按量补服，下次服药仍可按照原间隔时间。如漏服时间已经超过用药间隔时间的 1/2，则不必补服，下次务必按照原间隔时间服药。也可以在发生漏服后立刻补服，下次服药时间依此次服药时间顺延。

值得注意的是无论什么时候发现漏服药物，除非有医生指导，切不可在下一次服药时加大剂量服用，以免造成药物过量发生严重的不良反应或者引起药物中毒。

五、抗菌药物使用时需要注意哪些问题

抗菌药物是治疗药物中重要的一类药物，但是由于许多不规范不合理的使用，造成了抗菌药物耐药率高，疗效下降，不良反应增加，给疾病的治疗增加了难度，也增加了看病的负担和安全风险。

1. 什么是抗菌药物

抗菌药物一般是指具有杀菌或抑菌活性的药物，用来治疗细菌引起的感染性疾病，如支气管肺炎、急性扁桃体炎、尿路感染等。常用的抗菌药物有青霉素、阿莫西林、头孢呋辛、红霉素、阿奇霉素等。

2. 哪些抗菌药物服用期间不能饮酒

某些抗菌药物服用期间如果同时饮酒，会引起面部潮红、头痛、腹痛、出汗、心悸、呼吸困难等症状，称为"双硫仑样反应"，可引起该反应的药物包括：

（1）头孢菌素类药物：头孢唑林、头孢拉定、头孢氨苄、头孢克洛等。

（2）硝基咪唑类：甲硝唑、替硝唑等。

（3）硝基呋喃类：呋喃唑酮、呋喃妥因。

（4）其他抗菌药：酮康唑、氯霉素等。

因此，服用以上抗菌药物期间，避免饮酒或食用含有酒精的饮品。

3. 家庭抗菌药物的使用误区有哪些

不少家庭都备有小药箱，但在使用抗菌药物方面存在许多误区，常见的有以下几类：

（1）认为药越贵越好。实际上药品并不是"便宜没好货，好货不便宜"的普通商品，只要用之得当，几分钱的药物也可达到药到病除的疗效。

（2）随意滥用药。如很多人用抗菌药物治感冒，虽然抗菌药物能抗细菌和某些微生物，但却不能抗病毒，而感冒大多属病毒感染，随意使用只会增加副作用，使细菌产生耐药性。腹泻未必全是细菌感染所致，如果因为腹部受凉、乳品鱼虾过敏、外出旅行等引起的腹泻并不是细菌感染引起，不能随意使用抗菌药物。

（3）不经选择使用抗菌药物。一些人认为只要是抗菌药物就能消炎，甚至为使疾病早日痊愈同时使用几种抗菌药物，殊不知每种抗菌药物的抗菌谱不同，用药不当，轻则达不到所服用抗菌药物的理想疗效或使药效降低，重则增加药物毒副作用，危及健康。

（4）觉得外用抗菌药物比较安全，长时间、大面积外用抗菌药物。事实上药物可以经皮肤吸收，产生全身性的毒性作用，而且长期、大面积外用可诱发耐药菌株的出现，以后使用就不再有效了。

（5）服药时间比较随意，认为饭前饭后都可以。实际上抗菌药物的口服制剂空腹服用可以较快达到血药峰浓度并且获得较高的生物利用度，因此，建议一般饭前 1 ~ 2 小时服用。宜空腹服用的抗菌药物有头孢（羟）氨苄、头孢拉定、诺氟沙星（氟哌酸）、异烟肼（雷米封）、利福平等。但是如果有胃肠道不适的情况，可改为饭后服用，如红霉素。

六、特殊人群服药的注意事项有哪些

1. 什么是用药的特殊人群

特殊人群是指妊娠和哺乳期妇女、新生儿、婴幼儿、儿童还有老年人。

2. 孕妇用药应注意什么

孕妇用药需要有明确指征，应采用疗效肯定，不良反应小的药物。在妊娠头 3 个月应尽量避免使用药物！如病情确需用药，一定要充分听取医务人员的意见，仔细阅读药品说明书，严格遵守规定的用法用量。注意用药时间、疗程；对尚未搞清有致畸危险的新药，尽量避免使用；小剂量有效的避免用大剂量；单药有效的避免联合用药。孕妇误服致畸或可能致畸的药物后，应找医生根据自己的妊娠时间、用药量及用药时间长短，结合自己的年龄及胎次等问题综合考虑是否要终止妊娠。

3. 哺乳期妇女用药应注意什么

哺乳期妇女服药后，一些药物会通过乳汁进入新生儿体内，所以用药需谨慎。如病情确需用药，一定要在医生的指导下，采取合理用药原则。宜选用乳汁排出少、相对比较安全的药物；服药时间应该在哺乳后 30 分钟至下一次哺乳前 3 ~ 4 小时；最安全的办法是在服药期间暂时不哺乳或少哺乳。

4. 儿童用药应注意什么

尽量选择疗效确切、不良反应小的药物。选择药品时要多咨询医务人员，仔细阅读说明书；用药时注意剂量，一般可根据年龄、体重或体表面积进行计算；成人药不能随便给儿童用；慎用抗生素类；口服给药为首选，但要注意牛奶、果汁等食物的影响；防止呕吐，切不能硬灌。

5. 老年人用药应注意什么

进入老年期的阶段，人体的脏器功能退化，新陈代谢减慢，在用药的时候就要特别的注意。选择药品时要多咨询医生；不要盲目服药；不要相信偏方；不要选用不良反应多的药；适当降低用药剂量；避免长期用药；避免重复、叠加用药；品种宜少不宜多；尽量避免不良的药物相互作用。此外，注意食物营养的补充；糖尿病患者控制饮食；使用利尿药时，限制含钾盐丰富的食物；使用降压药应限制食物中的盐分；对饮酒的老年患者补充 B 族维生素等。

6. 慢性病患者用药应注意什么

首先一定要到正规医院确诊，确定自己的慢性病处在什么阶段，待病情进入缓解期后才可考虑在家用药。一般要注意规律吃药；不能擅自加减药物、滥用药物；定期到医院复查；严防蓄积中毒；在家用药期间出现明显症状一定及时就医。积极配合医生治疗，以乐观的生活态度面对疾病。

7. 肝肾功能不全患者用药应注意什么

用药时仔细阅读药品说明书，或向医生、药师咨询，避免或慎用对肝肾有毒性的药物；根据肝肾功能不全的程度，在医师的指导下适当调整药物剂量；用药期间定期检查肝肾功能，发现问题应及时采取停药、更换药物或调整剂量、延长给药间隔等措施。用药不要过多过杂，以免增加肝肾负担。

七、服用精神类药物应该注意什么

药物治疗是针对许多心理疾病常用而有效的治疗方式之一，需遵医嘱，不滥用，不自行减停。精神类药物种类繁多，药物在用量、适用范围与禁忌、副作用等方面各有特点，精神类药物必须在精神科医生的指导下使用，不得自己任意使用。某些药物的滥用可能会导致药物依赖及其他危害。在用药期间，要把自己的实际情况及时反馈给医生，尊重医生的要求按时复诊，听从医生的指导进行药物类别及用量的调整。在病情得到有效的控制后，应继续听从医生的用药指导，不可急于停药。自己任意调整药量甚至停止用药可能带来病情复发或恶化的风险。药物具有一定的副作用，其表现和程度因人而异，应向医生沟通咨询，切不可因为担忧药物的副作用而拒绝必要的药物治疗。

八、使用中成药时应当注意什么

中成药是以中药材为原料，按规定的处方和制剂工艺将其加工制成一定剂型的中药制品。中成药具有性质稳定、疗效确切、毒副作用相对较小，服用、携带、贮藏保管方便等特点。对于选择中成药人们有不少误区，在自行购买中成药的时候一定要注意以下方面：

（1）辨证用药，忌随意选药。以感冒为例，一般分为风热证和风寒证，感冒类中成药也分为几类，但是如果我们不经区分就直接使用，会导致药物服用后上火或者是加重脾胃虚寒。因此选择时要注意区分症状，辨证选药。

（2）辨病用药不能仅凭西医诊断。临床使用中成药时，可将西医辨病与中医辨证相结合，选用相应的中成药。不能仅根据西医诊断选用中成药，必须综合疾病分型、人体差异、气候变化、药物功效等诸方面因素之后才能选择药物。

（3）中成药同样需要控制使用剂量。凡中成药都标有常用剂量，因此患者自我药疗，都应按说明书规定剂量用药，千万不要有"中药没有毒性，多吃、少吃不碍事"的观念。

（4）注意饮食禁忌。患者在服药或用药期间，对某些食物不宜同时进服，要有所禁忌，即通常所说的忌口。具体来说，是在服药期间不宜吃与药性相反或影响治疗的食物。一般要注意不能吃萝卜，喝浓茶，忌食生冷、辛辣、油腻的食物，避免吸烟饮酒等。同时感冒期间不宜服用滋补性中成药。

（5）一般妊娠期妇女慎用中成药，儿童、哺乳期妇女、年老体弱者以及高血压、心脏病、肝病、糖尿病、肾病等慢性病严重者慎用中成药或在医生指导下服用；感冒类中成药服药3天后症状无改善，或出现发热咳嗽加重，并有其他严重症状如胸闷、心悸等时应去医院就诊，且不宜长期服用。

（6）中成药和西药同服时，最好错开间隔1个小时。

九、怎样得到用药指导

老百姓对包括药物用法用量、注意事项、不良反应等涉及药物使用知识的需求是非常迫切的，尤其是儿童、老年人、孕妇、肝肾功能不全的患者。在实际生活中，较多患者朋友并不知道怎样能有效获取用药指导，下面就介绍几种获得药物知识和用药指导的途径：

1. 药品说明书

药品说明书是由国家食品药品监督管理总局核准的具有医学和法律意义的文件。药品说明书包括药品适应证、用法用量、药理作用、不良反应、注意事项、储存条件等信息，信息丰富、用词准确，是用药的法定依据。但由于药品说明书专业性强，普通患者不易理解，依从性差，由此导致的误服、漏服、错服的情况偶有发生。

2. 药物咨询窗口

药物咨询窗口一般设于门诊药房或门诊大厅，有专门的药师值班，可以解答有关用药、疾病、饮食等相关问题，提供糖尿病、高血压等常见病的健康教育资料；针对有关气雾剂、吸入剂等特殊剂型，还会提供用药教育视频，直观、生动。社会药房也设有执业药师或专业的药学人员，可帮助患者选购非处方药，介绍用药方法、不良反应等知识。

3. 药学门诊

部分医院开设了类似临床诊室的药学门诊，由专业的临床药师对慢性病患者或目标患者进行药物咨询、讲解；并可根据患者具体情况，合并或优化药物治疗方案，建立患者门诊药历，定期药学随访，为患者提供精细化的药学服务。

4. 微信公众号

随着信息化的发展，部分医院和社会机构开设了微信公众号，并设立了用药教育专栏，可提供药学科普知识，也可以进行在线药物咨询服务。目前国内做的较早、受众较广的微信公众号有"问药师"，还可提供线上语音课程、一对一药师咨询等。

十、常用剂型的用药指导

1. 如何正确使用常见口服药物

一般普通片剂或胶囊用温水送服即可，若患者吞咽困难，服药前可先漱口，或用水湿润口腔，再将药品放在舌后部，喝水咽下。如果药片或胶囊较大，也可将药片研碎或将胶囊内药品倒在汤勺中，温水混匀服用。但这样做之前应仔细阅读说明书，必要时咨询药师，因为有些片剂或胶囊不能破坏其完整性，尤其是控释或缓释片（胶囊），一般要求整片吞服，有的可参照说明书掰开服用，但不能咀嚼或碾碎。

分散片可咀嚼、含服或直接吞服，也可放入温水中溶解后服用。

颗粒剂不可直接吞服，一般与温水混合后服用。

泡腾片不能直接口服，一般放入温水中，待药片完全溶解或气泡消失后服用。

上述常见口服药物一般不可躺着服用或服药后立即躺卧；或不用水送服，以免药物黏附在食管上，诱发药物性食管炎。

2. 如何正确使用滴眼液和眼药膏

使用滴眼液前首先核对药名、外观和有效期，并洗净手，如果眼内分泌物较多，可用消毒棉签擦净，轻轻地从眼内侧 滴眼液的使用方法

向外侧擦拭，注意不要来回擦拭，一根棉签只能擦一只眼睛，旋开瓶盖，避免瓶盖口接触桌面。滴药时头略后仰或平躺，轻轻将下眼睑往下拉，形成小囊，将药液滴入小囊内，避免瓶口触及眼部。闭上眼睛，转动眼球，同时轻压内眼角 3 分钟，避免引起不适，用后拧紧瓶盖。

使用眼药膏过程与滴眼液相似。眼部用药应专人专用，防止交叉感染，若两种滴眼液合用，应间隔 10 分钟左右；若与眼药膏合用，先用滴眼液 10 分钟后再涂眼药膏。普通瓶装滴眼液开启后易污染，1 个月后一般不宜再使用。

3. 如何正确使用滴耳液

用滴耳液前最好用手捂热或放置温水中，使其接近体温，过凉或过热容易刺激内耳引起眩晕等不适。滴耳时取卧位或坐位，头偏向一边，患耳朝上，将耳垂向后上方牵拉使耳道变直，向外耳道内滴入规定滴数的药品，避免瓶口接触耳道。完毕后保持原体位 10 分钟，让药液在耳道内充分接触。

4. 如何正确使用滴鼻剂与喷鼻剂

使用滴鼻剂前先保持鼻腔清洁，滴鼻时头部依靠椅背，或仰卧于床上，使头 鼻喷剂的使用方法

部后仰。向鼻中滴入规定量的药液，保持原位 5 ~ 10 秒，同时轻轻用鼻吸气 2 ~ 3 次。

使用喷鼻剂前保持鼻腔清洁，头不要后倾，将喷嘴放入一侧鼻孔，避免药液喷向鼻中隔。喷药的同时轻轻用鼻吸气 2 ~ 3 次，完毕后用凉开水冲洗喷头。因鼻中细菌很容易接触喷嘴污染药液，因此同一容器不应连续长期使用。

5. 如何正确使用舌下片剂

有些药品服用时必须放在舌下含服，如硝酸甘油片。这类药品经

口腔黏膜吸收入血液，与经胃肠道吸收的药品相比，有效成分吸收得更快更充分。正确服用舌下片剂的方法是：将药品放在舌头下面，闭上嘴，含服。吞咽之前，尽可能在舌下长时间地保留一些唾液帮助药片溶解。含服硝酸甘油5分钟后如果嘴里仍有苦味，表明药品仍未被完全吸收，因此要求患者服药后至少5分钟内不要饮水。在药品溶解过程中不要吸烟、进食或嚼口香糖。

（1）舌下一般给药时，例如硝酸甘油等，患者应取坐位或半坐位，注意保护，以免发生意外。

（2）舌下给药还需注意，应尽可能让药物在舌下多保留几分钟有利于吸收，用药时不得饮水或进食。

十一、儿科疾病用药指导

儿科疾病用药由于大体上的分类与成人类似，故此在该部分只列举儿科疾病用药的相关问题：

1. 孩子用药服用剂量怎么做才是最科学的

较为科学的是根据孩子的实际体重来计算。目前的大部分药品在成人的安全性、有效性确定之后方能用于儿童。而大多数药品缺少儿童临床试验数据，儿童给药剂量多依据成人剂量，再通过体重换算、体表面积换算、年龄换算等方法来确定。在许多说明书当中表明的用药量都是按照千克体重来的，所以这是一种比较让大家能够接受的计算方式。

2. 药品的剂型有许多，最适合孩子使用的是哪一种呢

尽量选择适合儿童的剂型，比如适用于儿童的剂型有溶液剂、颗粒剂、糖浆剂、干混悬剂、泡腾片、散剂、滴剂等液体制剂，或者溶于液体后制成液体状服用的剂型，注射剂、皮肤黏膜剂（贴剂、栓剂、软膏等）、吸入雾化剂型等。家长朋友们如果选择到药店去购买OTC药品，也要尽量选用儿童剂型、规格。

3.孩子服药是用温水还是可以用牛奶或者米汤或者糖水送服呢

大部分的药品建议是用温水送服，通常不主张用牛奶，米汤或者糖水送服，因为药物有可能与牛奶中的成分发生作用而影响疗效。要根据说明书中的具体要求，比如有一种孟鲁司特钠颗粒剂特别指定不能用水冲服，为了避光保持药效，必须溶于奶粉、母乳或者与软性食物混合服用。

4.孩子服用胶囊比较难吞下，可不可以把胶囊打开来，然后把里面的药物用水冲泡服用呢

药物做成胶囊的目的主要有三：一是为了掩盖某些药物的不良气味；二是有的药物不需要在胃中溶解而必须在肠中溶解，故制成肠溶胶囊剂以保证药物效力充分发挥；三是为了使药品整洁美观，使患者不致于产生厌恶感，增强战胜疾病的信心。如果把药粉倒出来服，不但影响疗效，还会产生一些副反应。通常不建议把胶囊里的药物用水冲泡服用，尤其是肠溶胶囊。但是有些胶囊里的药品使用了包裹技术，比如先做成了肠溶微丸再装入胶囊的，在没有儿童专用剂型的情况下，为了便于服用及计算剂量，可以打开服用；比如某些胶囊，可以将胶囊里的药粒置于软性食物上给孩子喂服。

5.很多家长在选择药物偏向选择中成药，以为其副作用小，真的是可取吗

有许多中成药是由一些古典名方研制而来，中医辨证施治、标本兼治，中医药在儿童疾病治疗方面发挥了重要作用。尽管如此，家长们在选用中成药时也是要注意"是药三分毒"，要按照辩证施治进行选择，在使用的过程中密切注意不良反应的发生，建议最好到正规的医疗机构的儿科就诊。

（王宏顺　朱文婷　许俐娜　陈海花　罗　卉　郭晓秋　徐丽芳　童凌斐　卢庆红　刘立民）

第三节　常用非处方药的用药指导

一、呼吸科用药

1. 小儿氨酚黄那敏颗粒

（1）本品可用于哪些疾病？

主要用于缓解儿童普通感冒及流行性感冒引起的发热、头痛、四肢酸痛、打喷嚏、流鼻涕、鼻塞、咽痛等症状。

（2）如何使用这个药品？

用温水溶解，搅匀后服用。

（3）用药期间应注意哪些方面？

①用药期间摄入酒精可能对肝脏造成损伤，请避免给患儿食用含有酒精的食物或药物，如酒心巧克力、藿香正气水。

②过量服用对乙酰氨基酚可能引起严重肝脏损伤。用药期间请避免给患儿服用与本品成分相似的药物，以免造成过量，引起毒副作用。

③不良反应为轻度头晕、乏力、恶心、上腹不适、口干、食欲缺乏和皮疹等，一般可自行恢复。

2. 布洛芬混悬液

（1）本品可用于哪些疾病？

主要用于儿童普通感冒或流感引起的发热。也用于缓解儿童轻至中度疼痛，如头痛、关节痛、偏头痛、牙痛、肌肉痛、神经痛。

（2）如何使用这个药品？

每次服用前请摇匀。若持续发热，可间隔 4～6 小时重复用药 1 次，24 小时不超过 4 次。

（3）用药期间应注意哪些方面？

①本品为对症治疗药，不宜长期大量使用，用于镇痛时不要超过 5 天，用于解热时不要超过 3 天，症状未缓解时请及时就诊。

②用药期间摄入酒精可能出现增加胃肠道出血和严重心血管副作用的风险，请避免饮酒或含有酒精的饮料。

③为避免服药过量，导致毒副作用，请不要同时服用其他含有解热镇痛的药品，如某些复方抗感冒药。

④不良反应为：恶心、呕吐、胃烧灼感或轻度消化不良、胃肠道溃疡及出血、转氨酶升高、头痛、头晕、耳鸣、视力模糊、精神紧张、嗜睡、下肢水肿或体重骤增等副作用。

3. 对乙酰氨基酚片

（1）本药可用于哪些疾病？

用于普通感冒或流行性感冒引起的发热，也用于缓解轻至中度疼痛，如头痛、关节痛、偏头痛、牙痛、肌肉痛、神经痛、痛经。

（2）如何使用这个药品？

如果发热或疼痛持续存在，普通片剂可间隔 4 ~ 6 小时重复用药一次，24 小时内用药不能超过 4 次。

（3）用药期间应注意哪些方面？

①用药期间饮酒可损害肝脏，请避免饮酒或含有酒精的饮料。

②过量服用对乙酰氨基酚可能严重损伤肝脏，服药期间需要定期检查肝功能。

③对乙酰氨基酚只能缓解症状。用于解热，连续使用请不要超过 3 天；用于镇痛，请不要超过 5 天。如果症状未缓解，请及时就诊。

④用药期间请不要同时服用其他含对乙酰氨基酚或解热镇痛成分的药物（如感康、康泰克等复方感冒药），以免造成服药过量。

⑤不良反应为：皮疹、荨麻疹、瘙痒、发热、青肿或出血等副作用，长期使用还可能引起肝肾功能损害。

上呼吸道感染其实是西医名称，中医或老百姓称之为感冒、伤风。上呼吸道感染中医分为风寒、风热、暑湿以及风燥等进行辨证论治。

治疗风热感冒的常见中成药：连花清瘟胶囊、桑菊感冒颗粒、板蓝根颗粒、清热解毒颗粒、九味双解口服液、柴银颗粒、双黄连口服液等。

适用于风寒感冒的常见中成药：风寒感冒颗粒、荆防颗粒、感冒软胶囊、正柴胡饮颗粒、小柴胡颗粒等。

暑湿感冒可服用藿香正气水。

风燥感冒可服用蜜炼川贝枇杷膏。

4. 连花清瘟胶囊

（1）可用于哪些疾病？

本品为清脏腑热剂，具有清瘟解毒，宣肺泄热的功效。用于治疗流行性感冒。多用于属热毒袭肺证，症见发热或高热、恶寒、肌肉酸痛、鼻塞流涕、咳嗽、头痛、咽干咽痛、舌偏红、苔黄或黄腻等。

（2）如何使用这个药？

饭后温水送服。

（3）用药期间应注意哪些方面？

①脾胃虚寒胃阴不足者慎用。

②风寒感冒者不适用。

③不良反应为：用药后可能出现胃肠道反应，恶心呕吐，腹胀腹泻。偶见皮疹，荨麻疹及轻微头部不适。

5. 感冒灵颗粒

（1）可用于哪些疾病？

本品具有解热镇痛的功效。用于风热感冒引起的头痛，发热，鼻塞，流涕，咽痛。

（2）如何使用这个药？

开水冲泡，温服。

（3）用药期间应注意哪些方面？

①本品含对乙酰氨基酚、马来酸氯苯那敏、咖啡因。服用本品期间不得饮酒或含有酒精的饮料；不能同时服用与本品成份相似的其他抗感冒药。

②肝、肾功能不全者慎用。膀胱颈梗阻、甲状腺功能亢进、青光眼、高血压和前列腺肥大者慎用。孕妇及哺乳期妇女慎用。脾胃虚寒，

症见腹痛、喜暖、泄泻者慎用。

③服药期间不得驾驶机、车、船，从事高空作业、机械作业及操作精密仪器。

④与其他解热镇痛药并用，有增加肾毒性的危险。

⑤不良反应为：偶见皮疹，荨麻疹，药热及粒细胞减少；可见困倦、嗜睡、虚弱感，长期大量用药会导致肝肾功能异常。严重肝肾功能不全者禁用。

6. 风寒感冒颗粒

（1）可用于哪些疾病？

本品为辛温解表剂，具有解表发汗、疏风散寒的功效。用于风寒感冒，症见发热，头痛，恶寒，无汗，咳嗽，鼻塞，流清涕。

（2）如何使用这个药？

开水冲泡，温服。

（3）用药期间应注意哪些方面？

①风热感冒者不适用，其表现为发热重，微恶风，有汗，口渴，鼻流浊涕，咽喉红肿热痛，咳吐黄痰。

②运动员慎用。

③不良反应为：轻度头晕、乏力、恶心、上腹不适、口干和食欲不振等。

7. 藿香正气水

（1）可用于哪些疾病？

本品为祛暑解表剂，具有解表化湿、理气和中的作用。用于外感风寒、内伤湿滞或夏伤暑湿所致的感冒，症见头痛昏重、胸膈痞闷、脘腹胀痛、呕吐泄泻；亦可用于胃肠型感冒见上述证候者。

（2）如何使用这个药？

口服。

（3）用药期间应注意哪些方面？

①不建议儿童、孕妇及哺乳期妇女使用。

②吐泻严重者应及时去医院就诊。

③本品含乙醇（酒精）40%～50%，服药期间不得与部分抗菌药物联合使用，以免导致双硫仑样反应；此外，服药后不得驾驶机、车、船，从事高空作业、机械作业及操作精密仪器。

④本品含生半夏，应严格按用法用量服用，不宜过量或长期服用。用药后如出现说明书描述的不良反应或其他不适时应停药，症状严重者应及时去医院就诊。

⑤对本品及酒精过敏者禁用，过敏体质者慎用。

⑥不良反应为：本品可能引起恶心、呕吐、皮疹、瘙痒、头晕、潮红、心悸等。本品含乙醇（酒精），有服用本品后出现过敏性休克的病例；有过量服用本品出现抽搐的病例。

8. 玉屏风颗粒

（1）可用于哪些疾病？

本品为扶正解表剂，具有益气、固表、止汗之功效。用于表虚不固，自汗恶风，面色㿠白，或体虚易感风邪者。对肺脾气虚，肌表不固，自汗时出，以及气虚感冒，用之颇宜。

（2）如何使用这个药？

开水冲泡，宜饭前温服。

（3）用药期间应注意哪些方面？

①忌油腻食物。

②服药2周或服药期间症状无明显改善，或症状加重者，应立即停药并去医院就诊。

二、消化科用药

1. 蒙脱石散

（1）可用于哪些疾病？

本品来源于矿物质蒙脱石，用于成人及儿童急慢性腹泻以及用于食道、胃、十二指肠疾病引起的相关疼痛症状的辅助治疗。对消化道内的病毒、病菌及其产生的毒素有固定、抑制作用；对消化道黏膜有覆盖能力，并通过与黏液糖蛋白相互结合，从质和量两方面修复、提高黏膜屏障对攻击因子的防御功能。

（2）如何使用这个药品？

倒入温水中分散均匀后搅匀服用，不可以只喝上清液。宜饭前空腹服用。

（3）用药期间应注意哪些问题？

①急慢性腹泻时要纠正脱水，过量使用易引起便秘，与其他药物服用时，要间隔一段时间。

②不良反应为：偶见便秘，大便干结。

2. 微生态制剂

（1）可用于哪些疾病？

微生态制剂是根据微生态学原理，利用对宿主有益的正常微生物或其促进物质制备的制剂。对于肠道菌群紊乱有双向调节作用，不仅可治疗腹泻，还可缓解便秘。用于急、慢性肠炎、腹泻及消化道菌群失调等，部分还用于消化不良及肠内异常发酵等。如：枯草杆菌活菌胶囊、双歧杆菌活菌胶囊、蜡样芽孢杆菌活菌胶囊等。

（2）如何使用这个药品？

口服。

（3）用药期间应注意哪些问题？

①大多数微生态制剂不耐热，在服用时不宜用热水送服，宜选用温水。

②除了不宜与抗菌药物（死菌制剂、地衣芽孢杆菌除外）同服外，还要避免与小檗碱、活性炭、鞣酸蛋白、铋剂或氢氧化铝同服，以免杀灭菌株或减弱药效，若必须服用，应间隔2小时。

③微生态制剂大多数为细菌或蛋白质，服用时应注意过敏反应。

④不良反应为：服用后可能会出现过敏反应。

3. 健胃消食片

（1）可用于哪些疾病？

健胃消食片为消食药，具有健胃消食的作用。主要用于治疗脾胃虚弱所致的食积、功能性消化不良。主要临床表现为不思饮食、打嗝口腔有腐臭味、脘腹胀满；消化不良有以上症状的。

（2）如何使用这个药品？

口服，可以咀嚼。

（3）用药期间应注意哪些方面？

①建立良好饮食习惯，防止暴饮暴食及偏食。

②小儿疳积兼虫积者，当配合驱虫药。

③服药3天症状无缓解，或出现其他症状时，应立即停用并到医院就诊。

4. 胃苏颗粒

（1）本品可用于哪些疾病？

胃苏颗粒为理气药，具有疏肝理气、和胃止痛的作用。主要用于治疗肝胃气滞所致的胃痛。主要临床表现为胃脘胀痛，窜及两胁，打嗝或放屁则舒服，情绪忧郁恼怒则加重，胸闷食少，排便不顺畅，舌苔薄白，脉弦。

（2）如何使用这个药品？

用适量开水冲服，搅拌至全溶。若放置时间长有少量沉淀，摇匀即可。

（3）用药期间应注意哪些方面？

①孕妇忌用。

②服药期间要保持情绪稳定，切勿恼怒。

③少吃生冷及油腻难消化的食品。

5. 参苓白术散（丸、颗粒）

（1）可用于哪些疾病？

本品为补益药，具有补气健脾，渗湿止泻的作用。主要用于治疗脾胃虚弱所致的腹泻、小儿厌食症、消化不良、神经性厌食、咳嗽等。症状为食欲不振，大便溏泄，脘腹胀满，身体消瘦，四肢无力，精神疲倦，气短乏力，舌苔白腻，脉虚缓。

（2）如何使用这个药品？

丸（散）剂口服，饭前或进食时温开水送服。颗粒剂用适量开水冲服，搅拌至全溶。

（3）用药期间应注意哪些方面？

①泄泻兼有大便不通畅，肛门有下坠感者忌服。

②服本药时不宜同时服用藜芦、五灵脂、皂荚或其制剂。

③不宜和感冒类药同时服用。

6. 麻仁丸

（1）可用于哪些疾病？

本品为泻下药，具有润肠通便的作用。主要用于肠热津亏所致的便秘，习惯性便秘。症状为大便干结难下，腹部胀满不舒。

（2）如何使用这个药品？

口服，温开水送服。

（3）用药期间应注意哪些方面？

不宜在服药期间同时服用滋补性中药。

三、血液病科用药

复方阿胶浆

（1）可用于哪些疾病？

本品为气血双补药，具有补气养血、滋阴填精的作用。主要用于气血两虚，头晕目眩，心悸失眠，食欲不振及白细胞减少症和贫血。症状为面色萎黄或苍白，唇甲色淡，头发干枯少光泽，头晕耳鸣，心悸气短，失眠健忘，月经量少或量多，舌淡苔白，脉沉细弱等。

（2）如何使用这个药品？

口服，宜饭前服用。

（3）用药期间应注意哪些方面？

①凡脾胃虚弱，呕吐泄泻，腹胀便溏，咳嗽痰多者慎用；感冒者慎用。

②服本药时不宜同时服用藜芦、五灵脂、皂荚或其制剂。

③不良反应为：药性相对比较温热，且偏于滋腻，如果服用不当容易引起上火的情况，脾胃虚弱的患者服用后，还可能出现恶心、呕吐、胃部不适等症状。

四、神经内科用药

1. 养血清脑颗粒

（1）可用于哪些疾病？

本品具有养血平肝，活血通络的功效。用于治疗血虚肝旺所致头痛，眩晕眼花，心烦易怒，失眠多梦；亦用于治疗原发性高血压、血管神经性头痛、神经衰弱见上述证候者。

（2）如何使用这个药品？

口服。

（3）用药期间应注意哪些方面？

①本品有轻度降压作用，低血压者慎用。

②肝脏疾病患者慎用。

③感冒或湿痰阻络所致头痛、眩晕者慎用。

④脾虚便溏者慎用。

⑤不良反应为：用药后可能出现皮疹、瘙痒、恶心、呕吐、腹胀、腹泻、腹痛、胃烧灼感、口干、头晕、头痛、头胀、耳鸣、心慌、心悸、血压降低、肝生化指标异常等。

2. 乌灵胶囊

（1）可用于哪些疾病？

本品由乌灵菌粉组成。具有补肾健脑、养心安神的功效。用于治疗心肾不交所致的失眠、健忘、心悸心烦、神疲乏力、腰膝酸软、头晕耳鸣、少气懒言、脉细或沉无力；亦用于治疗神经衰弱见上述证候者。

（2）如何使用这个药品？

温水送服。

（3）用药期间应注意哪些方面？

①服药期间要保持情绪乐观，切忌生气恼怒。

②睡前避免饮用咖啡、浓茶。

③孕妇慎用。

④用药后可能出现的副作用有恶心、腹泻、呕吐、腹痛、胃不适、口干、肠胃气胀、皮疹、瘙痒、嗜睡、乏力、头晕等。

3. 川芎茶调丸

（1）可用于哪些疾病？

本品具有疏风止痛的作用。用于治疗外感风邪所致的头痛，或有恶寒、发热、鼻塞；亦用于治疗紧张型头痛、偏头痛、卒中头痛，上呼吸道感染见上述证候者。

（2）如何使用这个药品？

饭后清茶送服。

（3）用药期间应注意哪些方面？

①高血压头痛及不明原因的头痛，应去医院就诊，不宜直接使用本品。

②久病气虚、血虚、肝肾不足、肝阳上亢头痛者慎用。

③孕妇禁用。

五、风湿免疫科用药

1. 活络油

（1）可用于哪些疾病？

本品具有舒筋活络、祛风散瘀的功效。用于治疗风湿骨痛，筋骨疼痛，腰骨刺痛，跌打旧患，小疮肿痛，皮肤痕痒，蚊叮虫咬，舟车晕浪，头晕肚痛。

（2）如何使用这个药？

外用适量擦于患处。

（3）用药期间应注意哪些方面？

①本品为外用药，禁止内服。

②切勿接触眼睛、口腔等黏膜处。皮肤破溃或感染处禁用。

③本品不宜长期或大面积使用，用药后皮肤过敏者应停止使用，症状严重者应去医院就诊。

④不良反应为：对破损皮肤有轻微刺激。

2. 正红花油

（1）可用于哪些疾病？

本品具有祛风止痛的功效。用于治疗风湿性骨关节痛，跌打损伤，感冒头痛，蚊虫叮咬。症见疼痛、肿胀、瘀斑而无皮肤破损；关节酸痛、胀痛或隐痛、肿胀、屈伸不利、肢体麻木、缠绵难愈。

（2）如何使用这个药？

外用适量擦于患处。

（3）用药期间应注意哪些方面？

①皮肤、黏膜破损处禁用。

②本品为外用药，禁止内服。

3. 麝香追风膏

（1）可用于哪些疾病？

本品具有祛风散寒，活血止痛的功效。用于治疗风湿痛、关节痛、筋骨痛、神经痛、腰背酸痛、四肢麻木、扭伤、挫伤。

（2）如何使用这个药？

外用，贴于患处。

（3）用药期间应注意哪些方面？

①皮肤、黏膜破损处禁用。

②本品不宜长期或大面积使用，用药后皮肤过敏者应停止使用，症状严重者应去医院就诊。

③用药3天症状无缓解，或出现局部红肿、疼痛、活动受限等不适症状时应去医院就诊。

④不良反应为：偶见过敏反应。

六、泌尿科用药

桂附地黄丸

（1）可用于哪些疾病？

本品为温补肾阳剂扶正药，具有温补肾阳的功效。用于治疗肾阳不足，腰膝痿冷，小便不利或反多，痰饮喘咳。

（2）如何使用这个药？

宜饭前服或进食同时服，温开水送服。

（3）用药期间应注意哪些方面？

①忌不易消化食物。治疗期间，宜节制房事。

②感冒发热及阴虚内热者不宜使用。

③孕妇忌服。

④服药2周症状无缓解，或出现食欲不振，头痛，胃脘不适等症状时，应去医院就诊。

七、皮肤科用药

1.炉甘石洗剂

（1）可用于哪些疾病？

本品的主要成分为炉甘石、氧化锌和甘油，是一种皮肤科用药。主要用于治疗急性瘙痒性皮肤病，如湿疹和痱子。

（2）如何使用这个药品？

用药前请先摇匀，再将药液涂于患病部位。

（3）用药期间应注意哪些方面？

①请避免接触眼部和其他黏膜（如口、鼻等），以免引起不适。

②皮肤有渗出液的部位，最好不要用药。

③不良反应为：用药部位可能出现皮疹、瘙痒、红肿、烧灼等副作用。如用药部位出现烧灼感、红肿等情况，请停药并将局部药物洗净。

2. 硝酸咪康唑乳膏

（1）可用于哪些疾病？

本品具有抗真菌作用。外用主要用于治疗皮肤、指（趾）甲感染，如体癣、股癣、手癣、足癣、花斑癣、甲沟炎、甲癣、口角炎、外耳炎。

（2）如何使用这个药品？

①用于治疗皮肤感染时，请在洗净的患病部位涂抹药物。为避免复发，症状消失后请继续用药 7～10 天。

②用于治疗指（趾）甲感染时，请尽量剪尽患病的指（趾）甲，然后涂抹药物。完全见效一般需 7 个月左右，请坚持用药。

③用药后请不要纱布或绷带包扎、覆盖给药部位，否则可能促使细菌生长。

（3）用药期间应注意哪些方面？

①避免药物接触眼睛或口鼻等黏膜，以免引起不适。

②不良反应为：用药后偶见过敏、水疱、烧灼感、充血、瘙痒或其他皮肤刺激症状。如果用药部位出现灼烧感、瘙痒、红肿等，请停药并将局部药物洗净，必要时请就诊。

3. 丁酸氢化可的松乳膏

（1）可用于哪些疾病？

本品用于治疗过敏性皮炎、脂溢性皮炎、过敏性湿疹及苔藓样瘙痒症等皮肤病。

（2）如何使用这个药品？

请将药物涂抹在干燥、清洁的患处。

（3）用药期间应注意哪些方面？

①避免药物接触眼睛等黏膜（如口、鼻），也不要将药物涂在皮肤破溃处。

②请不要在用药处使用任何遮盖物，如绷带、化妆品、紧身尿布，以免增加不适。

③请不要长期、大面积用药。如果连续用药 1 周后症状未缓解，应去医院就诊。

④不良反应为：长期用药可能出现皮肤萎缩、毛细血管扩张、色素沉着和继发感染。如果用药部位出现烧灼感、红肿，请停药并将局部药物洗净。

4.氯雷他定片（胶囊、颗粒、糖浆）

（1）可用于哪些疾病？

本品用于治疗过敏性鼻炎、急性或慢性荨麻疹、过敏性结膜炎、花粉症及其他过敏性皮肤病。

（2）如何使用这个药品？

口服。由于剂型较多，应仔细阅读药品说明书。

（3）用药期间应注意哪些问题？

①严重肝或肾脏功能损害者、2岁以下儿童、孕妇、哺乳期妇女慎用。

②服药期间应停止饮酒，在做药物皮试前，应停止使用该药。

③不良反应为：乏力、口干、头痛，过量可出现中枢神经系统抑制或兴奋表现。

八、骨伤科用药

1.云南白药气雾剂

（1）可用于哪些疾病？

本品具有活血散瘀，消肿止痛的功效。用于治疗跌打损伤，瘀血肿痛，肌肉酸痛及风湿疼痛。症见伤处青红紫斑，痛如针刺，红肿热痛闷胀，不敢触摸，活动受限，舌质紫黯，关节疼痛，痛处不移或痛而重着，肢体麻木，筋骨拘急。

（2）如何使用这个药？

外用，喷于伤患处。凡遇较重闭合性跌打损伤者，先喷云南白药气雾剂保险液，间隔3分钟后，再喷云南白药气雾剂。若剧烈疼痛仍不缓解，可间隔1～2分钟重复给药，一天使用不得超过3次。

（3）用药期间应注意哪些方面？

①本品只限于外用，切勿喷入口、眼、鼻。

②使用云南白药气雾剂保险液时先振摇，喷嘴离皮肤 5 ~ 10 厘米，喷射时间应限制在 3 ~ 5 秒，以防止局部冻伤。

③皮肤受损者勿用。

④使用时勿近明火，切勿受热，应置于阴凉处保存。

⑤本品为外用制剂，所含草乌（制）、雪上一枝蒿（制）为中药炮制品，通过炮制，毒性降低，请仔细阅读说明书并按说明使用或在药师指导下购买和使用。

⑥不良反应为：极少数患者用药后导致过敏性药疹，出现全身奇痒、躯干及四肢等部位出现荨麻疹。停药即消失。

2. 三七胶囊

（1）可用于哪些疾病？

本品由三七组成。具有散瘀止血、消肿定痛的功效。用于治疗气虚血瘀的胸痹、胸肋刺痛、出血性病症及跌扑肿痛。

（2）如何使用这个药？

口服。

（3）用药期间应注意哪些方面？

①孕妇、六岁以下儿童慎用。

②症状没有得到缓解，或者是病情有加重，请及时就医。

③不良反应为：偶见皮肤红痒。

九、妇科用药

洁尔阴

（1）本品可用于哪些疾病？

本品适用于真菌性、滴虫性及非特异性阴道炎，急性湿疹、接触性皮炎、体股癣。

（2）如何使用这个药品？

局部外用。

（3）用药期间应注意哪些问题？

①禁止内服。忌食辛辣、生冷、油腻食物。切勿接触眼睛、口腔等黏膜处，皮肤破溃处禁用。

②不良反应为：刺痛，皮肤潮红加重。

十、五官科用药

1. 盐酸萘甲唑啉滴鼻液

（1）本药可用于哪些疾病？

本品可减轻炎症导致的充血和水肿，经鼻给药主要用于过敏或炎症导致的鼻炎、鼻充血。

（2）如何使用这个药品？

滴鼻，请将药液滴入鼻孔中。

（3）用药期间应注意哪些方面？

①频繁用药可能引起反跳性鼻充血，用药间隔请不要少于 4～6 个小时，连续使用请不要超过 7 天。连用 3～4 天仍未见症状缓解，请及时就诊。

②用药期间请不要使用其他滴鼻液。

③请避免药液接触您的口和眼，接触可能引起烧灼感。

④不良反应为：用药后少数患者有轻微烧灼感、针刺感、鼻黏膜干燥以及头痛、头晕、心率加快等副作用。频繁用药可能引起反跳性鼻充血，长时间用药还可能导致药物性鼻炎。

2. 滴耳油

（1）本药可用于哪些疾病？

本品功能清热解毒，消肿止痛。用于治疗肝经湿热上攻，耳鸣耳聋，耳内生疮，肿痛刺痒，破流脓水，久不收敛。

（2）如何使用这个药品？

滴耳用，先搽净脓水。

（3）用药期间应注意哪些方面？

凡耳病如化脓性中耳炎出现头痛重者忌用。

十一、寄生虫病用药

甲苯咪唑片

（1）可用于哪些疾病？

用于治疗蛲虫、蛔虫、鞭虫、十二指肠钩虫、粪类圆线虫和绦虫单独感染及混合感染。

（2）如何使用这个药品？

口服。

（3）用药期间应注意哪些问题？

①蛔虫感染较严重的患者服药后可能会引起蛔虫游走，造成腹痛或吐蛔虫，甚至引起窒息，此时应立即就医。

②不建议 1 岁以下儿童使用该药。

③如果要合用其他药物，请在医生和药师的指导下进行。

④不良反应为：腹部不适、腹泻及胃肠气胀；皮肤及皮下组织类疾病，包括皮疹。

十二、维生素、矿物药类

1. 维生素 D 滴剂

（1）可用于哪些疾病？

本品主要用于预防和治疗维生素 D 缺乏症，如佝偻病。

（2）如何使用这个药品？

将软胶囊的尖端放在热水中浸泡 30 秒使胶皮融化，或直接剪开尖端，然后将胶囊内药物滴入口中；也可以直接嚼服。

（3）用药期间应注意哪些方面？

①用药期间请按照医生建议控制饮食，并进行适量运动。

②请不要过量服药，也不要同时服用其他钙、磷和维生素 D 制剂。

③胆汁酸螯合药（如考来烯胺）可干扰本药的吸收，影响其疗效。

如需合用，请间隔至少 4 小时。

④不良反应为：长期过量用药，可引起中毒，早期表现为骨关节疼痛、肿胀、皮肤瘙痒、口唇干裂、发热、头痛、呕吐、便秘或腹泻、恶心等。

2. 碳酸钙片

（1）本品可用于哪些疾病？

本品用于预防和治疗钙缺乏，如骨质疏松、骨发育不全、佝偻病、手脚抽搐等疾病以及儿童、妇女、老年人补钙。

（2）如何使用这个药品？

用于补钙时，请在餐后 30 分钟左右服药。

（3）用药期间应注意哪些方面？

①大量饮酒、吸烟、食用含有咖啡因的食物（包括可乐、巧克力），可抑制钙的吸收，请避免大量吸烟、饮酒或喝咖啡。

②用药期间尽量避免大量进食富含纤维素的食物（玉米、燕麦、糙米），以免抑制钙的吸收。

③碳酸钙与牛奶同服可能出现奶 - 碱综合征，可表现为高钙血症、碱中毒及肾功能不全。请避免与牛奶同服。

④不良反应为：用药后可能出现打嗝和便秘，过量或长期服药还可能发生高钙血症。

3. 维生素 C 片（咀嚼片、泡腾片）

（1）可用于哪些疾病？

本品用于预防维生素 C 缺乏病（坏血病），也可用于各种急慢性传染疾病及紫癜等的辅助治疗。

（2）如何使用这个药品？

①咀嚼片请充分咀嚼后服用。

②泡腾片、泡腾颗粒请用冷水或温开水溶解后服用（如 200 毫升），千万不要直接吞服。

（3）用药期间应注意哪些方面？

①长期大量（如一日 2 ~ 3 克）服用维生素 C 后突然停药，可能

出现维生素C缺乏症状（如皮肤瘀斑、牙龈出血、毛发卷曲、皮肤干燥）。停药时需逐渐减量。

②泡腾片的筒盖中有干燥剂，请注意不要误食。服药后关紧筒盖，避免受热和受潮。

③不良反应为：长期大量使用可能引起尿结石；过量服用（每天1克以上）还可能引起腹泻、皮肤红而亮、头痛、尿频、恶心、呕吐、胃痉挛。过多使用维生素C咀嚼片还可能引起牙釉质损坏。

（王宏顺　王　超　朱文婷　许俐娜　罗　卉　郭晓秋　徐丽芳　卢庆红　刘立民）

第四节　配备家庭小药箱

一、家庭小药箱配备遵循什么原则

家庭小药箱的配备一般以治疗常见病、多发病、慢性病、时令性疾病及突发病的药物及器具为主，目的是为了使一些小病患能得到及时治疗、尽早控制，或在去医院前做些临时处理。因此，家庭小药箱的品种应少而精，数量不宜多，可随时加以调整、更新。

家庭小药箱分为药品和器具。药品一般选择安全范围大、疗效稳定、用法简单、不良反应较少、价格适宜的非处方药。严禁混入可致过敏的药物，以免误用。家庭有儿童的，当给儿童备药时应尽量选用儿童剂型，以便于掌握剂量和适应儿童的口味。此外，还应配备一些供外伤紧急处理的消毒药品及镊子、棉签等器具。

二、家庭小药箱应常备哪类药品和器具

1.消毒防腐药及器具

（1）碘伏、75%酒精、0.9%氯化钠注射液（无菌生理盐水，用于冲洗伤口）、双氧水等。

（2）体温计：尽量选用电子体温计。

（3）不同规格的消毒纱布、脱脂棉花、绷带、橡皮膏、创口贴和消毒棉签。

（4）镊子二把（其中一把最好为尖头镊子），小搪瓷碗二只。手上扎了刺，或伤口内有沙子，用尖头镊子比针好。

（5）牙垫子一根，在相当手指粗细的胶皮管内塞进适当小木棍，

第七章　药物基本知识与常用非处方药用药指导

切成 5 厘米长备用，用于癫痫患者发作急救。（可选备）

（6）止血带二根相当手指粗胶皮管，长 5 ~ 6 厘米。使用时要记录止血时间并定时放松，以防肢体远端坏死。

（7）剪刀一把。

（8）家庭急救手册一本。用于了解应付突发事件知识。

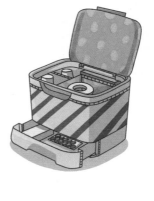

（9）选择性备用：血压计等。

2. 药品

可根据家庭成员的组成进行小药箱常备药品的配备。给孩子备药通常应以感冒发烧、咳嗽、消化功能紊乱、外伤的治疗药物为主；中青年备药以常见病、多发病的治疗药物为主，例如消化不良、腹泻便秘、咳嗽咳痰等；老人以其所患慢性病的治疗和心脑血管疾病的急救药物为主，还可为老年人准备一些助消化、促进胃肠蠕动的药物。

3. 家庭药箱贮存注意事项

大部分家庭药箱只适合贮藏常温保存的药品，通常要避免光照，存放于阴凉干燥的地方，当然具体的药品要根据其药品特性选择合适的保存方式。有些药品有特殊要求，如冷藏、冷冻等，一定要注意看说明书，并按说明书上注明的要求存放。

对于拆零使用的药品尤其要注意：颗粒、片剂药品的存放有差异，如某些益生菌制剂、头孢类抗菌药物、眼药水等，应放在冰箱冷藏室；中成药要注意包装严密，以免受潮；酒精、碘酒等制剂，则应密闭保存，以免挥发。拆零药品一般已没有原包装和说明书，为了保证药品干净、卫生，应该用专用袋装好，记好服用方法。此外，小药箱还必须置于儿童不能接触到的地方。

家庭急救包的药品应定期检查更换，最好每 3 个月清理一次。

4. 家庭小药箱常备清单（参考）

治疗感冒类药品如酚麻美敏片 / 混悬液、氨酚伪麻美芬片（日片）、氨麻美敏片 II（夜片）、布洛芬混悬滴剂、维 C 银翘片、板蓝根冲剂、连花清瘟胶囊等；解热镇痛类药品如复方对乙酰氨基酚片（Ⅱ）、布洛芬缓释片/缓释胶囊等；治疗消化不良类药品如多酶片、益生菌制剂、健胃消食片等；治疗反酸烧心类药品如铝碳酸镁片等；止泻药如盐酸小檗碱（又称黄连素）、蒙脱石散等；通便药如乳果糖口服溶液、开塞露等；镇咳祛痰药如急支糖浆、川贝枇杷膏等；抗过敏药如氯雷他定、西替利嗪等；解暑药如藿香正气口服液等；外用止痛药如双氯芬酸乳膏、麝香追风膏、云南白药气雾剂等；外用抗生素如红霉素软膏、莫匹罗星软膏、硝酸咪康唑乳膏等；外伤用药如碘伏、棉签、棉球、创可贴、纱布、医用胶带、镊子、小剪刀等；其他类如体温计、风油精、清凉油、季德胜蛇药、烫伤膏等。

（许俐娜　罗　卉　卢庆红）

第八章

有关健康保障政策及服务

第一节　江西省生育政策及生育全程服务

一、生育政策

1. 什么时候开始实施全面两孩政策

2016年1月1日开始提倡一对夫妻生育两个子女。生育第一个子女、第二个子女的夫妻办理生育登记，领取生育服务卡。

2. 符合江西省再生育政策的情形有哪些

根据《江西省人口与计划生育条例》，符合下列情形之一的夫妇，在领取生育证后，可以再生育一胎：

（1）已生育两个子女的夫妻，其子女死亡的。

（2）已生育两个子女的夫妻，其子女经设区的市人民政府卫生和计划生育主管部门设立的技术鉴定组织确诊患有非遗传性残疾，不能成长为正常劳动力的。

（3）再婚（不含复婚）前已生育一个子女且婚后又生育一个子女的，或者再婚（不含复婚）前已合法生育两个以上子女的。

（4）夫妻婚后满五年未怀孕生育，经县级以上人民政府卫生和计划生育主管部门指定的医疗、保健机构鉴定一方患不孕或者不育症，依法收养一个孩子后又生育一个子女的或者依法收养了两个孩子的。

3. 符合江西省再生育政策的特殊情形有哪些

根据《江西省人口与计划生育条例》，除前款规定之外符合以下情形申请生育的，由省人民政府卫生和计划生育主管部门根据法律、法规和国家以及本省有关规定批准并公示。

（1）夫妻再婚前一方未生育子女、依法收养一个孩子或者已生育一个子女但该子女经设区的市人民政府卫生和计划生育部门设立的技术鉴定组织确诊患有非遗传性残疾不能成长为正常劳动力的，另一方生育了两个以上子女的（其中仅有一胎是计划外生育）。

（2）合法生育了两个以上子女的夫妻，仅有一个健康子女，其余子女被设区市人民政府卫生和计划生育主管部门设立的技术鉴定组织鉴定为病残儿（以下简称"病残儿"）的。

（3）符合再生育条件的再婚（不含复婚）夫妻，再婚后合法生育的子女被鉴定为病残儿的。

（4）再婚夫妻再婚（不含复婚）前一方合法生育两个以上子女，另一方生育两个以上子女（其中仅有一胎是计划外生育），且仅有一个健康子女，其余子女被鉴定为病残儿的；或再婚前双方均生育了两个以上子女（其中各自仅有一胎是计划外生育），且各自仅有一个健康子女，其余子女被鉴定为病残儿的。

二、江西省生育全程服务

根据《江西省卫生计生委关于进一步推进生育服务证制度改革的实施意见》（赣卫指导字〔2016〕4号）精神，构建生育全程服务体系，以"便民利民"为工作出发点，以信息化建设为支撑，实施生育服务登记和再生育审批制度。

1.如何办理生育服务登记

分娩前后凭结婚证、户口簿、身份证，凭以下方式办理领取生育服务卡：

（1）微信公众号登记。扫下方二维码关注微信公众号，点击进入登记办理。

（2）窗口办理。登记对象（委托代办人）到夫妻任何一方户籍所在地或经常居住地的乡镇卫计办登记办理（委托代办人需持代办人身份证）。

二维码扫一扫

（3）网页办理。登录江西省计划生育

服务系统（http://jsbz.jxhfpc.gov.cn/），点击进入登记办理。

（4）"赣服通"APP"婚育户一链办"模块启用生育登记"无证办理"，符合《江西省人口与计划生育条例》（2016年修正版）第八条规定的，夫妻双方经实人认证授权获取个人信息后，系统自动调取身份证、结婚证和户口本三类证件的电子证件照（目前仅支持以上证件办理地为江西省内的），申请人不需要再提交纸质版、电子版等其他格式的证件信息就可以完成生育登记。

2. 如何办理再生育审批

（1）窗口办理：凭夫妻双方结婚证、户口簿、身份证和生育申请表等相关材料，如经审核需要提供医疗、保健机构不孕或者不育症诊断证明书或收养证明等相关材料的，须由申请人提供。经一方户籍所在地的乡镇人民政府（街道办事处）审核，报县级人民政府卫生和计划生育主管部门批准后，领取《生育证》。

（2）微信公众号办理（于2020年12月1日开始实行）：扫二维码关注微信公众号，点击进入办理。

二维码扫一扫

（3）网上办理（于2020年12月1日开始实行）：登录江西省计划生育服务系统（http://jsbz.jxhfpc.gov.cn/），点击进入办理。

3. 如何办理特殊情形再生育审批

凭夫妻双方户口本、结婚证、身份证复印件、江西省再生育申请表，如经审核需要提供收养证明等相关材料的，须由申请人提供。到夫妻任何一方户籍所在地的乡镇（街办）卫生计生部门审核材料并经公示后，逐级审核上报至省卫生健康委审核批准后，由县（市、区）卫生计生部门批准发证。

（郑文红　乐珊珊）

第二节　江西省计划生育家庭奖励扶助政策

一、什么是计划生育奖励和扶助政策

计划生育奖励和扶助政策是指对在国家提倡一对夫妻生育一个子女期间的独生子女家庭和农村计划生育双女家庭，制定的各项计划生育奖励扶助政策。在全面两孩政策实施后，对自愿只生育一个子女或农村生育两个女孩的夫妻，不再实行相关奖励、优惠等政策。

二、江西省现有的计划生育奖励和扶助政策主要有哪些

计划生育奖励和扶助政策主要包括农村部分计划生育家庭奖扶政策，计划生育特殊家庭特别扶助政策，计划生育特殊家庭相关各项扶助政策，城镇居民独生子女父母年老奖励政策，农村一女、二女家庭阳光助学政策、中考加分政策等。

三、农村部分计划生育家庭奖励扶助政策

1.什么是农村部分计划生育奖励扶助政策

农村部分计划生育奖励扶助政策是指在国家提倡一对夫妻生育一个子女期间，农村只生育一个子女或两个女孩的计划生育家庭，年满60周岁以后，由政府给予一定的奖励的政策。

2. 农村部分计划生育家庭奖励扶助制度的扶助对象应满足什么条件

农村部分计划生育家庭奖励扶助制度的扶助对象应满足下列条件：

（1）本人及配偶均为农业户口或界定为农村居民户口的夫妇双方或半边户（一方为农村居民、一方为城镇居民的夫妇）中符合条件的农村居民一方年满 60 周岁。

（2）1973 年以来没有违反计划生育法律法规和政策规定生育的。

（3）现存一个子女或两个女孩或子女死亡现无子女的。

3. 江西省农村部分计划生育家庭奖励扶助标准

根据《江西省财政厅、江西省人口和计划生育委员会关于进一步完善计划生育利益导向机制的规定》，江西省农村部分计划生育家庭奖励扶助标准为每人每年 1200 元。

四、计划生育特殊家庭关怀扶扶助政策

1. 什么是计划生育特殊家庭，江西省针对此类家庭有哪些扶助政策

计划生育特殊家庭是指在国家提倡一对夫妻生育一个子女期间，只生育了一个子女或合法收养一个子女，子女死亡或伤、病残后未再生育或收养子女家庭的夫妻。

江西省计划生育特殊家庭扶助政策主要包括特别扶助政策、住院护理补贴保险政策、免费体检政策、特殊家庭联系人制度、就医绿色通道、家庭医生签约服务、独生子女死亡家庭一次性抚慰金政策、免费体检政策、再生育辅助政策等。

2. 什么是计划生育特别扶助政策

计划生育家庭特别扶助制度是为了解决独生子女伤残死亡的计划生育特殊家庭的特殊困难，由政府给予一定的资金扶助的政策。

3. 计划生育特别扶助对象应满足什么条件

计划生育特别扶助对象应满足以下条件：

（1）1933 年 1 月 1 日以后出生。

（2）女方年满 49 周岁（2013 年后江西省独生子女死亡的特扶对象

享受年龄提前到 40 周岁）。

（3）只生育一个子女或合法收养一个子女。

（4）现无存活子女或独生子女被依法鉴定为残疾（伤病残达到三级以上）。

4. 江西省计划生育特别扶助政策的扶助标准是什么

根据《江西省财政厅、江西省卫生健康委员会关于调整计划生育家庭特别扶助制度扶助标准的通知》（赣财卫〔2018〕4 号）精神，江西省计划生育特殊家庭扶助标准为：

独生子女伤残家庭扶助标准为每人每月 350 元。独生子女死亡家庭扶助标准为：40 ～ 48 周岁的每人每月 200 元；49 ～ 59 周岁的每人每月 450 元；60 周岁以上的每人每月 580 元。

5. 计划生育特殊家庭一次性抚慰金制度的扶助对象和扶助标准

根据《江西省卫生和计划生育委员会、江西省财政厅印发关于对全省独生子女死亡的计划生育特殊家庭发放一次性抚慰金的实施意见》（赣卫家庭发〔2018〕8 号）文件规定，计划生育特殊家庭一次性抚慰金制度的扶助对象是指在国家提倡一对夫妻生育一个子女期间，获得独生子女父母光荣证、独生子女死亡的夫妻。发放对象必须同时符合以下条件：

（1）独生子女死亡未再生育且未收养子女的。

（2）没有违反计划生育政策法规生育现无存活子女的。

（3）1933 年 1 月 1 日以后出生，户籍在本省，女方年满 49 周岁。女方亡故的，需男方年满 49 周岁；离异的，需本人年满 49 周岁。

从 2016 年 1 月 1 日起，对符合条件的发放对象，每人一次性发放 5000 元的抚慰金。2015 年 12 月 31 日前已亡故的独生子女死亡的计划生育特殊家庭的父母，不补发抚慰金。

6. 江西省计划生育特殊家庭住院护理补贴保险政策

根据《江西省卫生和计划生育委员会、江西省财政厅印发关于对全省独生子女死亡的计划生育特殊家庭发放一次性抚慰金的实施意见》（赣卫家庭发〔2018〕8 号）文件规定，计划生育特殊家庭住院护理补贴保险参保对象为全省计划生育家庭特别扶助对象：

（1）49周岁以上独生子女为三级以上伤残的计划生育家庭特别扶助对象。

（2）40周岁以上独生子女死亡的计划生育家庭特别扶助对象。

被保险人因疾病或意外在二级（含二级）以上公立医疗机构住院治疗期间，依照协议，承保公司按住院天数和每人每天100元标准给予住院护理补贴，一个保险期间（一年）最多累计90天。

7. 江西省计划生育特殊家庭免费体检政策

根据《江西省卫生计生委办公室关于对计划生育特殊家庭开展免费体检工作的通知》（赣卫办家庭字〔2015〕19号）规定，计划生育特殊家庭（独生子女伤残死亡家庭）特扶对象：49周岁以上独生子女为三级以上伤残的计划生育家庭特扶对象；40周岁以上独生子女死亡的计划生育家庭特扶对象。

计划生育特殊家庭特扶对象每年在县（区）卫生计生部门定点医疗机构享受一次免费体检，体检标准为男性240元/次，女性325元/次。

8. 江西省计划生育特殊家庭联系人制度、就医绿色通道、家庭医生签约服务

联系人制度：是指为每户计划生育特殊家庭确定一名乡镇（街道）领导干部和一名村（居）委会干部等作为帮扶联系人。联系人根据联系对象的需求，通过登门走访、电话联络、网络沟通等多种方式，经常联系慰问联系对象，及时了解掌握联系对象的身体状况、精神状态和利益诉求，帮助排忧解难。

就医"绿色通道"：是指省、市、县三级卫生计生行政部门分别至少指定一家医院（同级综合医院或中医院）作为向计划生育特殊家庭成员提供便利服务的定点医院。计划生育特殊家庭成员可以凭就诊卡和本人有效身份证件并经定点医院核实后，享受挂号、就诊、取药、收费、综合诊疗等优先便利服务。

家庭医生签约服务：是指优先将计划生育特殊家庭成员纳入签约服务，为签约对象提供约定的基本医疗、基本公共卫生和个性化健康

管理服务。

9. 江西省计划生育特殊家庭再生育有什么辅助政策

《江西省"失独家庭"再生育技术服务实施方案》（赣卫妇幼字〔2014〕28号）规定，计划生育特殊家庭再生育辅助政策指对有再生育意愿的独生子女死亡的计划生育特殊家庭开展再生育技术服务，提供政策咨询、资金帮扶和技术服务，积极帮助计划生育特殊家庭重圆小孩梦。

五、江西省城镇独生子女父母奖励政策

1. 江西省城镇居民独生子女父母奖励政策什么时候开始实施，主要内容是什么

《江西省人民政府办公厅关于印发江西省城镇独生子女父母奖励办法的通知》（赣府厅发〔2017〕4号）规定，江西省城镇居民独生子女父母奖励政策自2016年1月1日开始实施。对符合奖励条件的城镇独生子女父母，每人每月发放奖励金100元，直至亡故。

2. 城镇居民独生子女父母奖励政策奖励的标准

（1）城镇居民独生子女父母奖励政策奖励的标准是每人每月发放奖励金100元，直至亡故。

（2）2016年1月1日之后亡故的，不足5000元的补足5000元。

（3）2015年12月31日前已亡故的，不补发奖励。

（4）2016年1月1日以后自愿生育一个子女的，不能享受奖励政策。

3. 城镇居民独生子女父母奖励政策奖励情形有哪些

符合国家和江西省计划生育政策的规定生育或收养，主要有以下情形：

（1）合法生育或收养过一个子女。

（2）合法生育或收养过一个以上子女但只存活一个子女的。

（3）再婚夫妻，以个人为单位，按再婚前后生育、收养的子女数合并计算确认是否符合奖励条件。

（4）再婚夫妻一方符合奖励条件，另一方未生育也未收养子女，也可纳入奖励。

（5）由于婚姻变动形成单亲家庭的，只计算其本人子女数。

六、江西省其他奖励和扶助政策

1. 江西省计划生育阳光助学政策

计划生育阳光助学政策是指对农村户口，实行计划生育的一女户、二女户不再生育家庭的，就读高中女孩高中三年进行的助学奖励。奖励标准为每人每学年1000元。

2. 江西省农村一女、二女家庭中考加分政策

农村一女、二女家庭中考加分政策是指农村二女不再生育和农村独生子女家庭子女参加初中升高中或高、中等职业院校考试，在考试成绩基础上加10分计入总成绩后，由教育部门择优录取。

农村是指申请加分的考生本身和父母双方的户籍均在农村。

3. 江西省关于产假和护理假的规定

《女职工劳动保护特别规定》：女职工生育享受98天产假，其中产前可以休假15天；难产的，增加产假15天；生育多胞胎的，每多生育1个婴儿，增加产假15天。

《江西省人口与计划生育条例》规定：符合法律法规和《江西省人口与计划生育条例》规定生育的夫妻，除享受国家规定的假期外，增加产假60天，并给予男方护理假15天。

（郑文红　乐珊珊）

第三节　基本公共卫生服务

一、基本公共卫生服务项目

1. 什么是国家基本公共卫生服务项目，项目服务包括哪些内容

国家基本公共卫生服务项目是党中央、国务院为应对我国面临的主要公共卫生问题，为提高居民健康水平，从国家层面作出的一项系统性、全局性重大制度安排，免费向群众提供。项目自 2009 年实施，人均经费从 15 元提高到 2020 年的 65 元，服务内容从 9 类扩展到了 12 类。

实施国家基本公共卫生服务项目，可以促进居民健康意识的提高和不良生活方式的改变，逐步树立自我健康管理的理念，可以减少主要健康危险因素，预防和控制传染病及慢性病的发生和流行，建立起维护居民健康的第一道屏障。

项目服务对象和服务内容包括：

（1）建立居民健康档案。服务对象是辖区内常住居民（包括居住半年以上非户籍居民）。服务项目和内容为：①建立健康档案。②健康档案维护管理。

（2）健康教育。服务对象是辖区内居民。服务项目和内容为：①提供健康教育资料。②设置健康教育宣传栏。③开展公众健康咨询服务。④举办健康知识讲座。⑤开展个体化健康教育。

（3）预防接种。服务对象是辖区内 0 ~ 6 岁儿童和其他重点人群。服务项目和内容为：①预防接种管理。②预防接种。③疑似预防接种异常反应处理。

（4）儿童保健。服务对象是辖区内居住的 0 ~ 6 岁儿童。服务项目和内容为：①新生儿家庭访视 1 次。②新生儿满月健康管理 1 次。③

婴幼儿健康管理 8 次。④学龄前儿童健康管理 3 次。⑤ 0 ~ 3 岁婴幼儿每年有 2 次中医调养服务。

（5）孕产妇保健。服务对象是辖区内居住的孕产妇。服务项目和内容为：①孕早期健康管理 1 次。②孕中期健康管理 2 次。③孕晚期健康管理 2 次。④产后访视 1 次。⑤产后 42 天健康检查 1 次。

（6）老年人保健。服务对象是辖区内 65 岁及以上常住居民。服务项目和内容为：①生活方式和健康状况评估 1 次。②体格检查 1 次。③辅助检查 1 次。④健康指导 1 次。⑤中医体质辨识 1 次。

（7）慢性病患者健康管理。服务对象是辖区内 35 岁及以上原发性高血压患者和 2 型糖尿病患者。辖区内 35 岁及以上原发性高血压患者服务项目和内容为：①检查发现。②随访评估和分类干预，包括行为调查与干预，用药指导，健康教育，自我管理等。③健康体检。2 型糖尿病患者服务项目和内容：①检查发现。②随访评估和分类干预。③健康体检。④每年有 4 次面对面随访，一次全面的健康检查，对控制不满意的患者增加 2 次随访。

（8）严重精神障碍患者管理。服务对象是辖区内诊断明确、在家居住的严重精神障碍患者。服务项目和内容为：①患者信息管理。②随访评估和分类干预。③健康体检。

（9）结核病患者健康管理。服务对象是辖区内肺结核病可疑者及诊断明确的患者（包括耐多药患者）。服务项目和内容为：①可疑者推介转诊。②患者随访管理，送药到手、看服到口、记录再走。

（10）中医药健康管理。服务对象是辖区内 65 岁及以上常住居民和 0 ~ 36 个月儿童。服务项目和内容为：①老年人中医体质辨识和中医药健康指导 1 次 / 年。②儿童中医药健康指导 2 次 / 年。

（11）传染病和突发公共卫生事件报告和处理。服务对象是辖区内服务人口。服务项目和内容为：①传染病疫情和突发公共卫生事件风险管理。②传染病和突发公共卫生事件的发现和登记。③传染病和突发公共卫生事件相关信息报告。④传染病和突发公共卫生事件的处理。

（12）卫生监督协管。服务对象是辖区内居民。服务项目和内容为：

①食品安全信息报告。②职业卫生咨询指导。③饮用水卫生安全巡查。④学校卫生服务。⑤非法行医和非法采供血信息报告。

2. 谁来提供国家基本公共卫生服务项目，居民享受项目服务需要付费吗

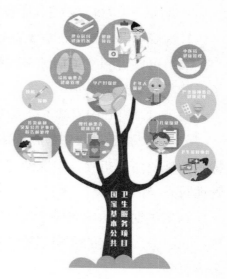

基本公共卫生服务项目农村主要由乡镇卫生院、村卫生室提供，城市主要由社区卫生服务中心和社区卫生服务站提供。其他基层医疗卫生机构按照政府部门的工作部署来提供相应的服务。

基本公共卫生服务项目所规定的服务内容由国家为城乡居民免费提供，所需经费由政府承担，居民接受服务项目内的服务不需再缴纳费用。

二、家庭医生签约服务

1. 什么是家庭医生签约服务

以家庭医生团队为核心，以居民健康管理为主要内容，按照居民自愿原则，家庭医生与居民签订服务协议，为居民提供主动、连续、综合的健康责任制管理服务。

2. 哪些人可以签约

普通居民都可以签约，优先以老年人、孕产妇、儿童、残疾人以及高血压、糖尿病、结核病等慢性病和严重精神障碍患者、建档立卡贫困人口、计划生育特殊家庭等重点人群为签约对象。

3. 到哪里可以签约

乡镇卫生院、村卫生室、社区卫生服务中心、社区卫生服务站和部分医院都可以提供家庭医生签约服务。

4. 签约后可以得到哪些具体服务

签约后可以得到以下具体服务：

（1）可以得到常见病和多发病的中西医诊治、合理用药、就医路径指导等基本医疗服务。

（2）可以得到国家基本公共卫生服务和规定的其他公共卫生服务。

（3）可以得到健康体检和评估、疾病预防、康复指导、家庭病床服务、特色护理、用药指导、中医药"治未病"服务、远程健康监测等健康管理服务。

（4）早期签约的居民，还可以得到家庭医生协助办理转诊，帮助预约二、三级医院的专家门诊、预留住院床位、预约大型仪器设备检查等服务。

5. 家庭医生团队成员如何分工

（1）家庭医生提供连续、综合的基本医疗和个性化健康管理服务。

（2）社区护士协助家庭医生提供社区护理、不良生活方式干预、定期随访等服务，组织签约居民参与健康教育和健康促进等活动。

（3）公共卫生医师提供预防保健、健康教育、健康促进、疾病预防等服务。

（4）二级及以上医院专家为家庭医生团队提供技术支持和业务指导，江西省鼓励二级以上医院医师参加家庭医生团队，签约居民中的孕产妇、慢性病患者等可以在基层医疗机构得到专科服务。

6. 家庭医生签约服务如何收费

家庭医生签约服务收费，由医保基金、基本公共卫生服务经费和签约居民付费构成。

为鼓励家庭医生签约服务，江西省设定不同类型、不同种类的签约服务包，一般服务包由国家项目资金和医保基金付费，签约居民个人不付费。以基本公共卫生服务为主要内容的基础服务包可以完全由项目资金付费，签约居民个人不付费。签约居民就医也可享有医保基金，按规定报销。个性化特殊服务需要居民个人承担部分费用。

三、健康扶贫

实施健康扶贫工程，对于保障农村贫困人口享有基本医疗卫生服务，推进健康中国建设，防止因病致贫、因病返贫，为实现到2020年让农村贫困人口摆脱贫困目标具有重要意义。近年来，江西省贯彻落实党中央、国务院关于实施健康扶贫工程的相关决策部署，按照"大病集中救治一批、慢性病签约服务管理一批、重病兜底保障一批"的总体要求，组织对患有大病和长期慢性病的贫困人口实行分类分批救治，将健康扶贫落实到人、精准到病，有效提升了农村贫困人口医疗保障水平，并结合省情完善了"三个一批"相关政策。

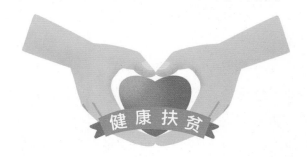

1. 基本医保和大病保险扶贫政策包括哪些内容，如何享受

基本医保和大病保险扶贫政策包括：

（1）建档立卡贫困人口参加城乡居民基本医保免个人参保缴费，由财政全额资助。

（2）建档立卡贫困人口在县级、乡级定点医疗机构住院补偿免起付线。

（3）建档立卡贫困人口患者大病保险起付线降低50%，报销比例提高5个百分点。

基本医保和大病保险由医疗保障部门主管，建档立卡贫困人口患者基本医保和大病保险报销，按医疗保障部门规定程序办理。

2. 门诊特殊慢性病扶贫政策包括哪些内容，如何享受

（1）将地中海贫血、血吸虫病、结核病、癫痫、儿童生长激素缺乏症等江西省常见地方病纳入门诊特殊慢性病，确保门诊特殊慢性病种类至少达到 27 种，其中 Ⅰ 类 7 种，Ⅱ 类 20 种。

（2）将门诊特殊慢性病报销比例提高到住院水平，即：一级医疗机构报销 90%、二级医疗机构报销 80%、三级医疗机构报销 60%。

（3）提升门诊特殊慢性病年度支付限额。将 Ⅰ 类门诊特殊慢性病年度最高支付限额由 1.5 万元提高到 10 万元，将 Ⅱ 类门诊特殊慢性病年度最高支付限额由 3000 元左右提高到平均 5000 元。

门诊特殊慢性病由医疗保障部门主管，建档立卡贫困人口慢性病患者门诊费用报销，按医疗保障部门规定程序办理。

3. 重大疾病医疗补充保险和兜底保障政策包括哪些内容，如何享受

重大疾病医疗补充保险和兜底保障政策包括以下内容：

（1）由政府出资按照每人每年不低于 90 元的标准为贫困人口购买重大疾病医疗补充保险。

（2）对贫困患者在定点医疗机构住院经城乡居民基本医保、大病保险报销补偿后的剩余费用，补充保险分别按目录内 90%、目录外 75% 的比例进行补偿。

（3）贫困住院患者经基本医保、大病保险、补充保险、医疗救助"四道保障线"报销后，个人自付住院费用超过 10% 的部分由财政资金予以保障，保证贫困住院患者最终实际报销比达到 90% 适度目标。

（4）在保障基本医疗的前提下，各地在执行贫困患者住院实际报销比例达到 90% 适度要求的同时，可以对贫困人口大病补充保险和政府兜底补偿设置年度最高封顶线。个别高额住院费用的贫困患者，年度住院补偿金额已达到当地设定封顶线的，不纳入报销比例 90% 目标考核范围。

补充保险和兜底保障由扶贫部门主管，补充保险由商业保险机构负责具体经办，卫生健康部门、定点医疗机构配合实施。贫困人口补充保险报销，按扶贫部门、承办商业保险机构规定程序办理。

4. 建档立卡贫困人口医疗救助政策包括哪些内容，如何享受

（1）将建档立卡贫困人口中农村特困人员政策范围内的医疗费用，

予以全额救助。

（2）低保对象政策范围内医疗费用，在现行救助比例的基础上，提高5个百分点予以救助。医疗救助要加大帮扶力度，确保年度救助限额内建档立卡贫困人口政策范围内个人自付住院医疗费用救助比例不低于70%，对特殊困难的进一步实施倾斜救助。

（3）将农村特困人员、低保对象以外的建档立卡贫困户，纳入支出型大病救助范围予以救助。

贫困人口医疗救助由医疗保障部门主管，建档立卡贫困人口患者医疗救助补偿，按医疗保障部门规定程序办理。

5. 贫困患者县域内住院"先诊疗、后付费"和"一站式结算"政策包括哪些内容，如何享受

贫困患者县域内住院"先诊疗、后付费"和"一站式结算"政策包括以下内容：

（1）实施对象。参加城乡居民基本医保的建档立卡贫困住院患者和经民政部门核实核准的城乡特困、低保住院患者。

（2）实施区域。县域内取得基本医疗保险和民政救助定点服务资格的医疗机构。

（3）入院手续。患者持医保卡、有效身份证件和扶贫部门出具的贫困证明或民政部门出具的低保、特困等相关证明（证件）办理入院手续，并签订"先诊疗、后付费"服务协议后，无需交纳住院押金，直接住院治疗。

（4）"一站式"费用结算。患者出院时，定点医疗机构即时结报基本医保、大病保险、补充保险、医疗救助补偿部分，患者结清个人自付费用。

（5）基金拨付。基本医保、大病保险、补充保险、医疗救助经办管理机构在一个月内核报结算定点医疗机构垫付费用。

基本医保、大病保险补偿结算由医保部门负责，补充保险补偿结算由扶贫部门负责，医疗救助补偿结算由医保部门负责，卫生健康部门负责协调配合，定点医疗机构负责具体落实。申办程序：贫困患者持医保卡、相关证件入院→签订"先诊疗、后付费"协议→免交押金直接住院→出院时"一站式"结算补偿费用→患者结清个人自付费用→基本医保、大病保险、补充保险、医疗救助基金回付医疗机构垫付费用。

（段晨辉　张慧慧　邹秋平）

第四节 重大疾病救治政策与服务

2017 年，国家卫生计生委、民政部及国务院扶贫办联合启动农村贫困人口重大疾病专项救治工作，先后将肝癌、结肠癌、膀胱癌等 30 种重大疾病纳入救治范围。自 2009 年起，江西省按照尽力而为、量力而行的原则，率先探索重大疾病免费救治工作，逐步将唇腭裂、白内障、儿童先天性心脏病等 10 种重大疾病纳入重大疾病免费救治范围，而后又按照国家要求并结合江西省实际情况，逐步对 25 种重大疾病实施城乡贫困人口重大疾病专项救治，有效减轻贫困重大疾病患者看病就医负担。

一、重大疾病免费救治

1. "光明·微笑" 工程

（1）"光明·微笑" 工程救治病种及对象为：持有江西省常住户口，双眼视力 ≤ 0.2 的白内障患者和参加基本医疗保险的唇腭裂患者。

（2）"光明·微笑" 工程补助标准

①白内障免费救治费用定额标准为 2300 元 / 例，治疗方法为小切口手术和人工晶体植入术。

②唇腭裂免费救治费用定额标准为 4900 元 / 例。

2. 儿童 "两病" 免费救治

（1）儿童 "两病" 免费救治病种及对象

①救治病种：先天性房间隔缺损、先天性室间隔缺损、先天性动脉导管未闭、先天性肺动脉瓣狭窄、法洛四联症、先天性主动脉缩窄、先天性肺静脉异常引流等 7 类儿童先天性心脏病，以及急性淋巴细胞

白血病、急性早幼粒细胞白血病、急性原粒细胞部分分化型白血病等3类儿童白血病。

②救治对象：持有江西省常住户口，年龄为0～14岁（含14周岁），参加城乡居民基本医疗保险的患有前述白血病或先天性心脏病的儿童患者。

（2）儿童"两病"免费救治补助标准

①儿童白血病根据不同病种，其免费救治费用定额标准为13.5万元～17万元／例。

②儿童先天性心脏病根据不同病种和手术方法，其免费救治费用定额标准为1.56万元～7.2万元／例。

（3）先天性心脏病转诊外省救治流程

①对于疑难、复杂的符合救治政策的先心病患儿，经江西省儿童医院、江西省人民医院、南昌大学一附院、南昌大学二附院、赣南医学院一附院或南昌市第一医院组织至少三名本院专家组成员会诊讨论，认为确需转诊外省治疗定点医院的，由会诊医院填写《转诊外省治疗定点医院病例专家意见表》。

②患者家属携患儿身份证或户口簿复印件、新农合证或医保证复印件、心脏彩超检查报告及疾病诊断书、《江西省重大疾病免费救治审批表》、《转诊外省治疗定点医院病例专家意见表》到江西省卫生健康委审核同意并开具转诊证明后方可转诊外省治疗定点医院。

③转诊外省治疗定点医院治疗的先天性心脏病患儿住院费用先由家属垫付结算，出院后持省卫生健康委出具的转诊证明、患儿身份证或户口簿复印件、新农合证或医保证复印件、《江西省重大疾病免费救治审批表》、出院小结、住院发票和费用清单，由当地县级协调办依据治疗救助病种实际发生住院费用按规定比例核报。治疗并存病以及伙食费等费用不按儿童两病免费救治核报经费。属于城乡困难群众的患儿需要提供农村五保户证明、低保证、"三院"供养孤儿证明或低保边缘户认定证明（需经县级民政部门盖章认定）。财政资金补助从城乡基本公共卫生服务资金中列支，通过当地会计核算中心支付。

3. 尿毒症（终末期肾病）免费血透救治

（1）尿毒症（终末期肾病）免费血透救治病种及对象

持有江西省常住户口，属于特困人员、城乡最低生活保障对象、孤儿、支出型贫困低收入家庭，参加基本医疗保险的尿毒症和终末期肾病患者。

（2）尿毒症（终末期肾病）免费血透补助标准

尿毒症免费血透救治费用定额标准为三级医院400元/次、二级医院360元/次、一级医院320元/次。

4. 贫困家庭重性精神病免费救治

（1）贫困家庭重性精神病免费救治病种及对象

①贫困家庭重性精神病免费救治病种：精神分裂症、分裂情感性障碍、偏执性精神病、双相（情感）障碍、癫痫所致精神障碍。

②贫困家庭重性精神病免费救治对象：持有江西省常住户口，属于特困人员、城乡最低生活保障对象、孤儿、支出型贫困低收入家庭，参加城乡基本医疗保险的重性精神病患者。

（2）贫困家庭重性精神病免费救治补助标准

重性精神病急性期住院免费救治费用定额标准为三级医院6500 ~ 7500元、二级医院5500 ~ 6500元、一级医院4000 ~ 5500元，缓解期门诊免费救治费用定额标准为每人每月200元。

5. 农村贫困家庭妇女"两癌"免费手术治疗

（1）农村贫困家庭妇女"两癌"免费手术救治病种及对象

持有江西省常住户口，属于特困人员、城乡最低生活保障对象、孤儿、支出型贫困低收入家庭，参加基本医疗保险，具备手术适应证的乳腺癌患者或宫颈癌患者。

（2）农村贫困家庭妇女"两癌"免费手术治疗补助标准

①乳腺癌免费治疗费用定额标准为三级医院2万元/例、二级医院1.5万元/例，定额救治费用包含当次住院的手术费用和术前（或术后）一次化疗费用。

②宫颈癌免费治疗费用定额标准为三级医院2.5万元/例、二级医

院 2 万元 / 例,定额救治费用包含当次住院的手术费用和术前（或术后）一次化疗费用。

6. 申办流程

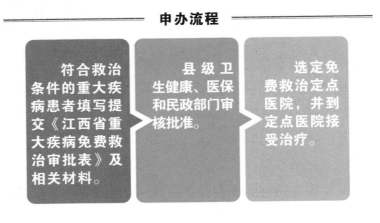

申办流程

符合救治条件的重大疾病患者填写提交《江西省重大疾病免费救治审批表》及相关材料。 → 县级卫生健康、医保和民政部门审核批准。 → 选定免费救治定点医院,并到定点医院接受治疗。

二、城乡贫困人口大病专项救治

1. 城乡贫困人口大病专项救治病种及对象

（1）救治病种：食道癌、胃癌、直肠癌、结肠癌、肺癌、耐多药结核病、慢性粒细胞白血病、急性心肌梗塞、脑卒中、血友病、Ⅰ型糖尿病、甲亢、儿童苯丙酮尿症、尿道下裂、地中海贫血、肝癌、尘肺、神经母细胞瘤、儿童淋巴瘤、骨肉瘤、慢性阻塞性肺气肿、肾癌、膀胱癌、卵巢癌、风湿性心脏病。

（2）救治对象：我省农村建档立卡的贫困人口、经民政部门核实核准的特困人员和城乡最低生活保障对象,罹患上述 21 种重大疾病的患者。

2. 城乡贫困人口大病专项救治补助标准

（1）已参加重大疾病医疗补充保险的农村救治对象,在二级定点医院救治费用由城乡居民基本医疗保险和大病保险核报 80%,重大疾病医疗补充保险核报 18%、个人负担 2%；在三级定点医院救治费用由城乡居民基本医疗保险和大病保险核报 70%,重大疾病医疗补充保险核报 27%、个人负担 3%。

（2）未参加重大疾病医疗补充保险的城市特困人员、城市最低生活保障对象，在二级定点医院救治费用由城乡居民基本医疗保险和大病保险核报 80%，重大疾病医疗补充保险核报 15%、个人负担 5%；在三级定点医院救治费用由城乡居民基本医疗保险和大病保险核报 70%，重大疾病医疗补充保险核报 20%、个人负担 10%。恶性肿瘤的后续化疗、放疗费用，按照上述分担比例进行核报。

（3）各救治病种的定额标准由各设区市自行制定。

3. 城乡贫困人口大病专项救治申办流程

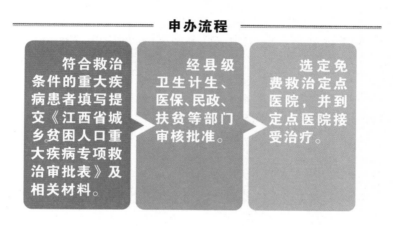

申办流程

符合救治条件的重大疾病患者填写提交《江西省城乡贫困人口重大疾病专项救治审批表》及相关材料。 → 经县级卫生计生、医保、民政、扶贫等部门审核批准。 → 选定免费救治定点医院，并到定点医院接受治疗。

4. 便民扶贫措施

（1）在市、县、乡三级公立医疗机构均设有"扶贫病床"，优先收治建档立卡的贫困人口患者、经民政部门核实核准的城乡特困人员患者和低保对象患者。

（2）符合医保规定疾病住院条件的参保贫困患者在县域内的医疗机构住院治疗时，持医保卡、有效身份证件和扶贫部门出具的贫困证明或民政部门出具的低保、特困等相关证明（证件）办理入院手续，并签订"先诊疗、后付费"服务协议后，无需交纳住院押金，直接住院治疗。医院只收存医保卡和有效身份证明复印件。

三、大病救治定点医院说明

1. 大病免费救治定点医院

（1）大病免费救治定点医院可在江西省卫生健康委官网（http://hc.jiangxi.gov.cn）或当地卫生健康行政部门进行查询。

（2）儿童先天性心脏病省外救治定点医院为上海儿童医学中心、上海远大心胸医院、上海同济医院。

2. 大病专项救治定点医院

大病专项救治定点医院由各设区市自行确定，详细可咨询当地卫生健康行政部门。

3. 审批表获取方式

《江西省重大疾病免费救治审批表》《江西省城乡贫困人口重大疾病专项救治审批表》可在江西省卫生健康委官网（http://hc.jiangxi.gov.cn）或当地卫健部门官网下载。

（龚文璠）

第五节　职业病防治政策与基本知识

一、什么是法定职业病

在我国，法定职业病（statutory occupational diseases）即《中华人民共和国职业病防治法》所称职业病，是指企业、事业单位和个体经济组织等用人单位的劳动者在职业活动中，因接触粉尘、放射性物质和其他有毒、有害因素而引起的疾病。

法定职业病必须具备以下四个条件：

（1）患者主体是用人单位的劳动者。

（2）是在从事职业活动过程中产生的。

（3）是因接触粉尘、放射性物质和其他有毒、有害因素而引起的。

（4）是国家公布的《职业病分类和目录》所列的职业病。国家对职业病赋予立法意义，凡属法定职业病的患者，可依法享受国家规定的职业病待遇。

二、我国法定职业病有哪些

目前，我国法定职业病包括《职业病分类和目录》（国卫疾控发[2013]48号）中的10大类132种：职业性尘肺病及其他呼吸系统疾病（19种）、职业性皮肤病（9种）、职业性眼病（3种）、职业性耳鼻喉口腔疾病（4种）、职业性化学中毒（60种）、物理因素所致职业病（7种）、职业性放射性疾病（11种）、职业性传染病（5种）、职业性肿瘤（11种）、其他职业病（3种），其中4种为开放性条款。

三、劳动者怀疑得了职业病怎么办

劳动者怀疑得了职业病，可以参照以下流程进行：

1. 进行职业病诊断

劳动者可以选择用人单位所在地、本人户籍所在地或者经常居住地依法承担职业病诊断的医疗卫生机构进行职业病诊断。承担职业病诊断的机构需取得《医疗机构执业许可证》并具备相应诊疗项目登记范围。劳动者依照职业病诊断机构告知的程序和所需材料，填写《职业病诊断就诊登记表》并提交其掌握的以下资料：劳动者职业史和职业病危害接触史、劳动者职业健康检查结果、工作场所职业病危害因素检测结果、涉及职业性放射性疾病诊断还需要个人剂量监测档案等资料、与诊断有关的其他资料。

2. 申请劳动仲裁

在确认劳动者职业史、职业病危害接触史时，劳动者对劳动关系、工种、工作岗位或者在岗时间有争议的，可依法向用人单位所在地的劳动人事争议仲裁委员会申请仲裁。劳动者对仲裁裁决不服的，可以依法向人民法院提起诉讼。

3. 申请职业病诊断鉴定

劳动者对职业病诊断机构作出的职业病诊断结论有异议的，可以在接到职业病诊断证明书之日起三十日内，向职业病诊断机构所在地设区的市级卫生行政部门申请鉴定。设区的市级职业病诊断鉴定委员会负责职业病诊断争议的首次鉴定。劳动者对设区的市级职业病鉴定结论不服的，可以在接到鉴定书之日起十五日内，向原鉴定组织所在地的省级卫生行政部门申请再鉴定。职业病鉴定实行两级鉴定制，省级职业病鉴定结论为最终鉴定。

4. 依法享受国家规定的职业病待遇

职业病诊断、鉴定费用由用人单位承担。用人单位应当保障职业病患者依法享受国家规定的职业病待遇，应当按照国家有关规定，安排职业病患者进行治疗、康复和定期检查，对不适宜继续从事原工作的职业病患者，应当调离原岗位，并妥善安置。

职业病患者的诊疗、康复费用、伤残以及丧失劳动能力的职业病患者的社会保障，按照国家有关工伤保险的规定执行。职业病患者除依法享有工伤保险外，依照有关民事法律，尚有获得赔偿的权利的，有权向用人单位提出赔偿要求。

劳动者被诊断患有职业病，但用人单位没有依法参加工伤保险的，其医疗和生活保障由该用人单位承担。职业病患者变动工作单位，其依法享有的待遇不变。用人单位在发生分立、合并、解散、破产等情形时，应按照国家有关规定妥善安置职业病患者。用人单位已经不存在或者无法确认劳动关系的职业病患者，可以向地方人民政府医疗保障、民政部门申请医疗救助和生活等方面的救助。

四、有哪些因素会造成职业伤害

生产工艺过程、劳动过程和生产环境中存在的各种有害因素，可能危害职业人群的健康和影响劳动能力，这类有害因素统称为"职业病危害因素"，按其来源可分为三大类：

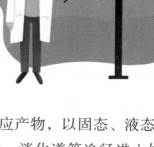

健康小讲堂

1. 生产工艺过程中产生的有害因素

（1）化学因素。主要来源于原料、辅料、中间产品、成品、副产品、夹杂物或废弃物等，或来自热分解产物和反应产物，以固态、液态、气态或气溶胶形式存在，通过呼吸道、皮肤、消化道等途径进入体内，包括生产性毒物和生产性粉尘。

生产性毒物主要包括：金属及类金属，如铅、汞、砷、锰、铬等；刺激性气体，如氯、氨、氮氧化物、氟化氢、二氧

劳动者要注意个人防护 避免职业伤害

化硫等；窒息性气体，如一氧化碳、硫化氢、氰化氢、甲烷等；有机溶剂，如苯及苯系物、二氯乙烷、正己烷、二硫化碳等；苯的氨基和硝基化合物，如苯胺、三硝基甲苯等；高分子化合物，如氯乙烯、丙烯腈、二异氰酸甲苯酯、含氟塑料等；农药，如有机磷农药、有机氯农药、拟除虫菊酯类农药等。

生产性粉尘包括：无机粉尘，如矽尘、煤尘、石棉尘、水泥尘等；有机粉尘，如皮毛粉尘、棉尘、麻尘、谷物粉尘等；混合性粉尘，如电焊烟尘、铸造粉尘等。

（2）物理因素。包括：异常气象条件，如高温、高湿、低温、高气压、低气压等；非电离辐射，如紫外线、红外线、工频电磁场、高频电磁场、激光等；电离辐射，如 X 射线、γ 射线、中子等；以及噪声、振动等。

（3）生物因素。生产原料和作业环境中存在的致病微生物或寄生虫，如附着在动物皮毛上的炭疽芽孢杆菌；从事林业活动，通过蜱虫接触森林脑炎病毒，通过蚊虫叮咬接触伯氏疏螺旋体；肉类加工过程接触病畜感染布鲁氏菌；医务人员或人民警察工作中接触艾滋病病毒等。

2. 劳动过程中的有害因素

主要涉及劳动强度、劳动组织及其方式等，包括：劳动组织和制度不合理、劳动作息制度不合理等；精神（心理）性职业紧张，如机动车驾驶；劳动强度过大或生产定额不当；个别器官或系统过度紧张，如视力紧张、发音器官过度紧张；长时间处于不良体位、姿势或使用不合理的工具等，如刮研作业；不良的生活方式，如吸烟或过度饮酒、缺乏体育锻炼、违反操作规程等。

3. 生产环境中的有害因素

涉及作业场所建筑布局、卫生防护、安全条件和设施等有关因素，主要包括：自然环境中的因素，如炎热季节的太阳辐射，高原环境的低气压，深井的高温、高湿等；厂房建筑或布局不合理，不符合职业卫生标准，如通风不良、采光照明不足、有毒与无毒工段安排在一个车间等；由不合理生产过程或不当管理所致的环境污染等。

2015 年 11 月起，由原国家卫生计生委、安全监管总局、人力资源社会保障部和全国总工会联合组织对《职业病危害因素分类目录》进行了修订并公布实施，此次修订按以下原则遴选职业病危害因素：能引起《职业病分类和目录》所列的职业病；已发布的职业病诊断标准中涉及的致病因素，或已制定职业接触限值及相应检测方法；具有一定数量的接触人群；优先考虑暴露频率较高或危害较重的因素。目前，《职业病危害因素分类目录》（国卫疾控发〔2015〕92号）中包括6类459种因素：粉尘（52种）、化学因素（375种）、物理因素（15种）、放射性因素（8种）、生物因素（6种）、其他因素（3种），其中5种为开放性条款。

五、劳动者享有哪些职业保护的权利

劳动者享有下列职业卫生保护权利：

（1）获得职业卫生教育、培训。

（2）获得职业健康检查、职业病诊疗、康复等职业病防治服务。

（3）了解工作场所产生或者可能产生的职业病危害因素、危害后果和应当采取的职业病防护措施。

（4）要求用人单位提供符合防治职业病要求的职业病防护设施和个人使用的职业病防护用品，改善工作条件。

（5）对违反职业病防治法律、法规以及危及生命健康的行为提出批评、检举和控告。

（6）拒绝违章指挥和强令进行没有职业病防护措施的作业。

从事有毒有害工种的劳动者享有职业保护的权利

（7）参与用人单位职业卫生工作的民主管理，对职业病防治工作提出意见和建议。

（刘永泉）

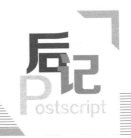

后记
Postscript

　　《城乡卫生健康手册》是一本面向城乡居民的健康类科普读物，是推进健康江西建设，实施健康素养行动的重要项目之一。本书的出版旨在加强健康科普宣传，提升健康素养水平。全书秉承"每个人都是自己健康的第一责任人"理念，分门别类，采用问答方式介绍了城乡居民健康素养基本知识与技能、常见病常识、常见传染病和地方病常识、肿瘤防治、急诊急救常识、中医药、药物基本常识与常用处方药用药指导等卫生健康知识，力求让城乡居民把健康融入生活的方方面面，做好自己的健康管理，在疾病防治上有新的认知，在健康素养上有新的提升。本书还介绍了"卫生健康保障政策"，让城乡居民及时了解并掌握与自己有关的健康保障政策。

　　本书是在江西省卫生健康委员会主任王水平主持下，由江西省卫生健康委员会分管领导统筹协调，组织相关专家编写完成。本书由万德芝、胡辉同志主审，刘晓青、李金高、黄亮、蒋力生、郭晓秋等同志分章节校审。

　　在编写过程中，江西省卫生健康委员会科教处负责组织协调工作，江西省健康教育与促进中心、江西省人民医院、南昌大学第一附属医院、南昌大学第二附属医院、江西中医药大学附属医院、江西省肿瘤医院、江西省儿童医院、江西省妇幼保健院、江西省疾病预防控制中心、江西省寄生虫病防治研究所、江西省医学会、江西科学技术出版社等单位给予了大力支持，撰写专家们用心尽心，无私奉献。在此，谨对所有给予本书帮助支持的单位和同志表示衷心感谢。

编写一本实用的手册，使之成为城乡居民健康生活的益友和助手，是我们编写者的愿望。尽管做了大量调研，几易其稿，但由于时间和水平所限，书中难免有疏漏和不妥之处，恳请读者惠予批评指正。

编者

2020年10月